知識ゼロからの

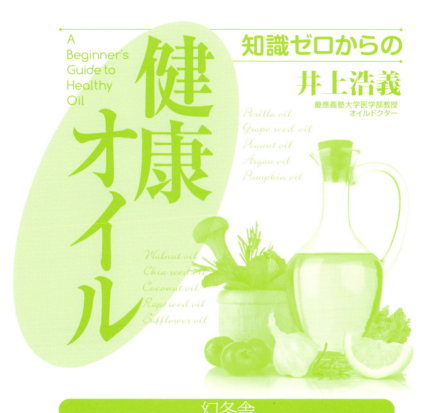

健康オイル

A Beginner's Guide to Healthy Oil

井上浩義
慶應義塾大学医学部教授
オイルドクター

Perilla oil
Grape seed oil
Peanut oil
Argan oil
Pumpkin oil

Walnut oil
Chia seed oil
Coconut oil
Rapeseed oil
Safflower oil

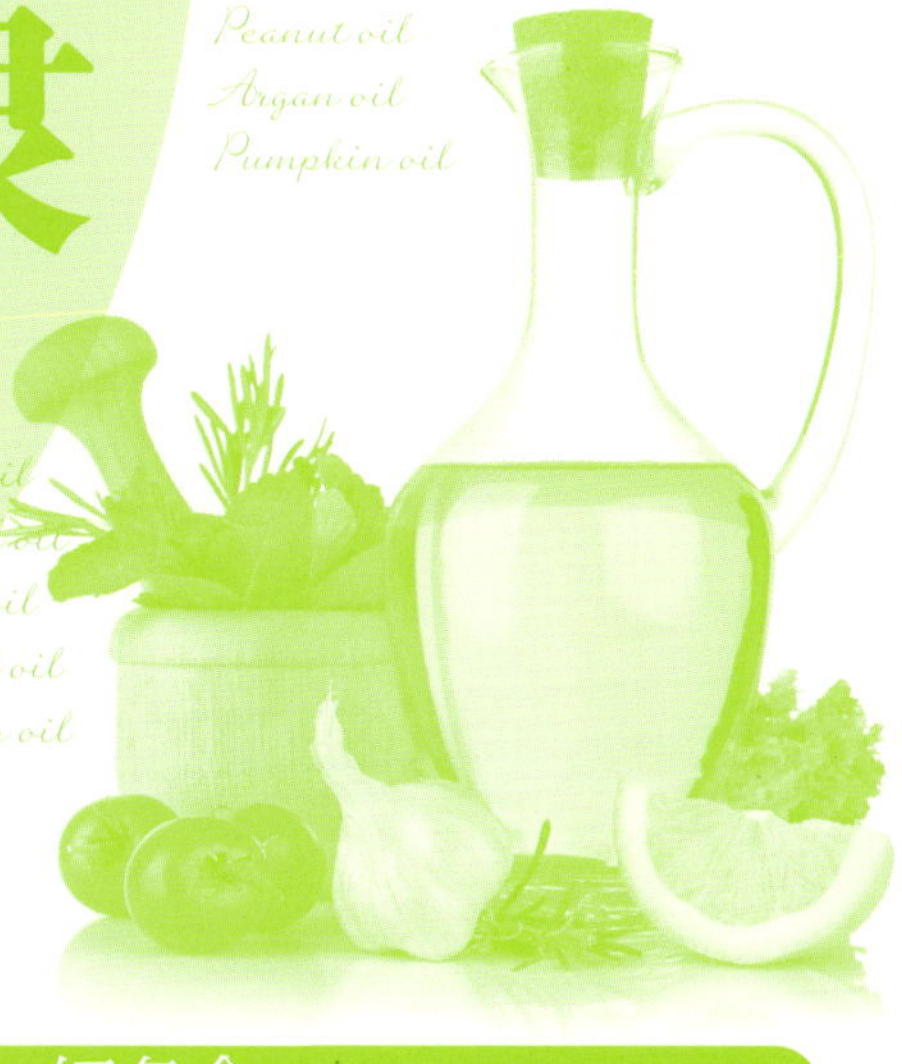

幻冬舎

はじめに

油（脂肪）と聞くと、「体に悪い」と眉をひそめる方がいます。

しかし、近年、油は病気の予防や若さの維持に重要であることが広く認識されてきました。

私たちの身体をつくる細胞は、油とたんぱく質で構成されており、
よい油を適量とることが、細胞の入れかわり（代謝）を円滑にしてくれるのです。

毎日の調理に使う油だからこそ、身体によい油をとりたいものです。

ただし、どんなによい油でも、とり過ぎては逆効果です。

この本では、普段、何気なく使用している油について、
その分類から特徴までをわかりやすくまとめています。

また、調理や保存の時に気をつけることや、油の美味しい食べ方に関するヒントも満載です。

この本を参考にして、皆さんの食事の油をもう一度見つめ直してください。

必ずや、より健康できれいな自分になれるはずです。

慶應義塾大学医学部教授
オイルドクター　井上浩義

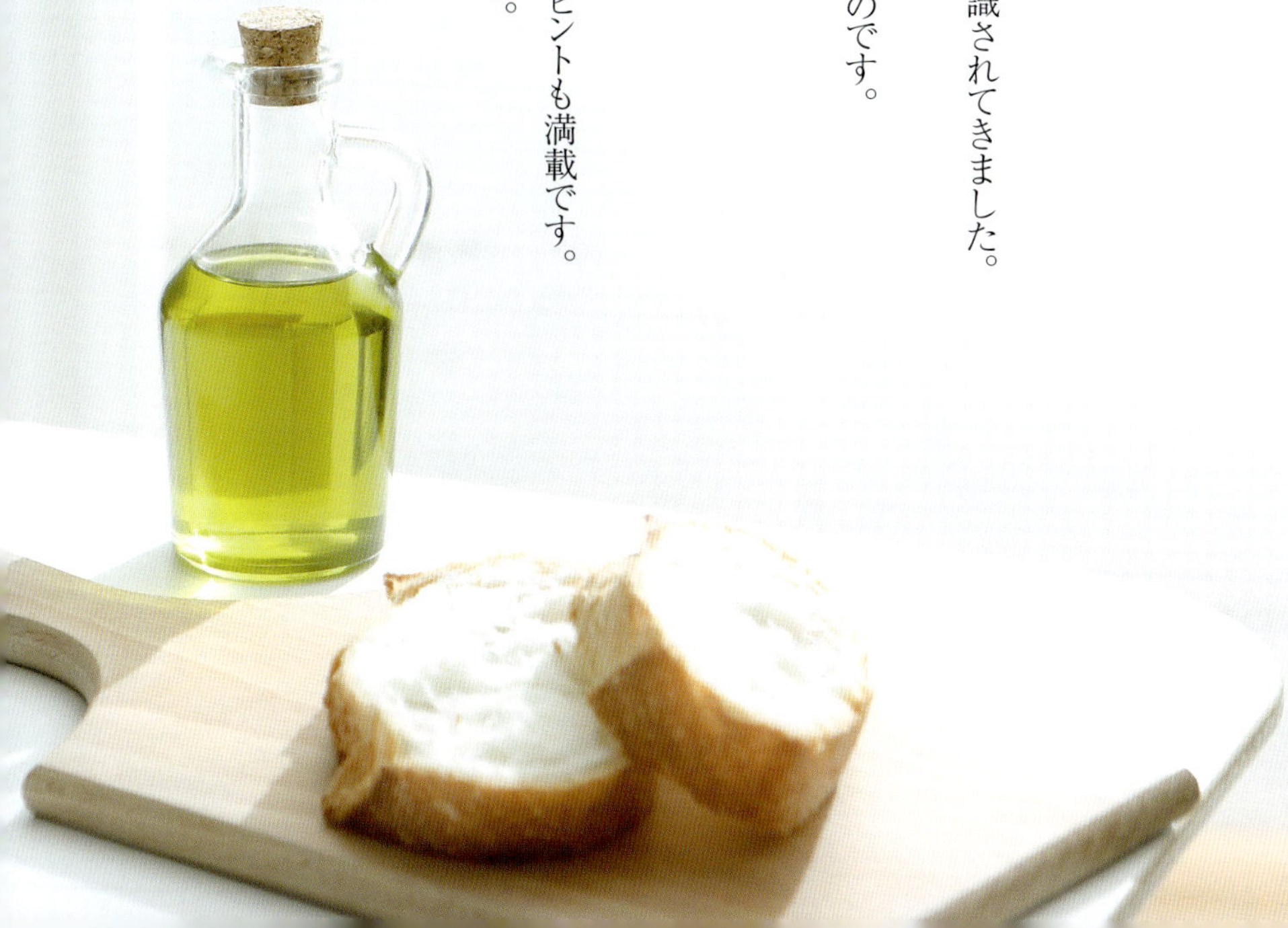

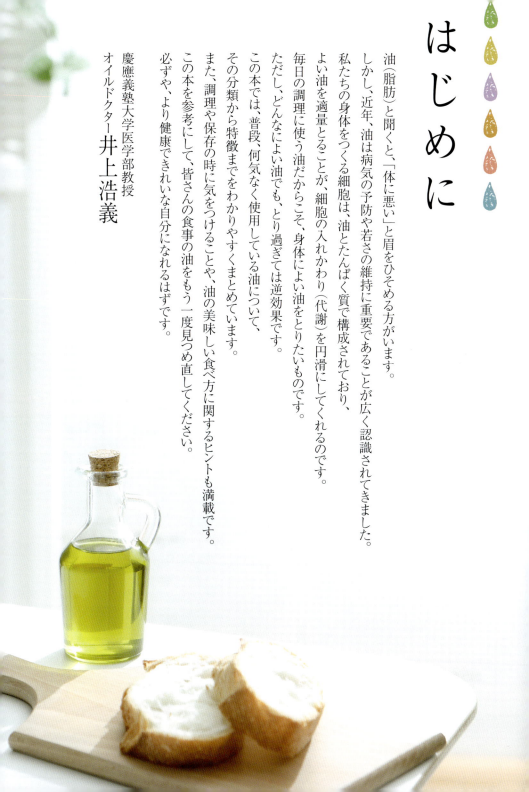

美味しくとって、健康&エイジングケア
毎日の食卓に健康オイルを

生活習慣病予防に効果抜群

オメガ3たっぷりオイル

●エゴマ油　●アマニ油
●サチャインチオイル　ほか

P18

油には体内でつくられない「必須脂肪酸」があります。
食べ物から積極的に摂取しなければなりません。
オメガ3系脂肪酸の一つ「α-リノレン酸」はその代表です。
悪玉コレステロールを減らしたり、血圧を下げる働きがあります。
現代日本の食生活では摂取量が不足しがちなので、
植物油から効果的に摂取しましょう。

オメガ3とは?

油に含まれる脂肪酸の一つ。オメガ3系脂肪酸（P85）といわれる。代表的なのは一部の植物油に含まれるα-リノレン酸や、魚の油に含まれるEPA、DHA。血管と血液を健康に保つ効果のほか、さまざまな効果がある。

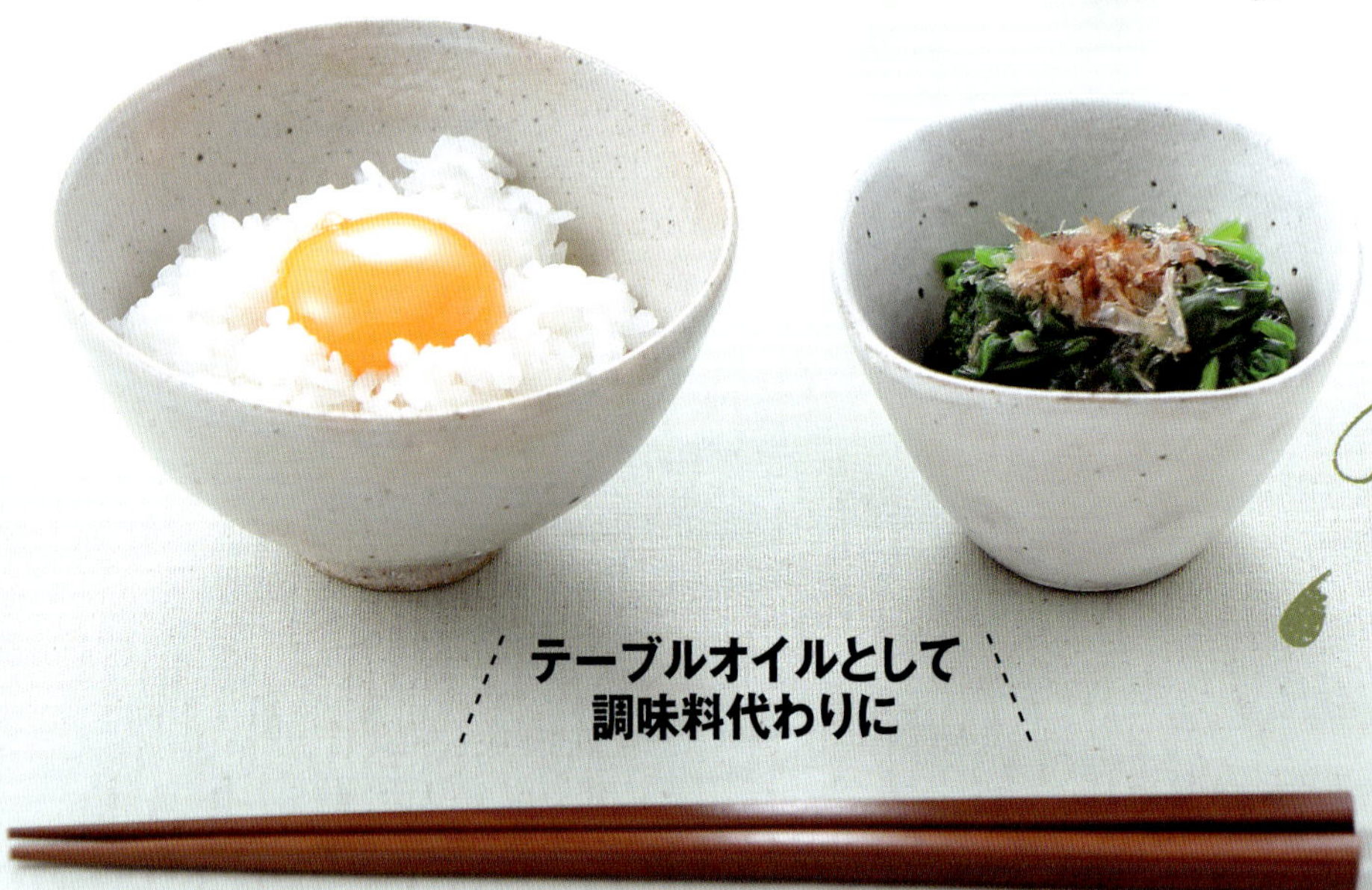

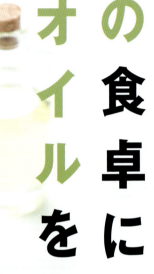

テーブルオイルとして
調味料代わりに

高栄養価で美味しい。毎日使いたい

加熱OKの調理オイル

●オリーブオイル　●こめ油　●綿実油
●グレープシードオイル　ほか

P26

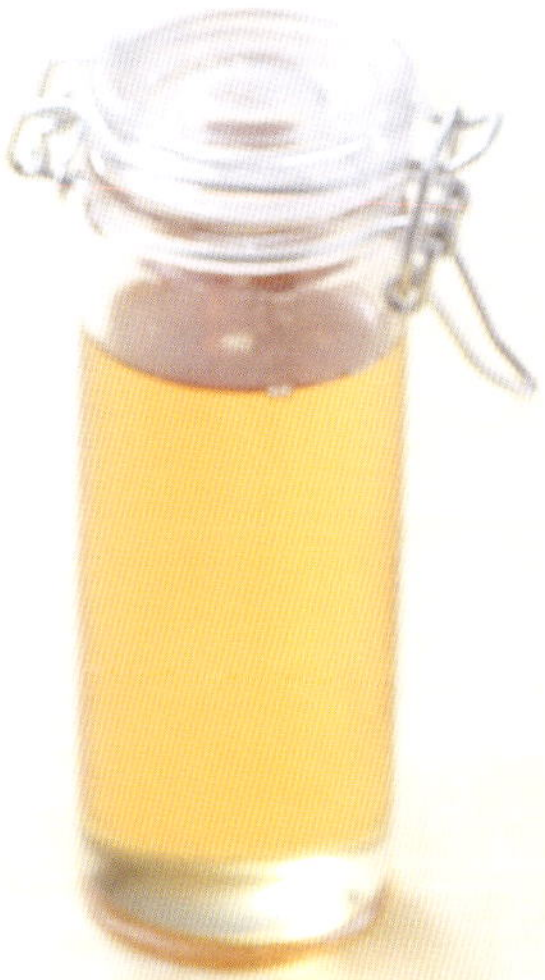

加熱しても脂肪酸や栄養素の働きが落ちにくい油と、
加熱するとそれらの働きが落ちてしまう油があります。
脂肪酸の「オレイン酸」や栄養素の「ビタミンE」は、
加熱しても働きが落ちにくい性質があります。
火を使う調理には、これらが含まれる油を使って
油の働きを十分活用しましょう。

揚げ物や
炒め物も
健康的に

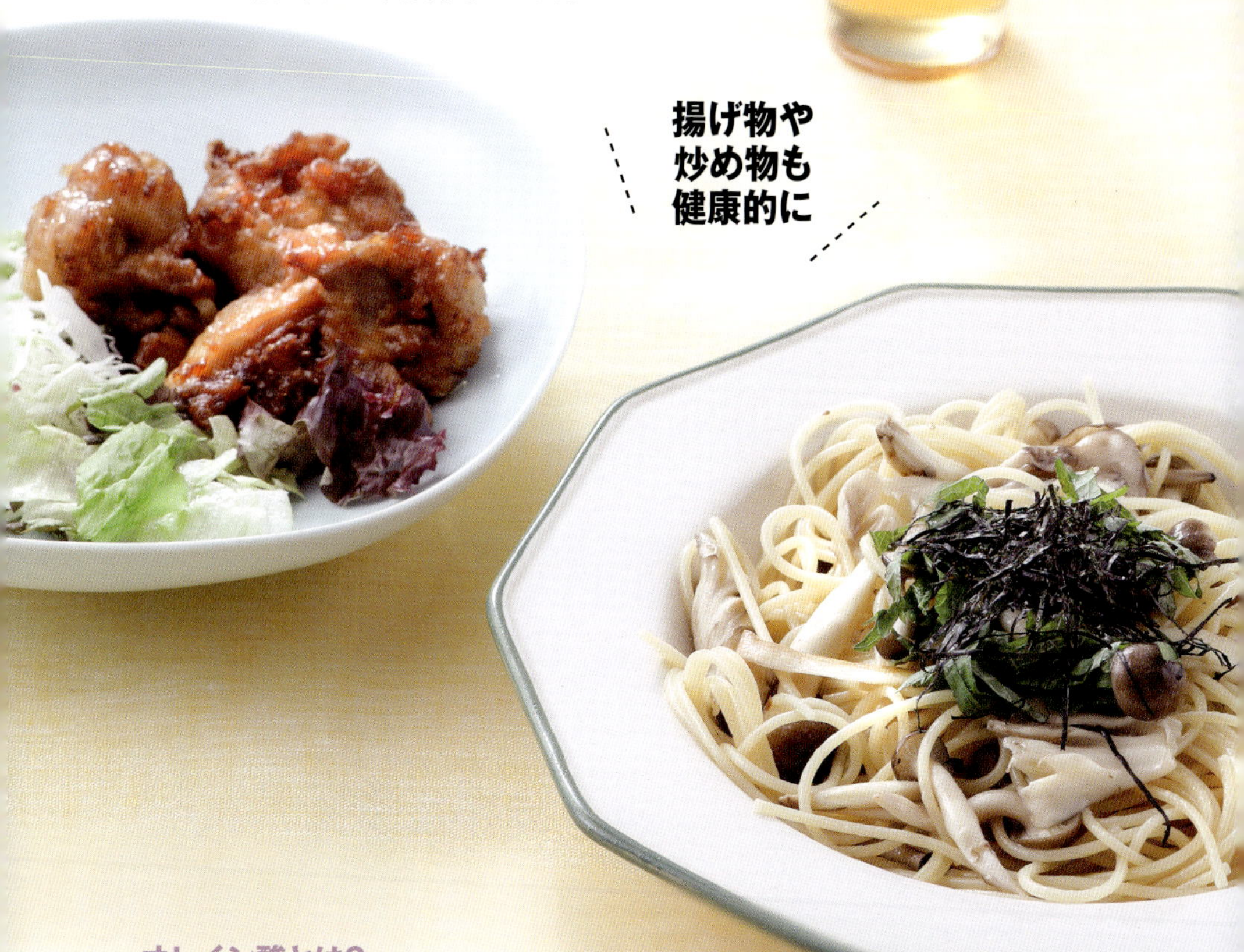

オレイン酸とは?

オレイン酸は、酸化しにくく加熱に強い脂肪酸。オリーブオイルなどに多く含まれ、オメガ9系脂肪酸（P87）ともいわれる。悪玉コレステロールを減らし、胃腸の調子を整える。

香り豊かで美肌に効く

ナッツオイル

●アーモンドオイル　●マカダミアナッツオイル
●ピーナッツオイル　ほか

P46

ナッツは、美肌やアンチエイジングに効果的な栄養素の宝庫。
ナッツオイルには、抗酸化作用のあるビタミンEとポリフェノール、
一部の油には美肌効果の高い「パルミトオレイン酸」が含まれています。
比較的、加熱調理にも向き、料理やお菓子に幅広く使えます。

ビタミンEとは？

ビタミンEは抗酸化作用が高く、体内の細胞を酸化から守る働きがあるため、老化防止やがんの予防に効果がある。また、油に含まれるほかの栄養素や脂肪酸を酸化から守る働きもある。

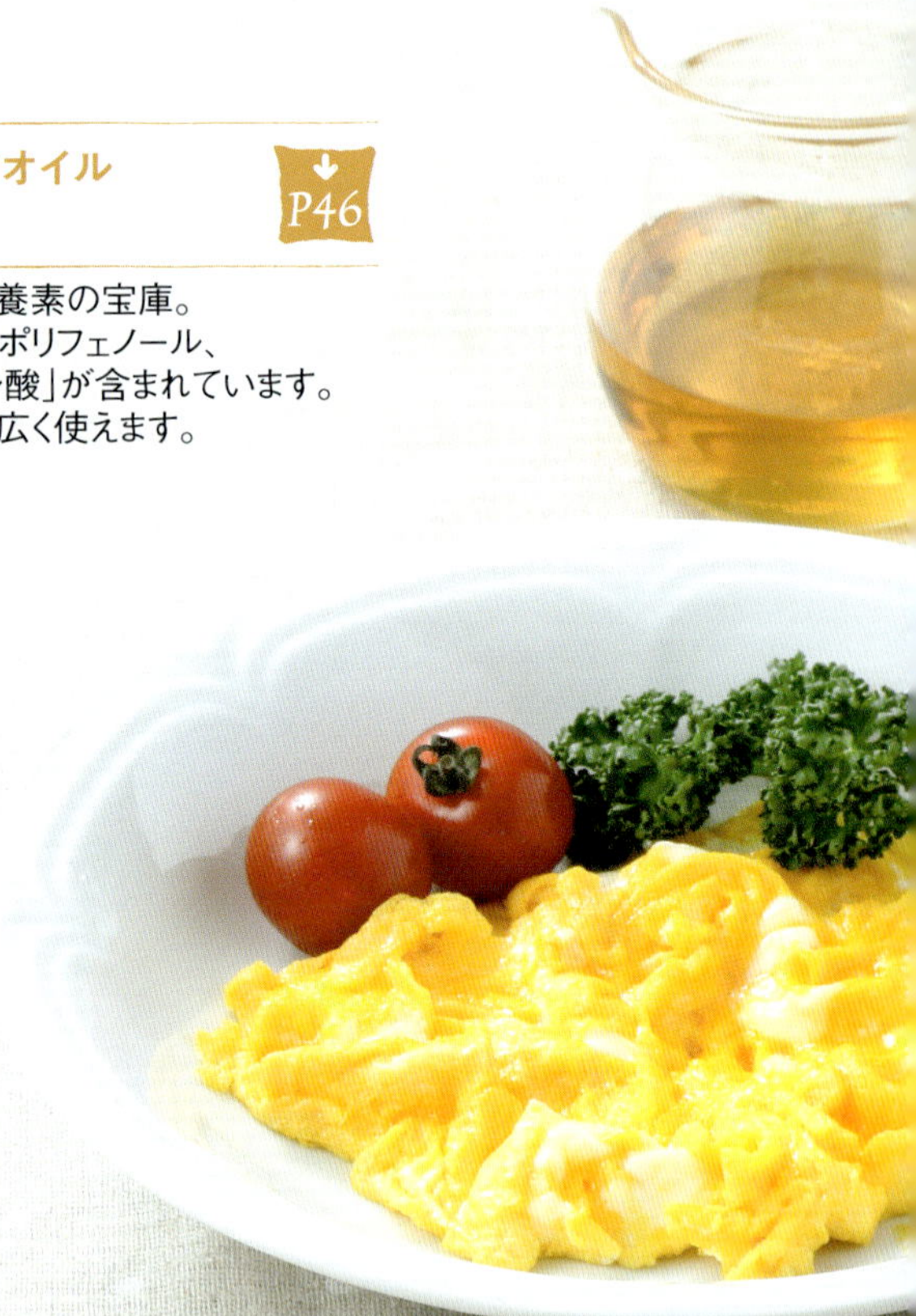

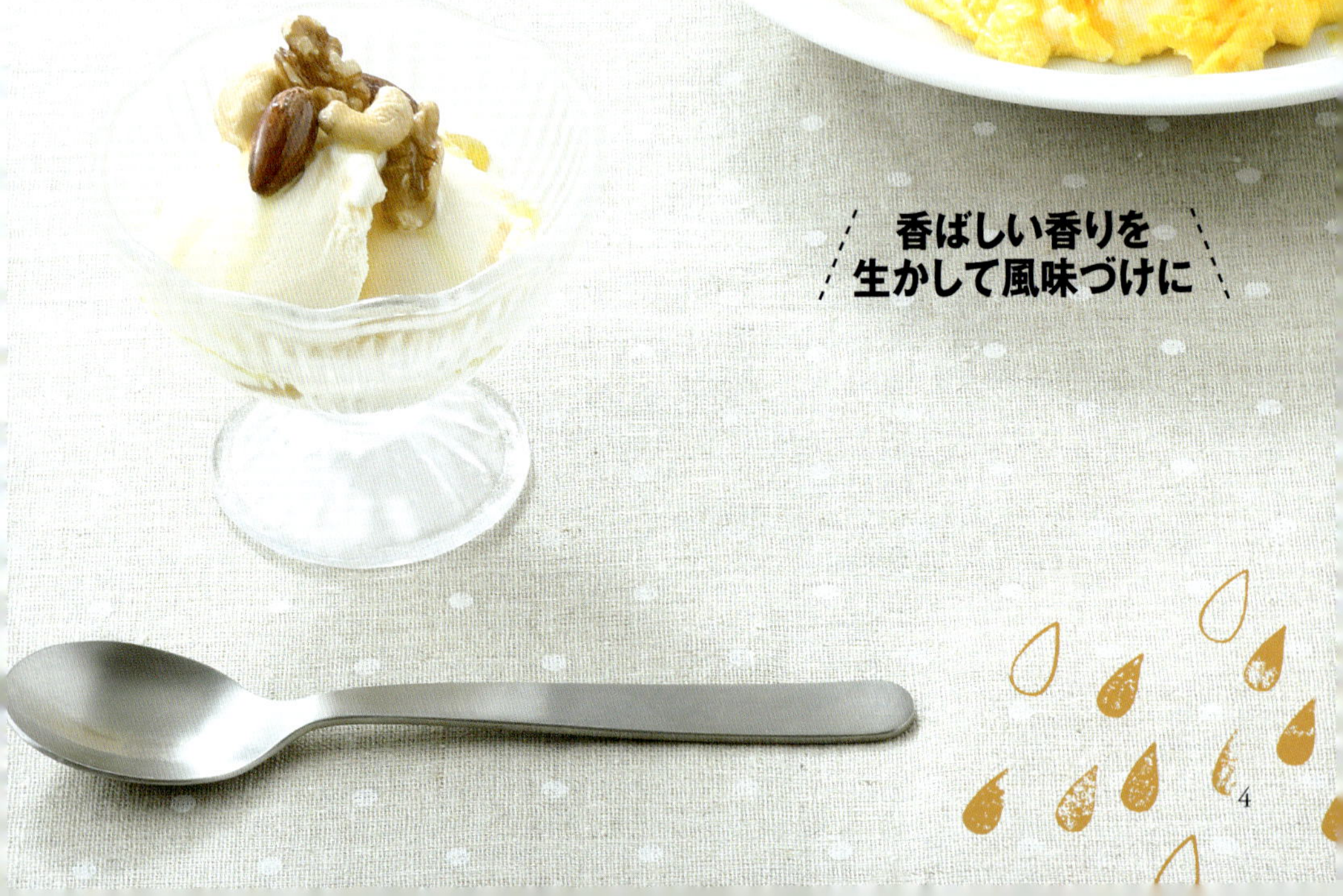

香ばしい香りを
生かして風味づけに

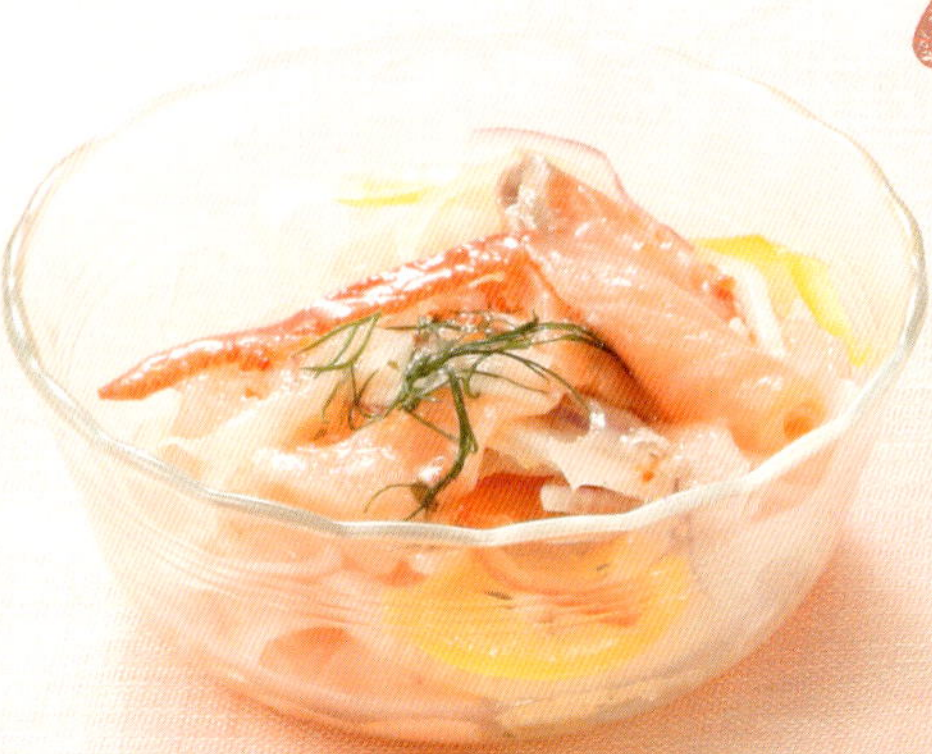

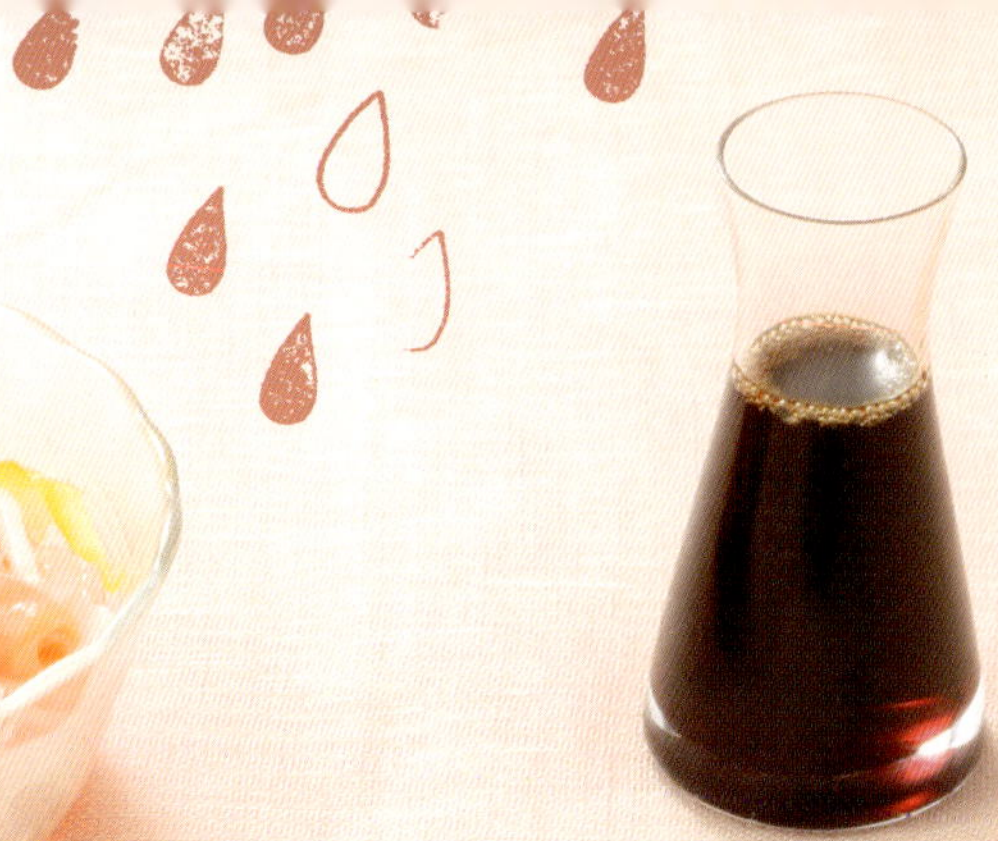

野菜と
一緒にとって
効果アップ

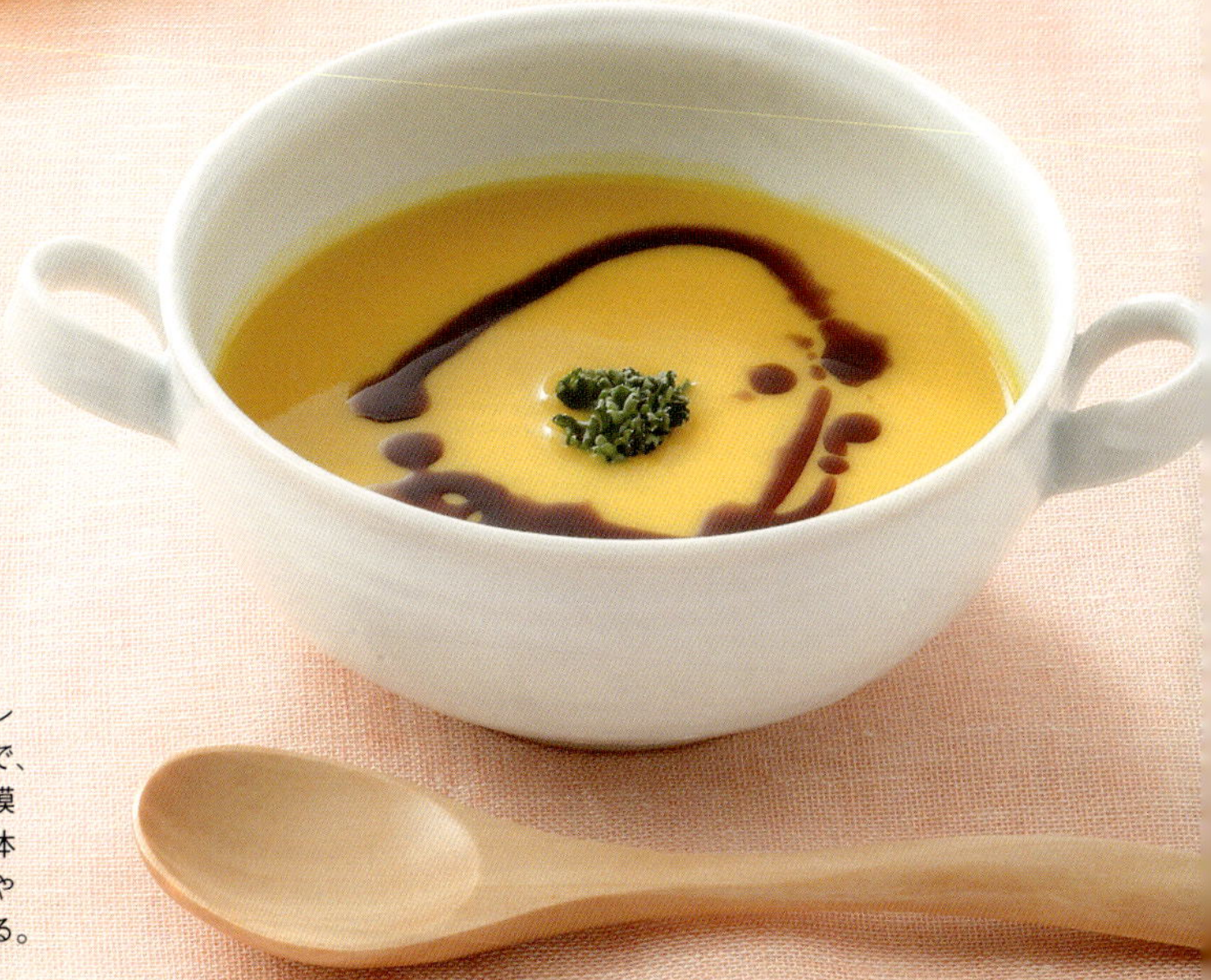

ビタミンAとは?

ビタミンAは、脂溶性ビタミンの一つ。油と一緒にとることで、吸収率は5倍にも上がる。粘膜に働きかけて免疫力を上げ、体を病気から守る働きも。がんやその他の病気の予防につながる。

見た目も内側も若さをキープ

食べるエイジングケアオイル

●レッドパームオイル　●アボカドオイル
●パンプキンシードオイル　ほか

P58

抗酸化作用のあるビタミンE、美肌をつくるビタミンAなど
エイジングケアに効果的な抗酸化物質が豊富に含まれます。
ビタミンAやビタミンEは、油と一緒にとると吸収が高まります。
これ以外にも、コエンザイムQ10などが含まれる油もあります。

少量で効果抜群

変わり種 ビューティーオイル

●椿油　●ボラージオイル
●ポピーシードオイル　●松の実油　ほか P72

精製された油は、肌や髪に塗る用途で
使われることが多いのですが、
純粋な精製油なら食べることもできます。
γ-リノレン酸をはじめ、限られた油にしか
ない成分が含まれる油も。
希少ゆえに入手困難のこともあるため
少量を効果的な場面でとりたいものです。
日本ではまだなじみのない最新オイルも
続々と増えています。

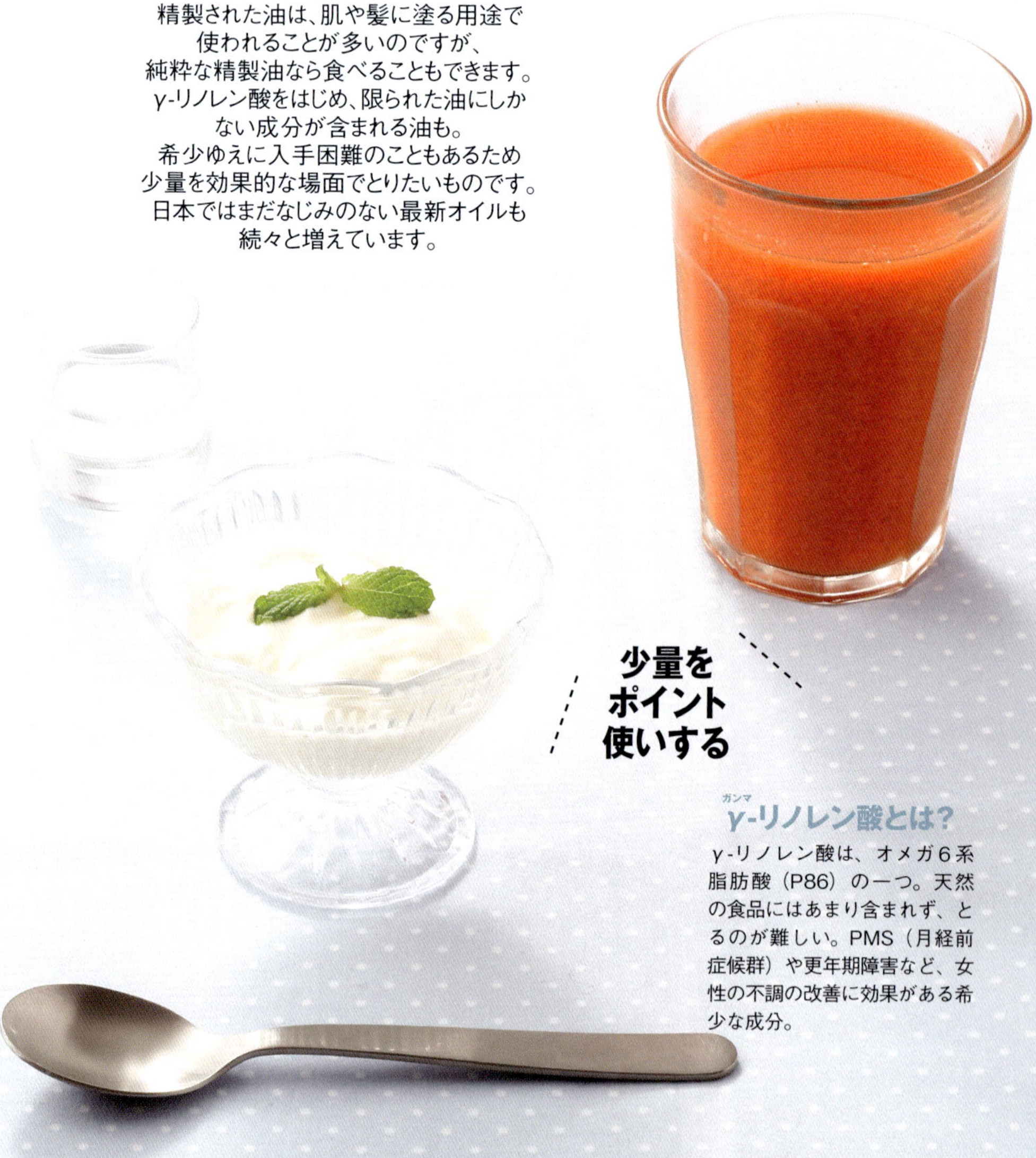

少量をポイント使いする

γ《ガンマ》-リノレン酸とは?

γ-リノレン酸は、オメガ6系脂肪酸（P86）の一つ。天然の食品にはあまり含まれず、とるのが難しい。PMS（月経前症候群）や更年期障害など、女性の不調の改善に効果がある希少な成分。

食べ物からもよい油を

健康オイルフード

●魚　●ナッツ　●チアシード

体によいオメガ3系脂肪酸が含まれる魚を食べて、食べ物からもよい油をとりましょう。

ナッツやチアシードなどは、まさに健康オイルの原材料。

良質の油に加えて、食物繊維やたんぱく質も一緒にとれるので、食べ物からもとりましょう。

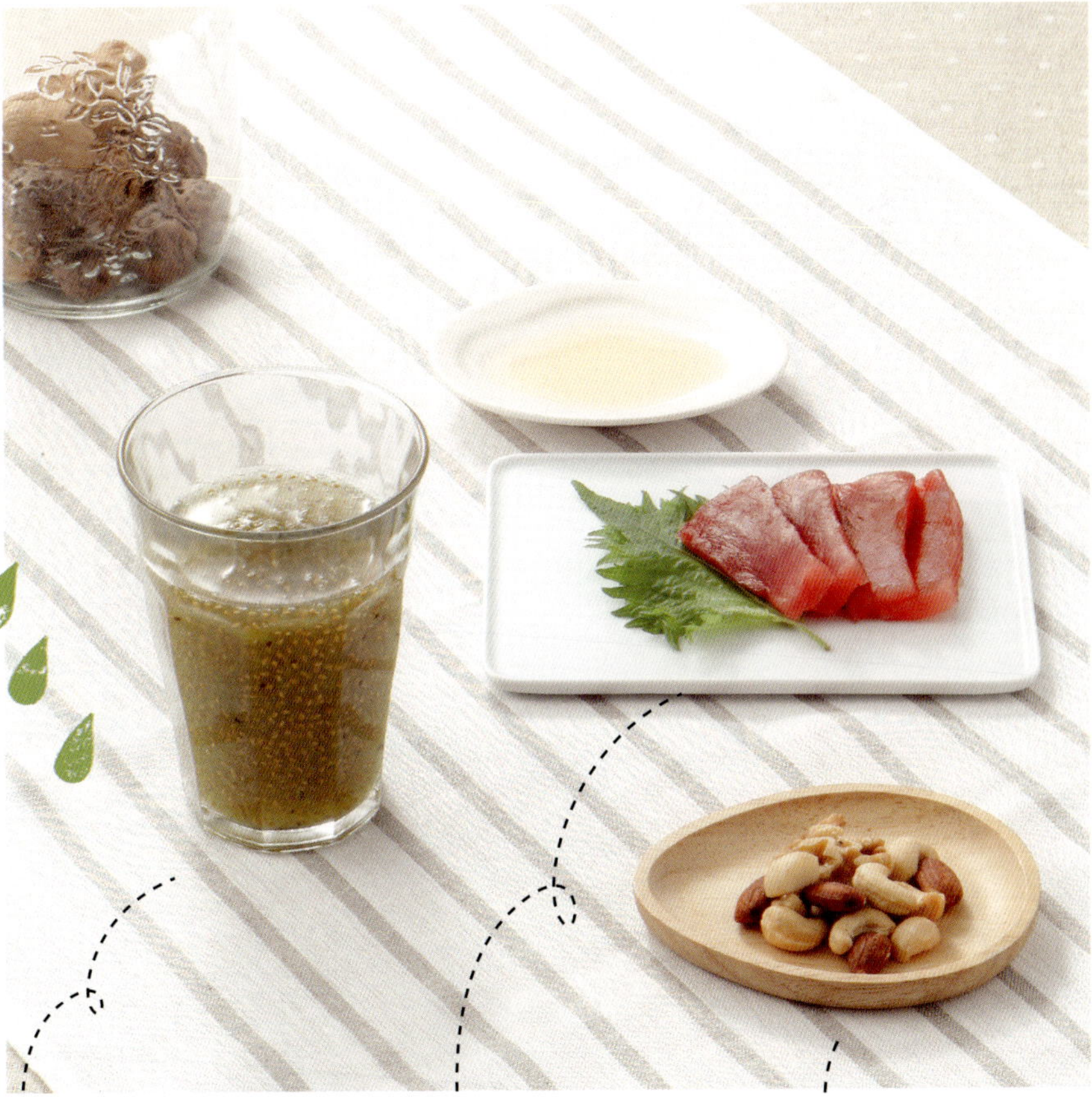

チアシードから

中南米原産のシソ科の植物の種。オメガ３系脂肪酸とたんぱく質が含まれます。種そのものを食べるときは、ドリンクに入れたり、ごまの代わりに料理にふりかけます。ドリンクに入れると種のまわりがジェル状になり、お腹も満たされるため食べ過ぎ防止に。

魚から

赤身の魚や青魚にはα-リノレン酸が豊富。まぐろのお刺身なら４～５切れで一日に必要なオメガ３系脂肪酸の摂取量をとれます。生で食べると栄養素の働きが保たれ、体に効率よく吸収されます。加熱調理なら、煮魚などで煮汁ごととりましょう。

ナッツから

油では体によい脂肪酸が効率よくとれますが、ナッツそのものを食べると、脂肪酸とその他の栄養素を同時にとることができます。ナッツ全般にはたんぱく質、ビタミンEが豊富。なかでもマカダミアナッツは食物繊維とパルミトオレイン酸が含まれるのでおすすめ。

早見表

本書では42種類の健康オイルを紹介しています。
その中でも、特に日常的に使いやすいものを厳選して、
栄養成分がわかる早見表にしました。
💧がついていない栄養素も微量含まれることがありますが、
特徴的なもののみ💧をつけています。
自分に必要な栄養素が含まれるオイルを選ぶ参考にしてください。

ごま油	こめ油	菜種油	オリーブオイル	紅花油	ひまわり油	ココナッツオイル	カメリナオイル	チアシードオイル	サチャインチオイル	アマニ油	エゴマ油	油の種類／主な栄養素
							💧	💧	💧	💧	💧	血液サラサラ **α-リノレン酸**
💧	💧	💧	💧	💧	💧			💧	💧			抜群の抗酸化作用 **ビタミンE**
		💧	💧	💧	💧							悪玉コレステロールを減らす **オレイン酸**
							💧					免疫アップ&美肌効果 **ビタミンA**
			💧	💧								若返り効果が期待できる **ポリフェノール**
	💧	💧					💧					動脈硬化を予防 **植物ステロール**
												美肌に効果抜群 **パルミトオレイン酸**
												PMSや更年期障害に効く **γ《ガンマ》-リノレン酸**
💧												抗酸化作用&脂肪燃焼 **リグナン**
	💧											自律神経を整える **γ-オリザノール**
						💧						太りにくい油 **中鎖脂肪酸**

厳選

健康オイル成分

月見草油	パンプキンシードオイル	アルガンオイル	アボカドオイル	プルーンシードオイル	麻の実油	レッドパームオイル	ウォールナッツオイル	ピーナッツオイル	ヘーゼルナッツオイル	ピスタチオオイル	マカダミアナッツオイル	アーモンドオイル	グレープシードオイル	大豆油	コーン油	綿実油
					●		●									
●	●	●		●	●	●		●	●		●	●	●	●	●	●
			●	●				●	●	●	●	●				
		●	●			●										
													●			
			●										●		●	●
									●		●					
●					●											
	●															

※編集部作成。成分は、商品によって異なります。なお、植物油は薬品ではないため、必ずしも健康効果が約束されているわけではありません。

健康オイルをとるルール

ルール1

油は一日大さじ3杯まで。そのうちオメガ3系の油を小さじ1杯とる

一日の油の摂取量は、食品に含まれる油も含め全体で45～50g。α-リノレン酸の一日の摂取量は2g。全体のうち2gはオメガ3系の油をとる。

一日の油の摂取量を大さじに換算すると約3杯分

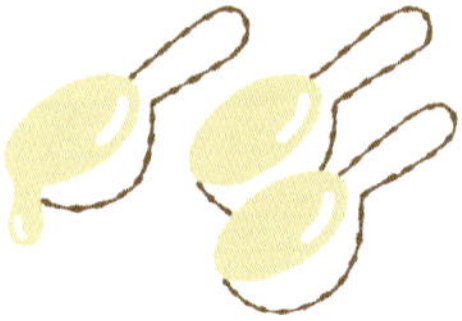

そのうちオメガ3系の油は小さじ約1杯分とる

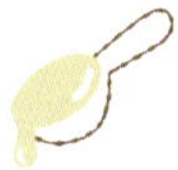

※油は水よりも比重が軽いため、ここでは、45～50gを大さじ約3杯、5gを小さじ約1杯と表記しています。

ルール2

それぞれの油に適した調理法でとる

油に含まれる脂肪酸や栄養素の中には、酸化しやすい性質をもつため、加熱しないほうがよいものもある。それぞれの油に合った調理方法でとる。

加熱NGの油はかけたりあえたりして

加熱OKの油は揚げ物や炒め物に

ルール3

よい油を増やし、悪い油を減らす

食品には、目に見えない油脂が含まれる。特に加工食品やスナック菓子には脂質が多く含まれる。表示をチェックして摂取過多に気をつける。

オメガ3系やオメガ9系の油を積極的にとる

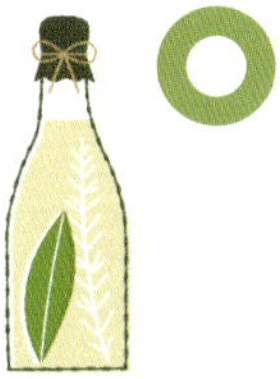

トランス脂肪酸が含まれるものは減らす

知識ゼロからの健康オイル

CONTENTS

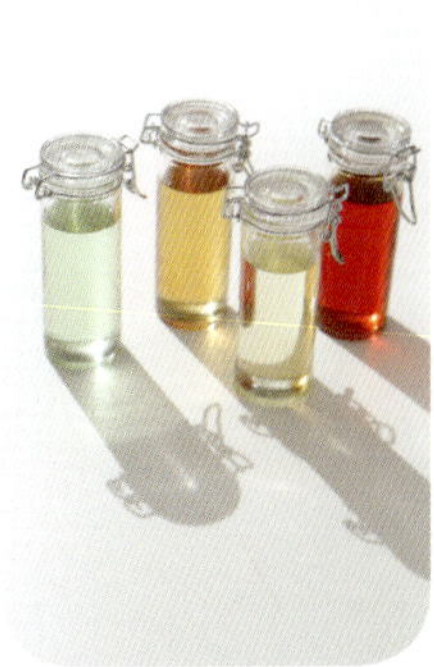

高栄養価で美味しい。毎日使いたい加熱調理ＯＫのオイル

香り豊かで美肌に効くナッツオイル

見た目も内側も若さをキープ。食べるエイジングケアオイル

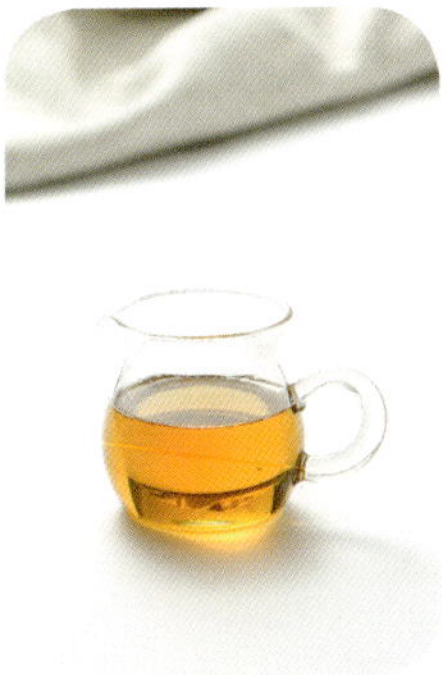

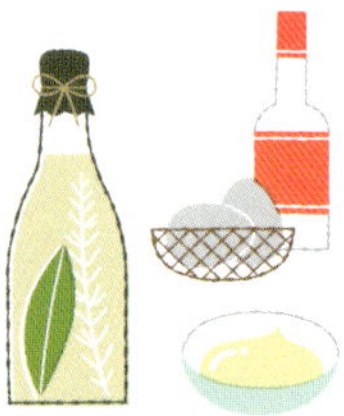

本書の内容は、平成28年9月現在の情報にもとづいて作成しています。

Part 1

悩み解消オイルが見つかる健康オイルカタログ42

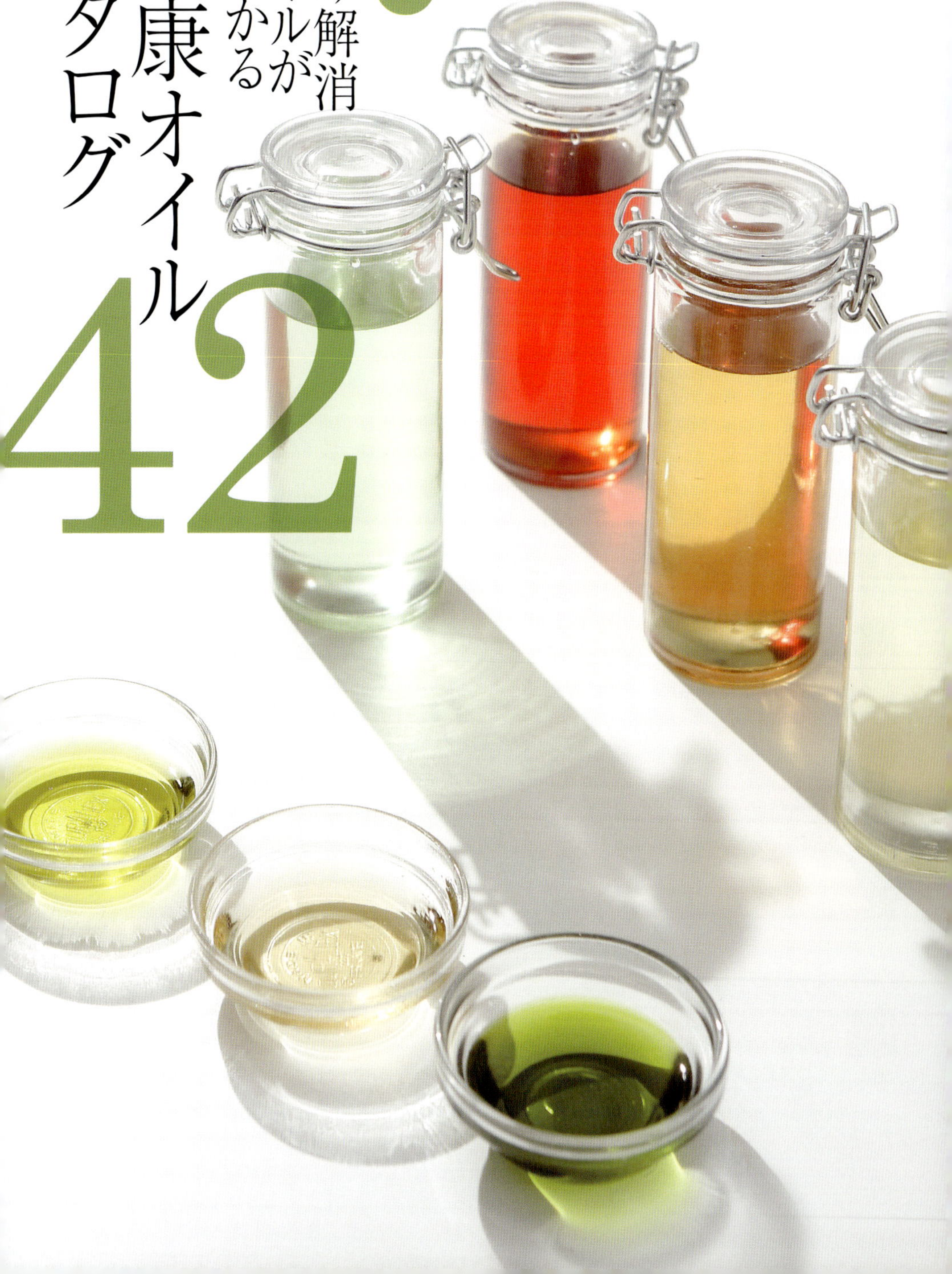

成分、使い方、風味をチェック。

違いを比べて とるべき油を選ぶ

健康によい油はたくさんありますが、一日の脂質の摂取量は決まっています。
必要なものを吟味して、自分に合った油を見つけましょう。

脂肪酸の種類と割合、栄養素をチェックする

主な脂肪酸

油は、複数の種類の脂肪酸で構成されています。その油の構成の中で一番多い脂肪酸によって、油は特徴づけられます。下記が主な脂肪酸です。

α-リノレン酸

オメガ３系脂肪酸。必須脂肪酸の一つ。血管や血液を健康に保つ。

パルミトオレイン酸

オメガ７系脂肪酸。人の皮脂にも含まれ、保湿・バリア効果あり。

オレイン酸

オメガ９系脂肪酸。悪玉コレステロールを減らす役割がある。

γ《ガンマ》-リノレン酸

オメガ６系脂肪酸。婦人科系の体の不調を改善する効果がある。

リノール酸

オメガ６系脂肪酸。必須脂肪酸の一つ。とり過ぎると肥満に。

中鎖脂肪酸

体のエネルギーになりやすく、太りにくい油。ラウリン酸など。

→脂肪酸の詳しい説明はP84へ

主な栄養素

油には、脂溶性（油に溶ける性質がある）の栄養素が微量含まれます。油の性質を決めたり、油をとったときに得られる健康効果はこの栄養素で決まります。

ビタミンE

植物油全般に含まれる。抗酸化作用が強く、病気や老化を防止。

植物ステロール

穀物などに含まれる物質。悪玉コレステロールを減らす役割がある。

ビタミンA

粘膜や皮膚を強く健康に保って免疫力を上げたり、美肌効果がある。

リグナン

植物に含まれる食物繊維の一つ。肝臓に作用し、消化吸収を助ける。

ポリフェノール

植物の皮や色素に含まれる抗酸化物質。アンチエイジングに効果的。

γ《ガンマ》-オリザノール

米ぬかに特有の成分。血液中の脂質のバランスを整える働きがある。

→栄養素の詳しい説明はP88へ

知っておきたいオイル事情Q&A

Q1. 未精製オイルがいいの？

A1. そうとも限りません。未精製オイルは栄養素や風味が残る、精製オイルは不純物がとり除かれているので保存性が高くなる、と双方に利点があります。

Q2. コールドプレスって何？

A2. 圧搾法の一つ。もともと、果肉を搾るオリーブオイルの用語。基本的に非加熱で圧力を加えて油をとる。オリーブオイルには明確な基準があるが、それ以外の油にはない。

Q3. ごま油には何種類もある？

A3. ごまの種類が異なったり、同じごまを原材料に使っていても、白ごま、黒ごま、焙煎ごま、生のごまなど、原材料の特徴や焙煎度合いなどによって、多彩な種類の油があります。

オイルカタログの見方

次のページ(P18)から健康オイルを紹介していきます。選ぶ参考にしてください。

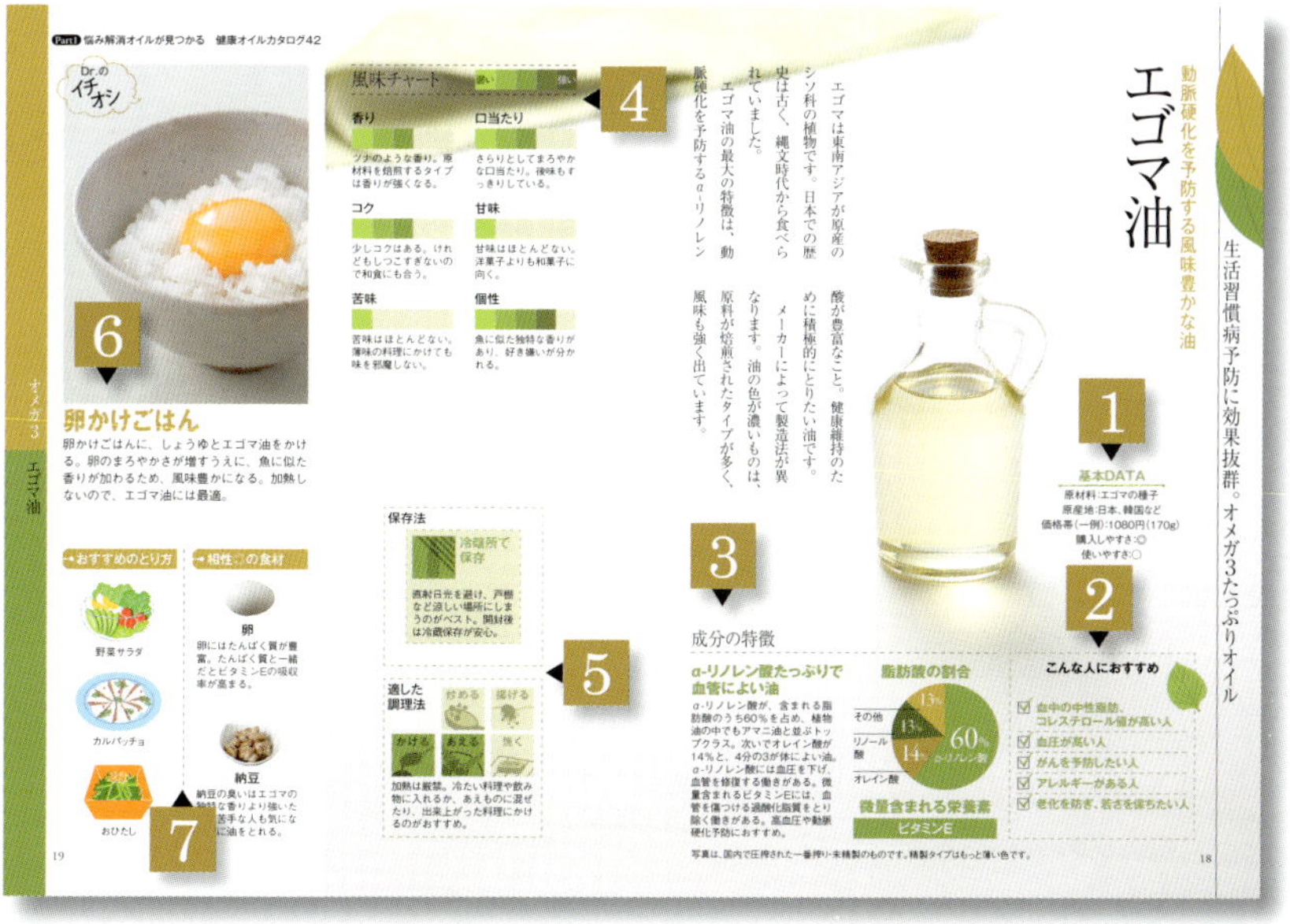
生活習慣病予防に効果抜群。オメガ3たっぷりオイル
エゴマ油
動脈硬化を予防する風味豊かな油
エゴマは東南アジアが原産のシソ科の植物です。日本での歴史は古く、縄文時代から食べられていました。
エゴマ油の最大の特徴は、動脈硬化を予防するα-リノレン酸が豊富なこと。健康維持のために積極的にとりたい油です。
メーカーによって製造法が異なります。油の色が濃いものは、原料が焙煎されたタイプが多く、風味も強く出ています。
1
基本DATA
原材料:エゴマの種子
原産地:日本、韓国など
価格帯(一例):1080円(170g)
購入しやすさ:◎
使いやすさ:○
2
こんな人におすすめ
血中の中性脂肪、コレステロール値が高い人
血圧が高い人
がんを予防したい人
アレルギーがある人
老化を防ぎ、若さを保ちたい人
3
成分の特徴
α-リノレン酸たっぷりで血管によい油
α-リノレン酸が、含まれる脂肪酸のうち60%を占め、植物油の中でもアマニ油と並ぶトップクラス。次いでオレイン酸が14%と、4分の3が体によい油。α-リノレン酸には血圧を下げ、血管を修復する働きがある。微量含まれるビタミンEには、血管を傷つける過酸化脂質をとり除く働きがある。高血圧や動脈硬化予防におすすめ。
脂肪酸の割合
その他 13%
リノール酸 13%
オレイン酸 14%
60% α-リノレン酸
微量含まれる栄養素
ビタミンE
写真は、国内で圧搾された一番搾り・未精製のものです。精製タイプはもっと薄い色です。
18
4
風味チャート 弱い 強い
香り
ツナのような香り。原材料を焙煎するタイプは香りが強くなる。
口当たり
さらりとしてまろやかな口当たり。後味もすっきりしている。
コク
少しコクはある。けれどもしつこすぎないので和食にも合う。
甘味
甘味はほとんどない。洋菓子よりも和菓子に向く。
苦味
苦味はほとんどない。薄味の料理にかけても味を邪魔しない。
個性
魚に似た独特な香りがあり、好き嫌いが分かれる。
5
保存法
冷暗所で保存
直射日光を避け、戸棚など涼しい場所にしまうのがベスト。開封後は冷蔵保存が安心。
適した調理法
炒める 揚げる かける あえる 焼く
加熱は厳禁。冷たい料理や飲み物に入れるか、あえものに混ぜたり、出来上がった料理にかけるのがおすすめ。
Part1 悩み解消オイルが見つかる 健康オイルカタログ42
Dr.のイチオシ
6
卵かけごはん
卵かけごはんに、しょうゆとエゴマ油をかける。卵のまろやかさが増すうえに、魚に似た香りが加わるため、風味豊かになる。加熱しないので、エゴマ油には最適。
7
おすすめのとり方
野菜サラダ
カルパッチョ
おひたし
相性◎の食材
卵
卵にはたんぱく質が豊富。たんぱく質と一緒だとビタミンEの吸収率が高まる。
納豆
納豆の臭いはエゴマの独特な香りより強いため、苦手な人も気にならずに油をとれる。
19
オメガ3
エゴマ油

1 原材料などの基本情報。使いやすさと購入しやすさの評価は編集部の見解です。

使いやすさ
◎ どんな料理にも使える
○ 幅広く使えるが加熱に注意
△ 風味が個性的で好き好き

購入しやすさ
◎ スーパーマーケットなどで手に入る
○ インターネット、専門店などで手に入る
△ 入手困難

2 この油をおすすめしたい人。油の特徴が一目でわかります。

3 脂肪酸と栄養素の特徴。脂肪酸の割合は一例です。その年の作柄やメーカーの製品によって異なります。

4 風味チャート。著者と編集部の見解です。

5 保存法と適した調理法。加熱OKかNGかがわかります。

6 著者のイチオシの食べ方です。

7 食材との食べ合わせと、おすすめのとり方。著者が、栄養素や風味、摂取過多にならないか、などを考慮して提案します。

Q4. エクストラバージンって何?

A4. もともとオリーブオイルの等級。コールドプレスで搾油され、化学処理をしないもの。酸度など厳しい基準がある。ほかの油では明確な基準がなくこう呼ばれているものもある。

Q5. 同じ油なのに色が違うのですが……

A5. 搾油前に原材料を焙煎するローストタイプと、焙煎しないノンローストタイプがあります。前者は色が濃く香ばしく、後者はクリアな色と自然な風味になります。

Q6. 色が濃いものは未精製?

A6. 色と精製・未精製の関係はありません。精製過程の中で「脱色」という工程があり、成分は精製するけれど、脱色はせずに色は自然のまま、ということもあります。

⚠ アレルギー源となるたんぱく質は油に含まれませんが、ピーナッツなど原材料にアレルギーがある人は油にも気をつけてください。

動脈硬化を予防する風味豊かな油

エゴマ油

エゴマは東南アジアが原産のシソ科の植物です。日本での歴史は古く、縄文時代から食べられていました。

エゴマ油の最大の特徴は、動脈硬化を予防するα-リノレン酸が豊富なこと。健康維持のためにに積極的にとりたい油です。

メーカーによって製造法が異なります。油の色が濃いものは、原料が焙煎されたタイプが多く、風味も強く出ています。

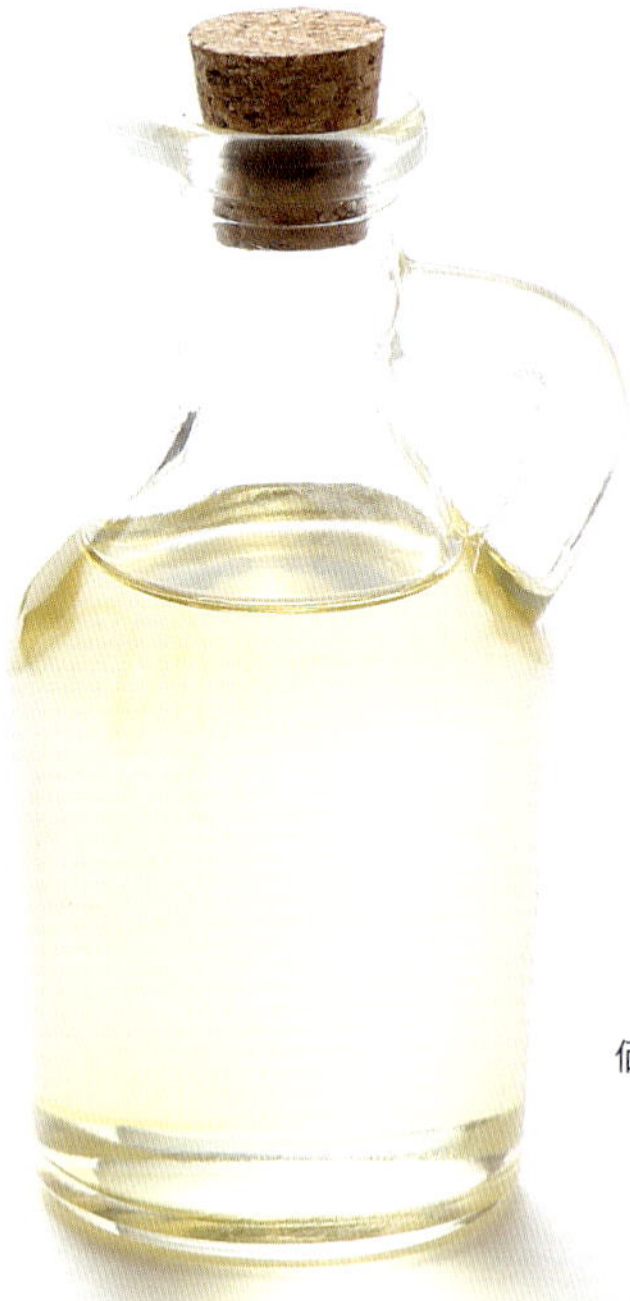

基本DATA

原材料:エゴマの種子
原産地:日本、韓国など
価格帯(一例):1080円(170g)
購入しやすさ:◎
使いやすさ:○

成分の特徴

α-リノレン酸たっぷりで血管によい油

α-リノレン酸が、含まれる脂肪酸のうち60%を占め、植物油の中でもアマニ油と並ぶトップクラス。次いでオレイン酸が14%と、4分の3が体によい油。α-リノレン酸には血圧を下げ、血管を修復する働きがある。微量含まれるビタミンEには、血管を傷つける過酸化脂質をとり除く働きがある。高血圧や動脈硬化予防におすすめ。

脂肪酸の割合

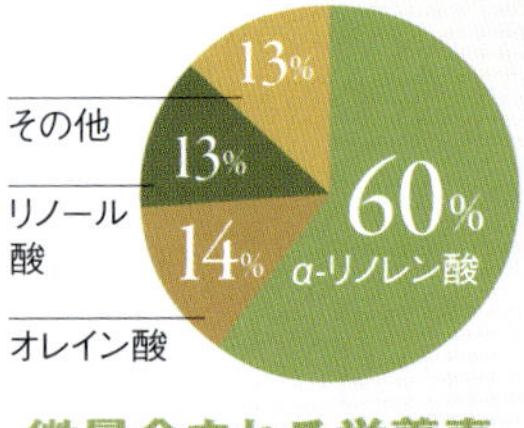

微量含まれる栄養素

ビタミンE

こんな人におすすめ

- ☑ 血中の中性脂肪、コレステロール値が高い人
- ☑ 血圧が高い人
- ☑ がんを予防したい人
- ☑ アレルギーがある人
- ☑ 老化を防ぎ、若さを保ちたい人

写真は、国内で圧搾された一番搾り・未精製のものです。精製タイプはもっと薄い色です。

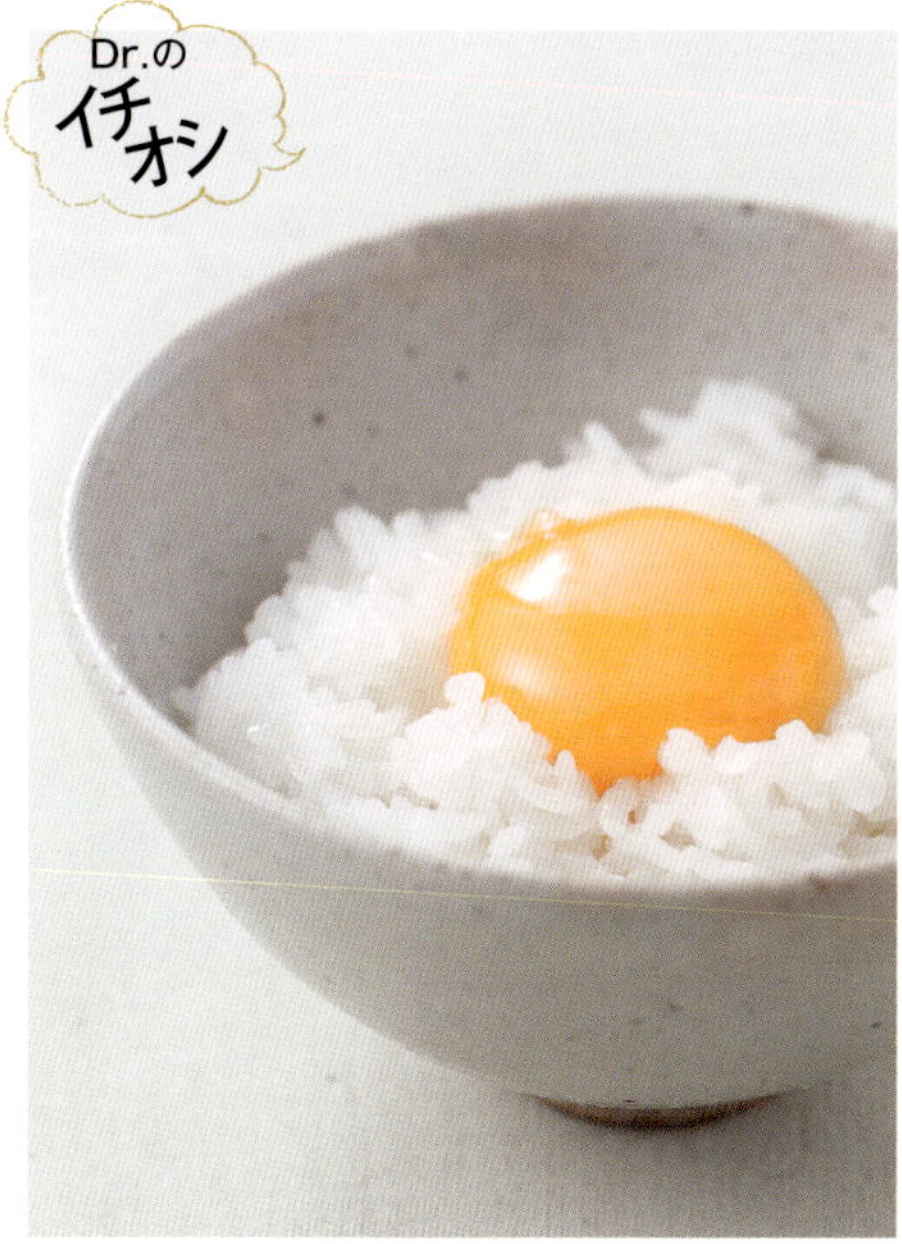

卵かけごはん

卵かけごはんに、しょうゆとエゴマ油をかける。卵のまろやかさが増すうえに、魚に似た香りが加わるため、風味豊かになる。加熱しないので、エゴマ油には最適。

おすすめのとり方

野菜サラダ

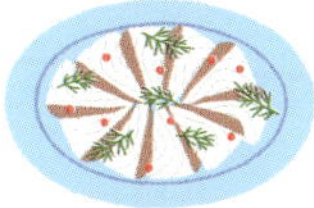

カルパッチョ

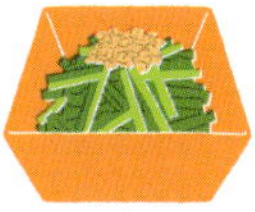

おひたし

相性◎の食材

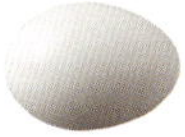

卵

卵にはたんぱく質が豊富。たんぱく質と一緒だとビタミンEの吸収率が高まる。

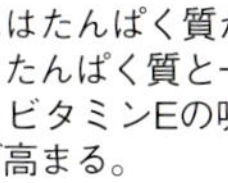

納豆

納豆の臭いはエゴマの独特な香りより強いため、苦手な人も気にならずに油をとれる。

風味チャート

香り

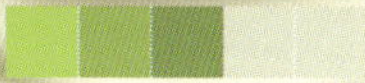

ツナのような香り。原材料を焙煎するタイプは香りが強くなる。

口当たり

さらりとしてまろやかな口当たり。後味もすっきりしている。

コク

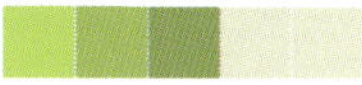

少しコクはある。けれどもしつこすぎないので和食にも合う。

甘味

甘味はほとんどない。洋菓子よりも和菓子に向く。

苦味

苦味はほとんどない。薄味の料理にかけても味を邪魔しない。

個性

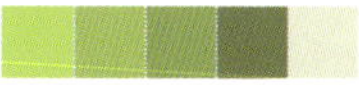

魚に似た独特な香りがあり、好き嫌いが分かれる。

保存法

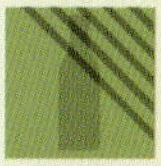

冷暗所で保存

直射日光を避け、戸棚など涼しい場所にしまうのがベスト。開封後は冷蔵保存が安心。

適した調理法

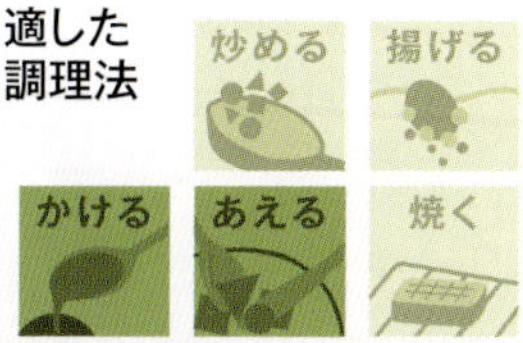

加熱は厳禁。冷たい料理や飲み物に入れるか、あえものに混ぜたり、出来上がった料理にかけるのがおすすめ。

オメガ3
エゴマ油

アマニ油

とろりと金色の油。アレルギー予防や免疫力アップに

亜麻は茎からとれる繊維が麻の織物に使われる植物。アマニ油は亜麻の種子を搾った油です。亜麻は、北海道やロシアなど寒冷な土地によく育ちます。

α-リノレン酸が豊富で、エゴマ油と健康効果はほぼ同じ。アマニ油の方が少しクセがあります。好みの風味で選んで使い分けるとよいでしょう。風味が苦手な人は精製タイプがおすすめです。

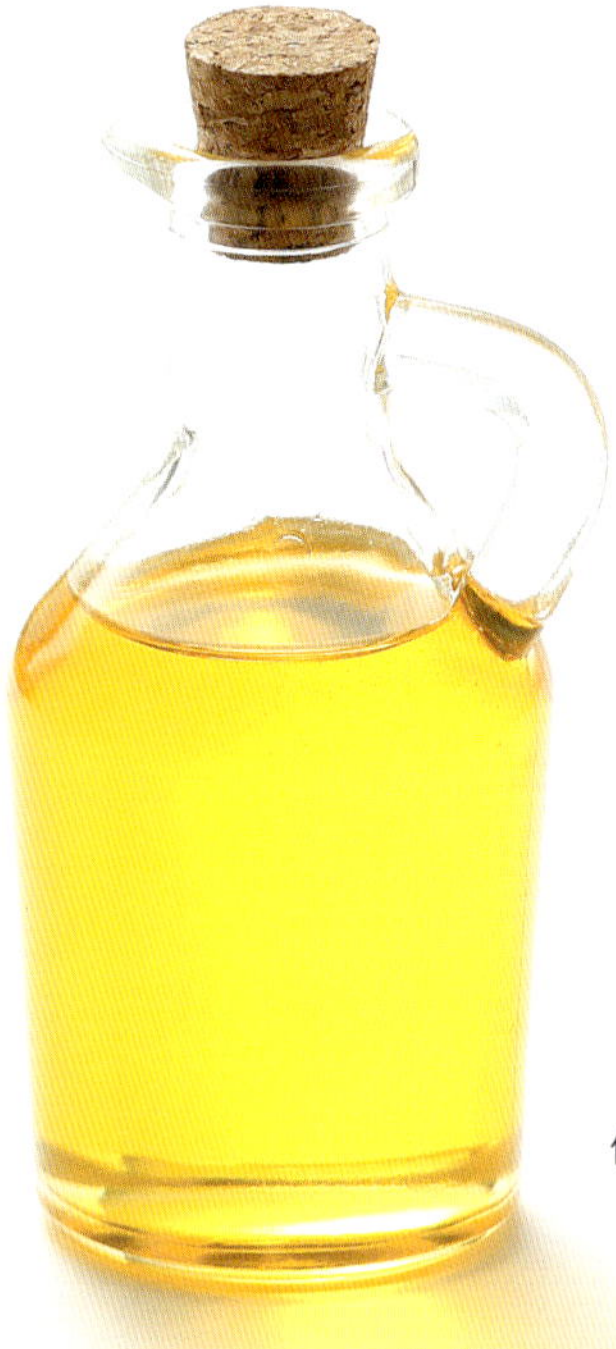

基本DATA

別名:フラックスシードオイル
原材料:亜麻の種子
原産地:中国、カナダ、アメリカ、ロシアなど
価格(一例):1200円(110g)
購入しやすさ:○
使いやすさ:○

成分の特徴

脂肪酸の構成・栄養素はエゴマ油に似ている

α-リノレン酸が約60%、ビタミンEも含まれ、エゴマ油と似た脂肪酸と栄養素の構成。エゴマ油もアマニ油も独特の魚の香りがするが、これはオメガ3系脂肪酸の性質によるもの。
また、ビタミンKが微量含まれる。ビタミンKには血液を凝固させる働きがあり、女性の場合は過多月経を軽減する効果も期待できる。

脂肪酸の割合

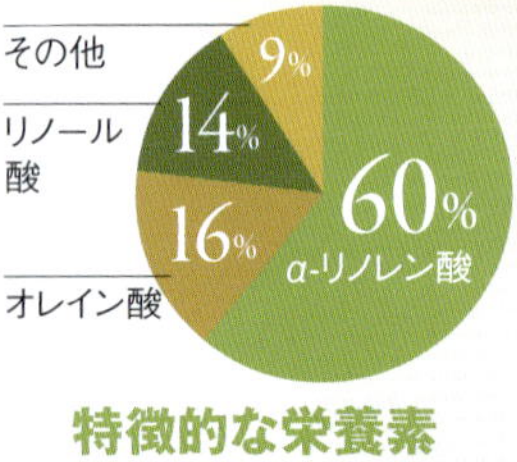

特徴的な栄養素

ビタミンK

こんな人におすすめ

- ☑ 血中の中性脂肪、コレステロール値が高い人
- ☑ 血圧が高い人
- ☑ がんを予防したい人
- ☑ アレルギーがある人
- ☑ 老化を防ぎ、若さを保ちたい人
- ☑ 骨が弱くなっている人
- ☑ 月経の出血が多い人

写真は、ロシア産の原材料を国内で圧搾した未精製のものです。精製タイプはもっと薄い色です。

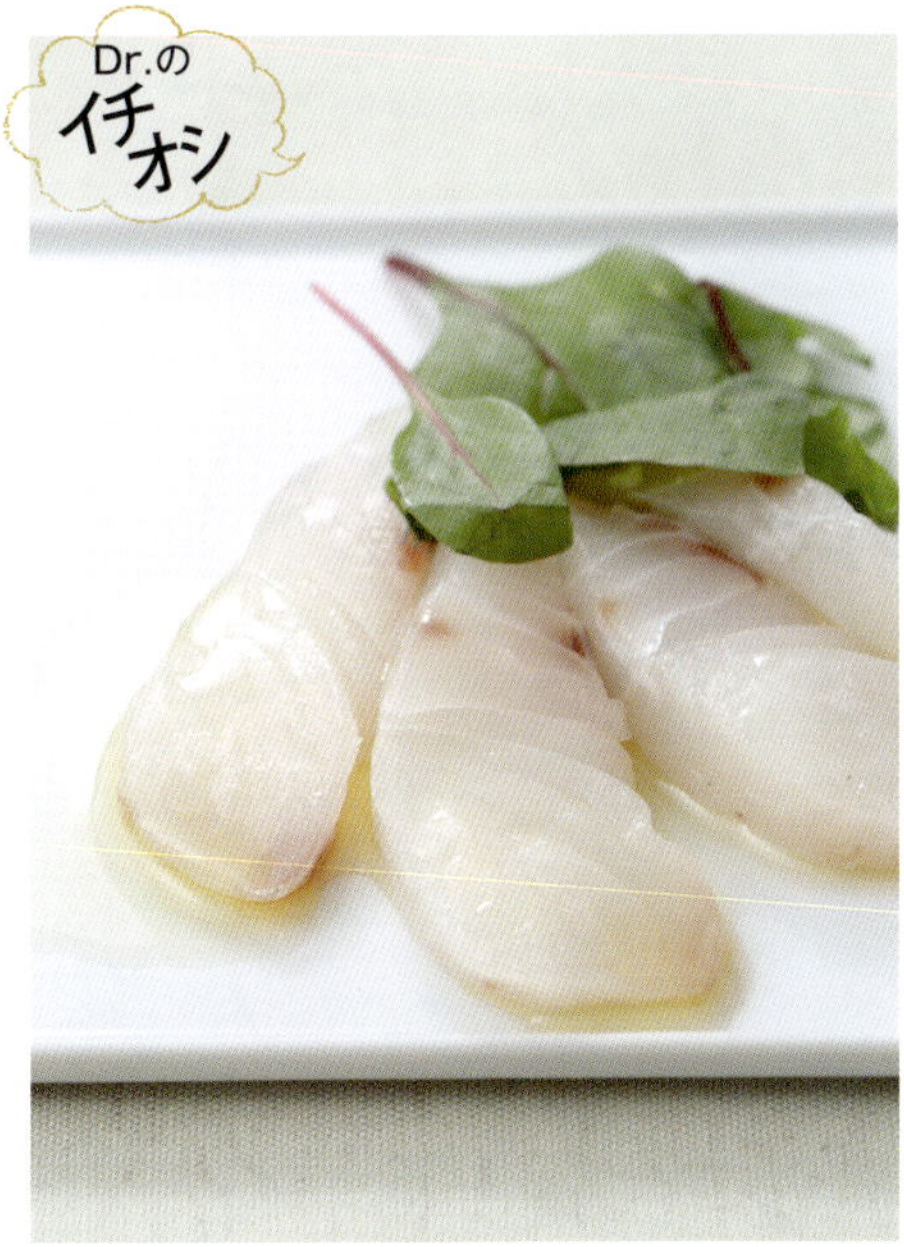

カルパッチョ

魚のカルパッチョは、実は日本生まれ。本場イタリアでは牛ヒレ肉だが、魚をよく食べる日本人がアレンジした。α-リノレン酸が豊富な魚とアマニ油の合わせ技でもっと健康に。

風味チャート

弱い　強い

香り

未精製タイプでもそれほど強くない。エゴマ油と同様、魚の香り。

口当たり

エゴマ油よりもとろりとした食感。なめらかな口当たり。

コク

ややコクがある。香りよりも口に含んだときの方が風味が強い。

甘味

甘味はほとんどない。お菓子よりも食事の方が合う。

苦味

精製度合いによるが、未精製タイプだと少し苦味を感じる。

個性

未精製タイプは口に含むと独特の魚のような香りを強く感じる。

おすすめのとり方

サラダ

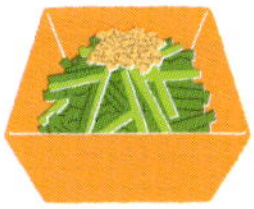

おひたし

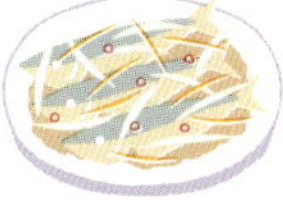

南蛮漬け

相性◎の食材

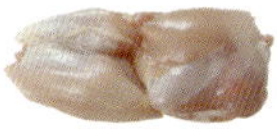

鶏肉

鶏肉にはたんぱく質が豊富。油に含まれるビタミンEの吸収を助ける働きがある。

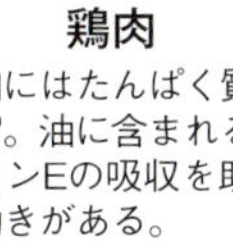

モロヘイヤ

モロヘイヤの粘り成分ムチンが血糖値やコレステロール値を下げ、血管によい相乗効果が。

保存法

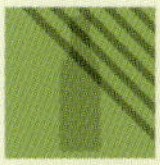

冷暗所で保存

特に酸化に弱いため、常温で暗い所に保存する。開封後は涼しい場所に保存する。

適した調理法

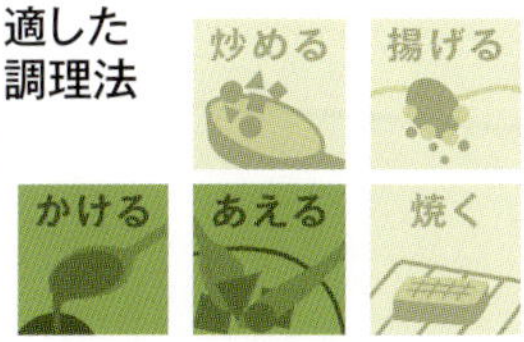

エゴマ油と同じ。冷たい料理や出来上がった料理の仕上げに。風味が強いため、味の濃い食べ物と合わせるのもおすすめ。

ビタミンEが豊富で体内から若返る

サチャインチオイル

基本DATA

別名:インカインチオイル、グリーンナッツオイル
原材料:サチャインチ（インカインチ、グリーンナッツとも）の実
原産地:南米アマゾン熱帯雨林
価格（一例）:2160円（270g）
購入しやすさ:△
使いやすさ:△

サチャインチ（インカインチ、グリーンナッツとも呼ばれる）は、アマゾンの熱帯雨林原産の星の形をした木の実です。

原材料のほとんどがペルーでとれるため、不作だと油の流通量が激減してしまう、希少な油。

現代人が意識してとるべきオメガ３系脂肪酸と、抗酸化作用の強いビタミンEが豊富に含まれ、両方を一度にとれるメリットがあるのが特徴です。

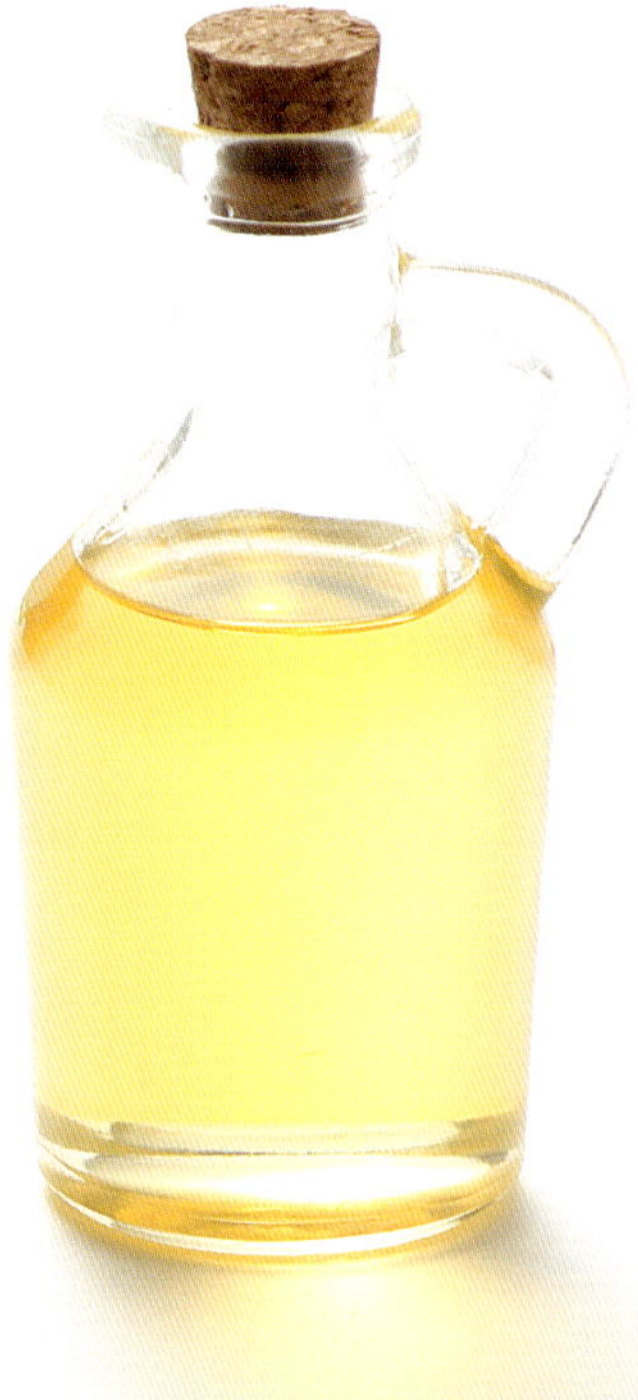

成分の特徴

必須脂肪酸とビタミンEが一度にとれる

脂肪酸の構成で中心となるのは約50%含まれるα-リノレン酸。次いでリノール酸が約36%と、ほとんどが必須脂肪酸で構成されている。栄養素では、ビタミンEが特に多いのが特徴。抗酸化作用の高いビタミンEが豊富なおかげで、多少加熱しても酸化しにくい。α-リノレン酸の効果をしっかり得たいなら、生食がおすすめ。

脂肪酸の割合

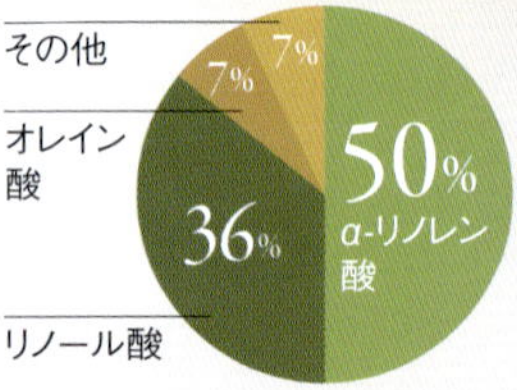

特徴的な栄養素

ビタミンE

こんな人におすすめ

- ☑ 血中の中性脂肪、コレステロール値が高い人
- ☑ 血圧が高い人
- ☑ がんを予防したい人
- ☑ アレルギーがある人
- ☑ 老化を防ぎ、若さを保ちたい人
- ☑ 血行が悪い、冷え性などの人

Dr.の
イチオシ

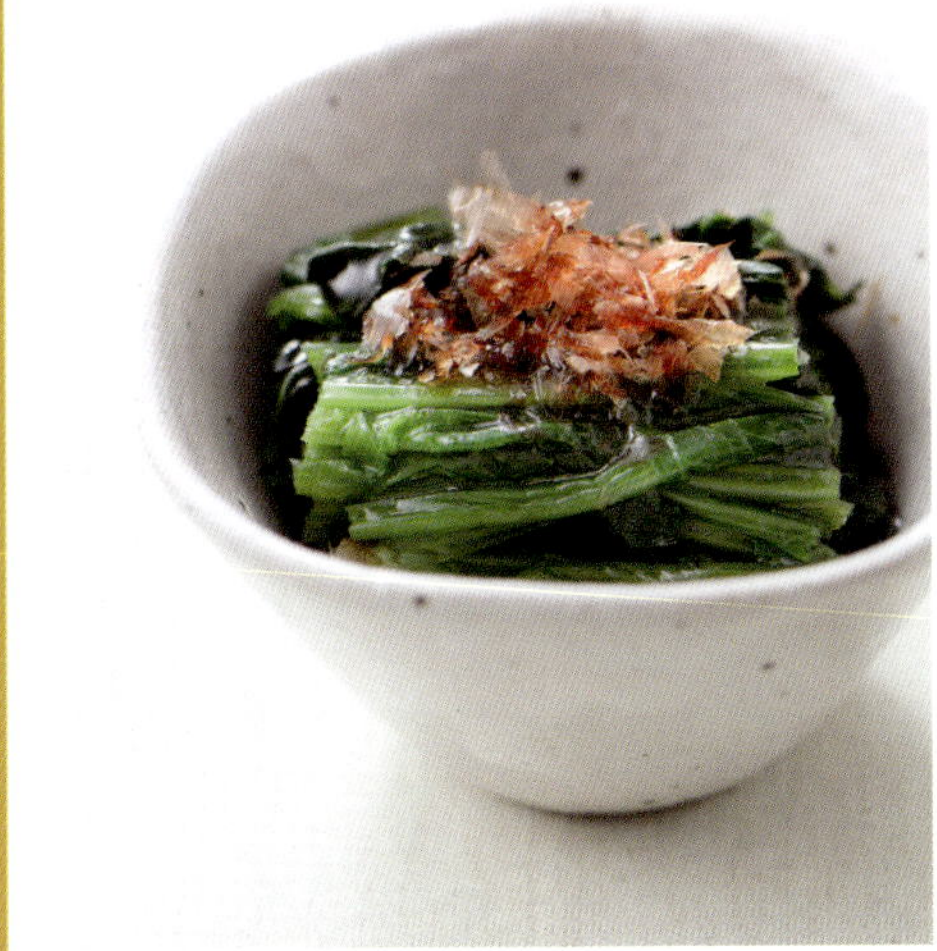

青菜のおひたし

ほうれん草や小松菜などをさっと湯がいておひたしに。鰹節やしょうゆと一緒に油をかける。青菜の爽やかさと、青っぽいサチャインチオイルの香りが合う。

風味チャート

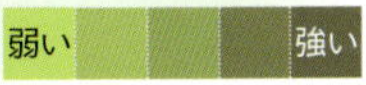

香り

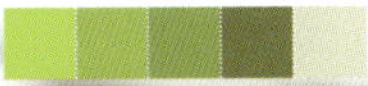

さやえんどうやいんげん豆などの、青い豆に似た香り。

口当たり

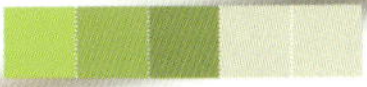

さらっとして口当たりは軽い。香りと相まってフレッシュな印象。

コク

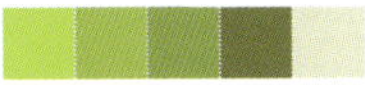

さらっとしている割にコクがある。料理の味に深みが増す。

甘味

油を口に含んだときの余韻で少し甘味を感じる程度。

苦味

口に含んだ瞬間は、豆のような青っぽさと苦味が若干感じられる。

個性

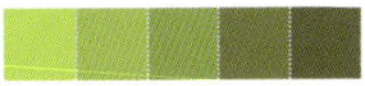

オメガ3系の油特有の魚の香りがあまり感じられないのが特徴。

オメガ3

サチャインチオイル

おすすめのとり方

サラダ

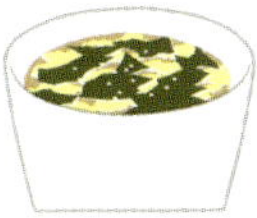

中華スープ

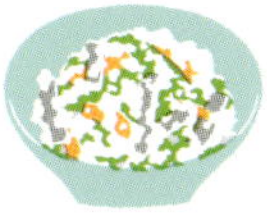

あえもの

相性◎の食材

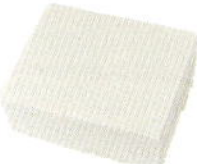

豆腐

豆腐には血中の脂質のバランスを整える大豆サポニンが含まれる。血管への相乗効果が。

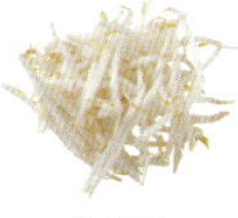

もやし

ビタミンCが豊富なもやしと一緒にとると、油のビタミンEとともに抗酸化力を発揮。

保存法

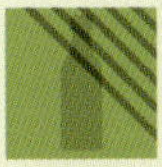

冷暗所で保存

酸化に弱いα-リノレン酸を守るために、冷暗所で保管。

適した調理法

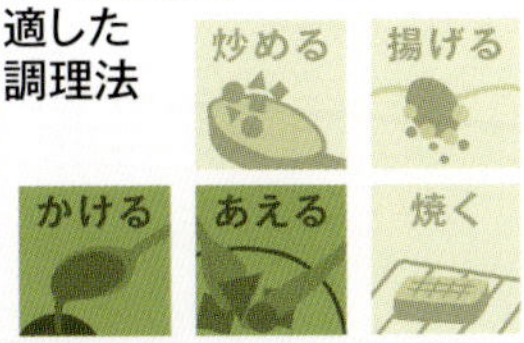

ビタミンEはα-リノレン酸を守る働きがあるので、短時間の加熱はOK。炒め物やスープに後入れするのがおすすめ。

種よりも効率よくオメガ3がとれる

チアシードオイル

スーパーフードとして注目が高まるチアシード。このシソ科の植物チアの種子からとれるのがチアシードオイルです。

α-リノレン酸が豊富。油は種子よりも、α-リノレン酸を効率よくとれます。

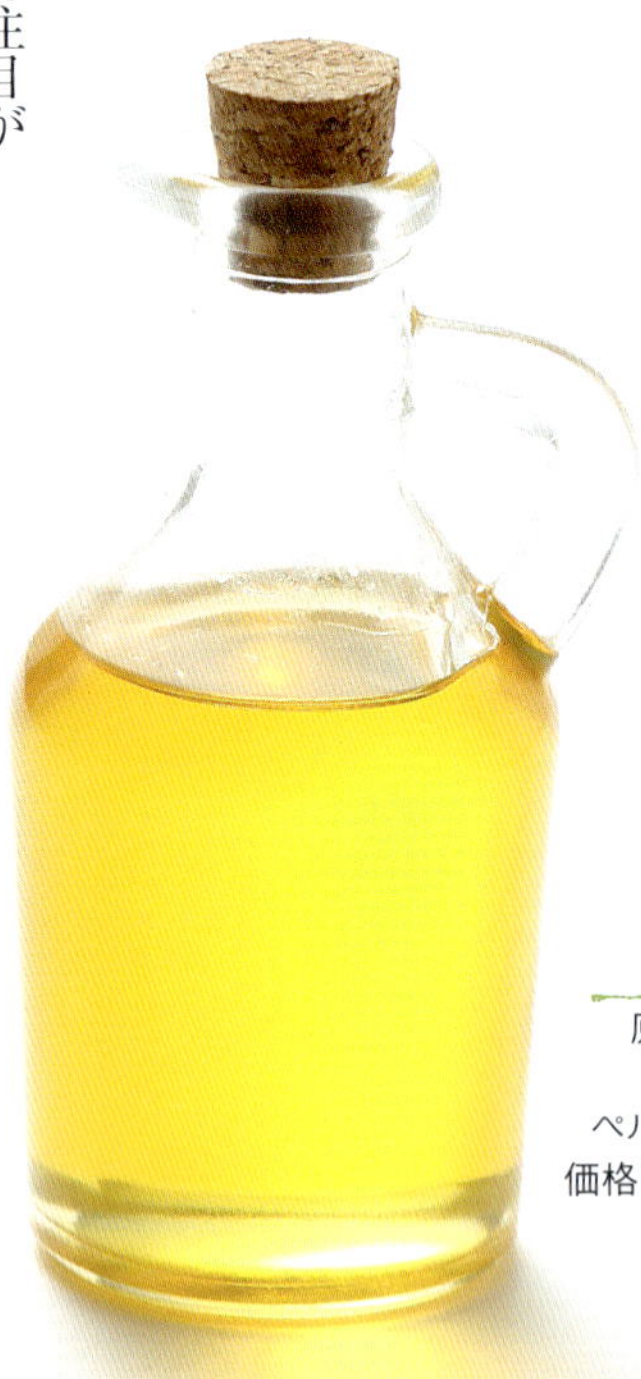

基本DATA

原材料:チアの種子
原産地:メキシコ、ペルー、アルゼンチンなど
価格(一例):3240円(91g)
購入しやすさ:△
使いやすさ:○

おすすめのとり方

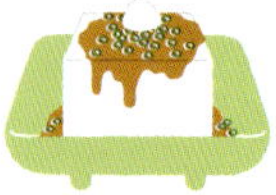

冷ややっこ

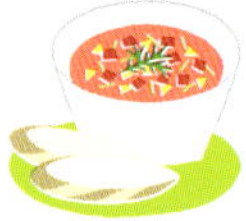

ミネストローネ

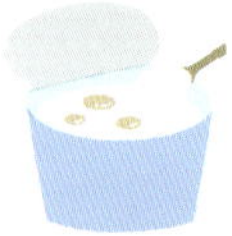

ヨーグルト

成分の特徴

オメガ3系の油の中でもクセが少ない油

含まれる脂肪酸の中では、α-リノレン酸がもっとも多い。エゴマ油・アマニ油・サチャインチオイルと同様、血管への効果が期待できる。クセが少なく、香りの個性が強いほかの油よりもとりやすい。商品によってはα-リノレン酸が約60%含まれるものも。ビタミンEも豊富。チアシードそのものを食べることもおすすめ。

脂肪酸の割合

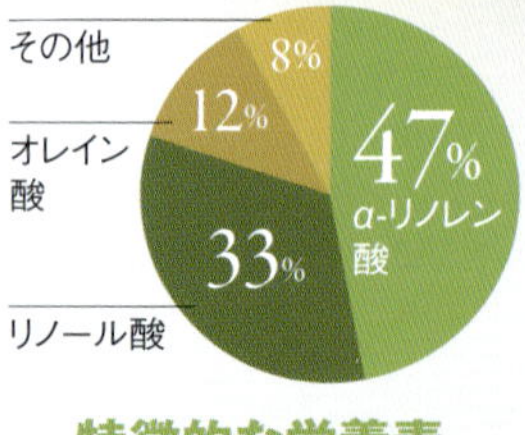

特徴的な栄養素

ビタミンE

こんな人におすすめ

- ☑ 血中の中性脂肪、コレステロール値が高い人
- ☑ 血圧が高い人
- ☑ がんを予防したい人
- ☑ アレルギーがある人
- ☑ 老化を防ぎ、若さを保ちたい人
- ☑ 血行が悪い、冷え性などの人

脂質異常症の改善につながる

カメリナオイル

カメリナはアブラナ科の植物。α-リノレン酸のほか、種類豊富な抗酸化成分が含まれます。

飽和脂肪酸などの割合が多いため加熱に強いと思われていますが、α-リノレン酸の効果は加熱により弱まるので要注意。

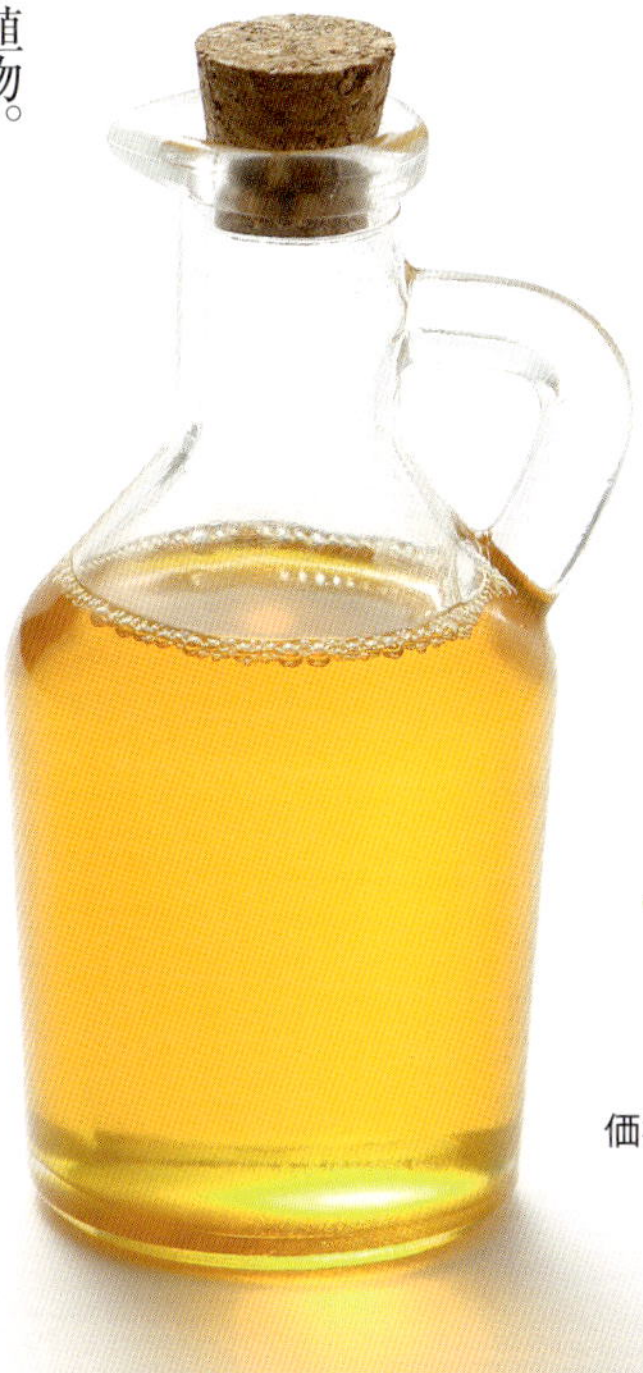

おすすめのとり方

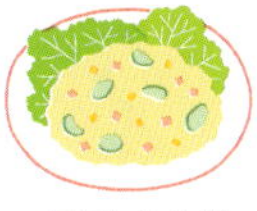

ポテトサラダ

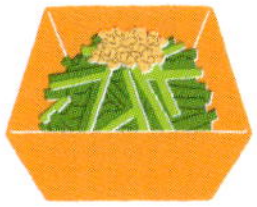

おひたし

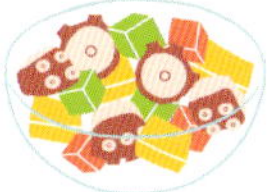

マリネ

基本DATA

原材料:カメリナ（アマナズナ）の種子

原産地:カナダ、欧州、中央アジアなど

価格（一例）:2510円（232g）

購入しやすさ:△

使いやすさ:◎

成分の特徴

植物ステロールとβ-カロテンで体を守る

含まれる脂肪酸の種類が多いのが特徴。一番多いのはα-リノレン酸。また、タラの肝油などにみられ植物油にはめずらしい、イコセン酸も含まれる。肥満解消が期待できる。ビタミンAの一種β-カロテンが豊富で、免疫機能を上げる効果もある。植物ステロールには、免疫力アップと排尿障害の改善効果が期待されている。

脂肪酸の割合

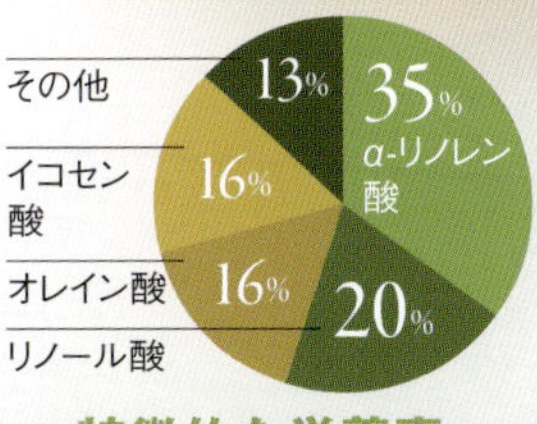

特徴的な栄養素

ビタミンA

植物ステロール

こんな人におすすめ

- ☑ 血中の中性脂肪、コレステロール値が高い人
- ☑ 血圧が高い人
- ☑ がんを予防したい人
- ☑ アレルギーがある人
- ☑ 免疫力を高めたい人
- ☑ 目の疲れに悩む人

ココナッツオイル

血糖値の上昇をゆるやかにしてダイエットを助ける

ココナッツは、熱帯地域に生えているココヤシの果実。果実の中でも脂肪分が多く含まれる胚乳から、ココナッツオイルがつくられます。

酸化しにくい飽和脂肪酸で構成されます。中でも、エネルギーになりやすく体にたまりにくい中鎖脂肪酸が多く含まれるため、太りにくい油といえます。

ココナッツには独特の香りがありますが、香りがあるタイプと無香タイプがあるため、好みや料理によって選べます。

基本DATA

別名:ヤシ油
原材料:ココナッツの胚乳
原産地:タイ、フィリピン、インドネシアなど
価格(一例):995円(160g)
購入しやすさ:◎
使いやすさ:◎

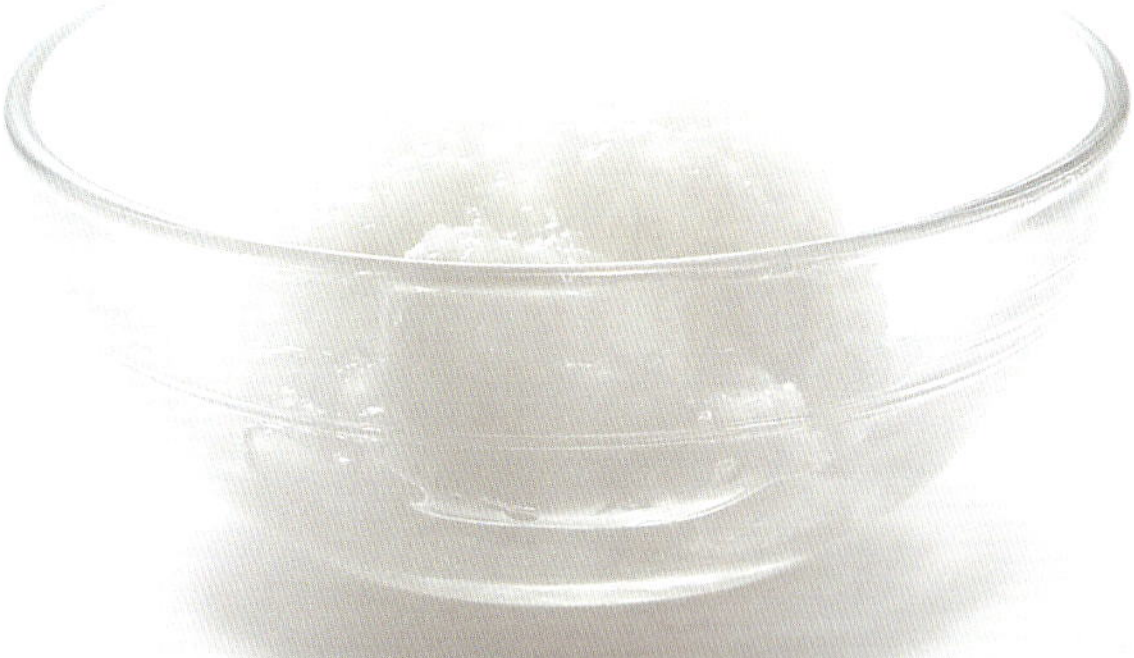

成分の特徴

中鎖脂肪酸で太りにくい油

中鎖脂肪酸の一種で、太りにくいラウリン酸が多く含まれる。母乳やバターにも含まれる成分で、抗菌作用がある。血糖値の上昇をゆるやかにする効果も。肝臓でケトン体にかわり、脳の神経細胞のエネルギーにもなり、認知症を予防する効果があるといわれる。

脂肪酸の割合

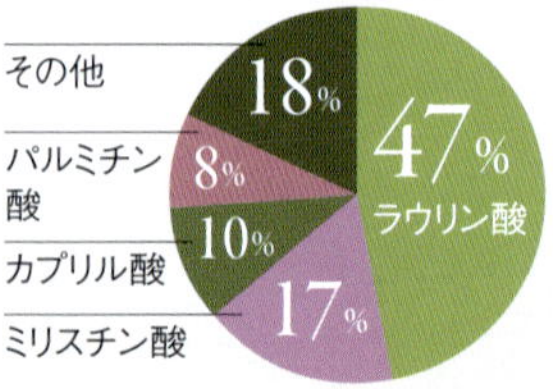

微量含まれる栄養素

ビタミンE

こんな人におすすめ

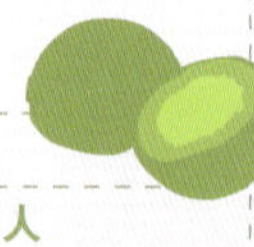

- ☑ 忘れっぽい人
- ☑ ダイエット中の人
- ☑ メタボが気になる人
- ☑ 老化を防ぎ、若さを保ちたい人
- ☑ がんを予防したい人
- ☑ 血行が悪い、冷え性などの人

写真は圧搾法で搾油された未精製のもので24℃前後の半固体の状態。24℃を超えると液体になります。

飽和脂肪酸

ココナッツオイル

Dr.のイチオシ

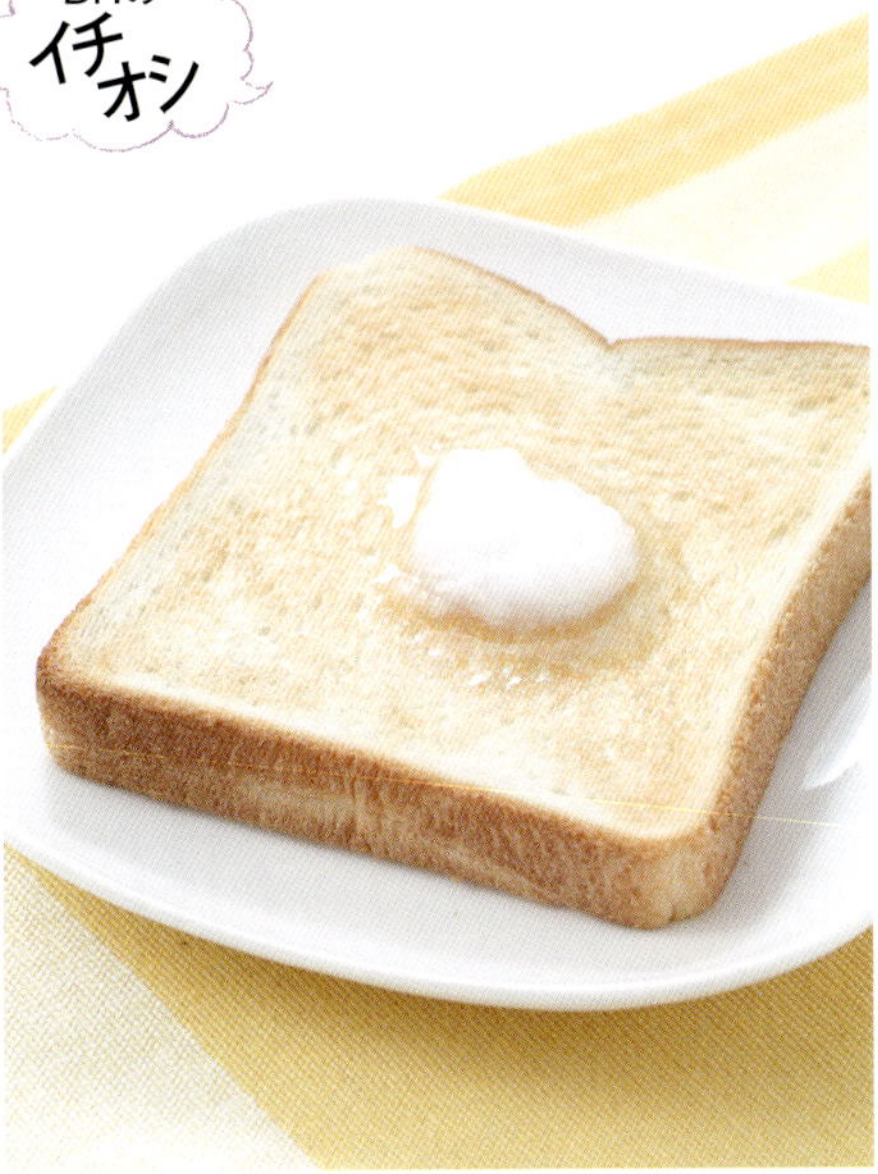

トースト

トーストに、バターの代わりにのせる。香りも味もほんのりとした甘さがあり、朝食やおやつに合う。固まった油でも、温かいトーストにのせればすぐに溶けてのびがよい。

おすすめのとり方

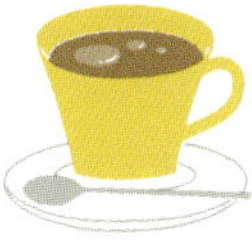

コーヒー

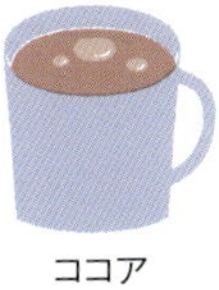

ココア

コロッケ

相性◎の食材

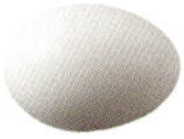

卵

卵はたんぱく質が豊富でビタミンEの吸収を助ける。ココナッツの甘い風味とも相性◎。

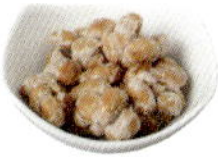

納豆

納豆は食物繊維が豊富で便秘解消が望める。ココナッツオイルとあわせてダイエットに。

風味チャート

弱い　強い

香り

甘くてこってりとした香り。未精製タイプは香りが強い。

口当たり

まろやかな口当たり。脂肪分のクリーミーな味わいがある。

コク

コクがある。カレーやコーヒーなど、刺激の強い味に深みを添える。

甘味

甘味が強い。コーヒー、ココアなどのほか、お菓子づくりに最適。

苦味

苦味や青臭さはほとんどない。渋みが苦手な人は安心して使える。

個性

甘い香りが特徴的。脂肪酸の構成が類似するものはほかにない。

保存法

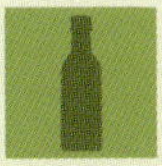

常温で保存

特に高温になる場所を避ければ保存は容易。冬場は固まりやすいので、湯せんしても。

適した調理法

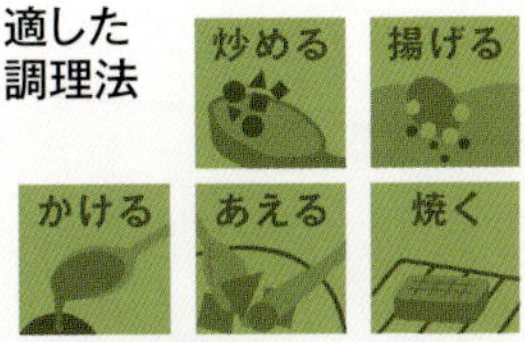

飽和脂肪酸がほとんどを占めるため、酸化しにくく、加熱調理に向いている。焼き菓子に入れてもOK。

ハイオレイックタイプはオレイン酸がダントツに多い

ひまわり油

ひまわりの種から搾られます。マヨネーズやドレッシング、マーガリンの原料としても使われ、菜種油や大豆油と並んで、消費量の多い油です。

本来はリノール酸の含有量が多い油ですが、原材料のひまわりを品種改良して、オレイン酸の含有量を高めた「ハイオレイックタイプ」があります。

後者なら、悪玉コレステロールを減らす効果が期待できます。

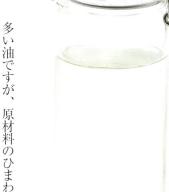

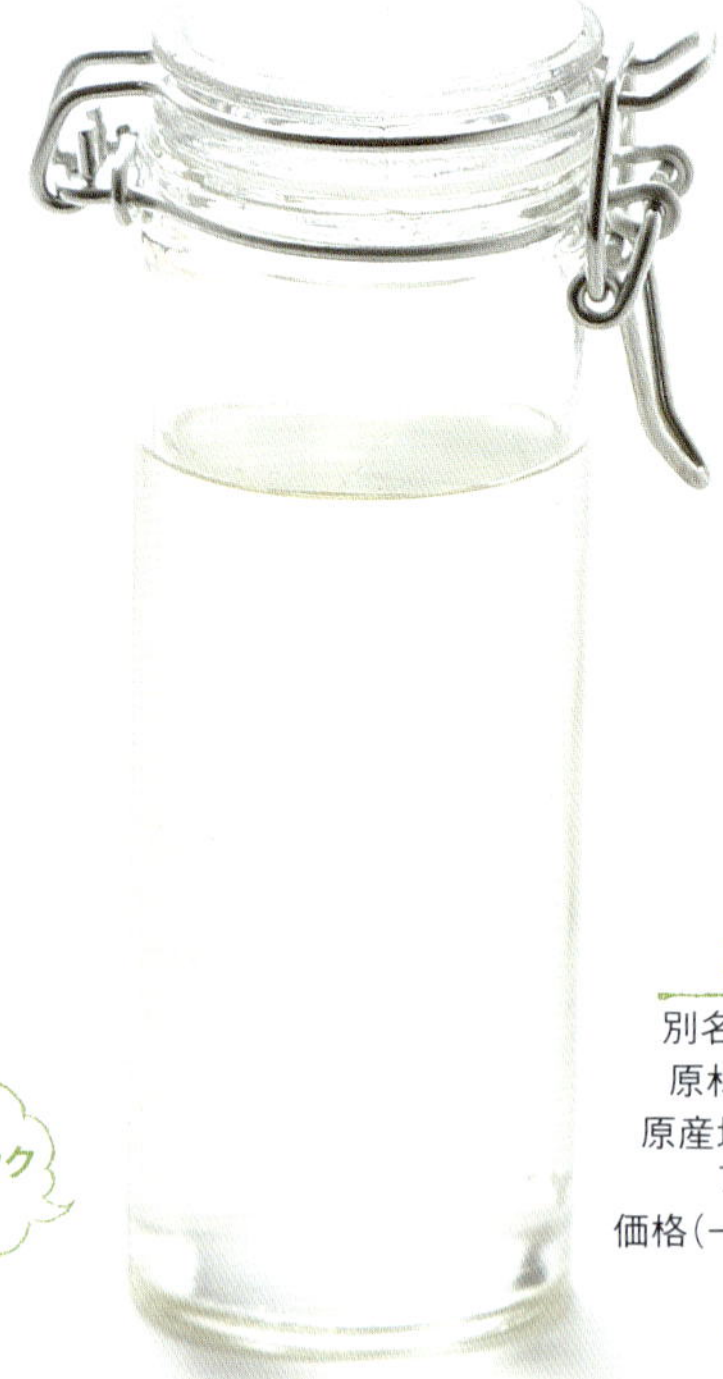

基本DATA

別名:サンフラワーオイル
原材料:ひまわりの種子
原産地:ロシア、ウクライナ、アルゼンチンなど
価格(一例):1,404円(275g)
使いやすさ:◎
購入しやすさ:◎

成分の特徴

ハイオレイックタイプはオレイン酸が8割以上

ハイオレイックタイプの油は、オレイン酸の含有量を高められた原料からとれる。オレイン酸が80%以上と植物油の中でも群を抜いて多い。血中の悪玉コレステロールを減らす効果がある。今はハイオレイックタイプが主流だが、リノール酸が多いタイプもあるので、選ぶときは注意。さらにビタミンEも豊富で、酸化に強い。

脂肪酸の割合

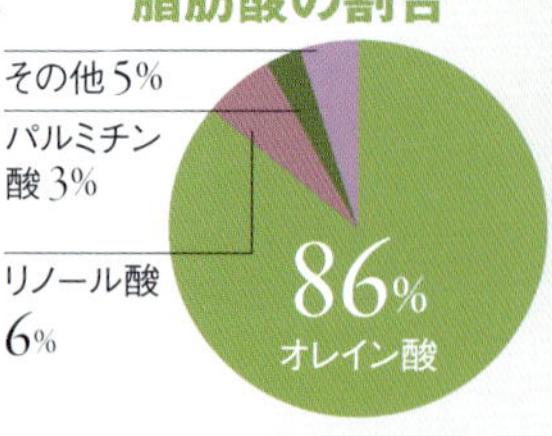

特徴的な栄養素

ビタミンE

こんな人におすすめ

- ☑ 血中のコレステロール値が高い人
- ☑ 胃もたれしやすい人
- ☑ 便秘に悩む人
- ☑ 老化を防ぎ、若さを保ちたい人
- ☑ がんを予防したい人
- ☑ 血行が悪い、冷え性などの人

写真はハイオレイックタイプです。

Dr.のイチオシ

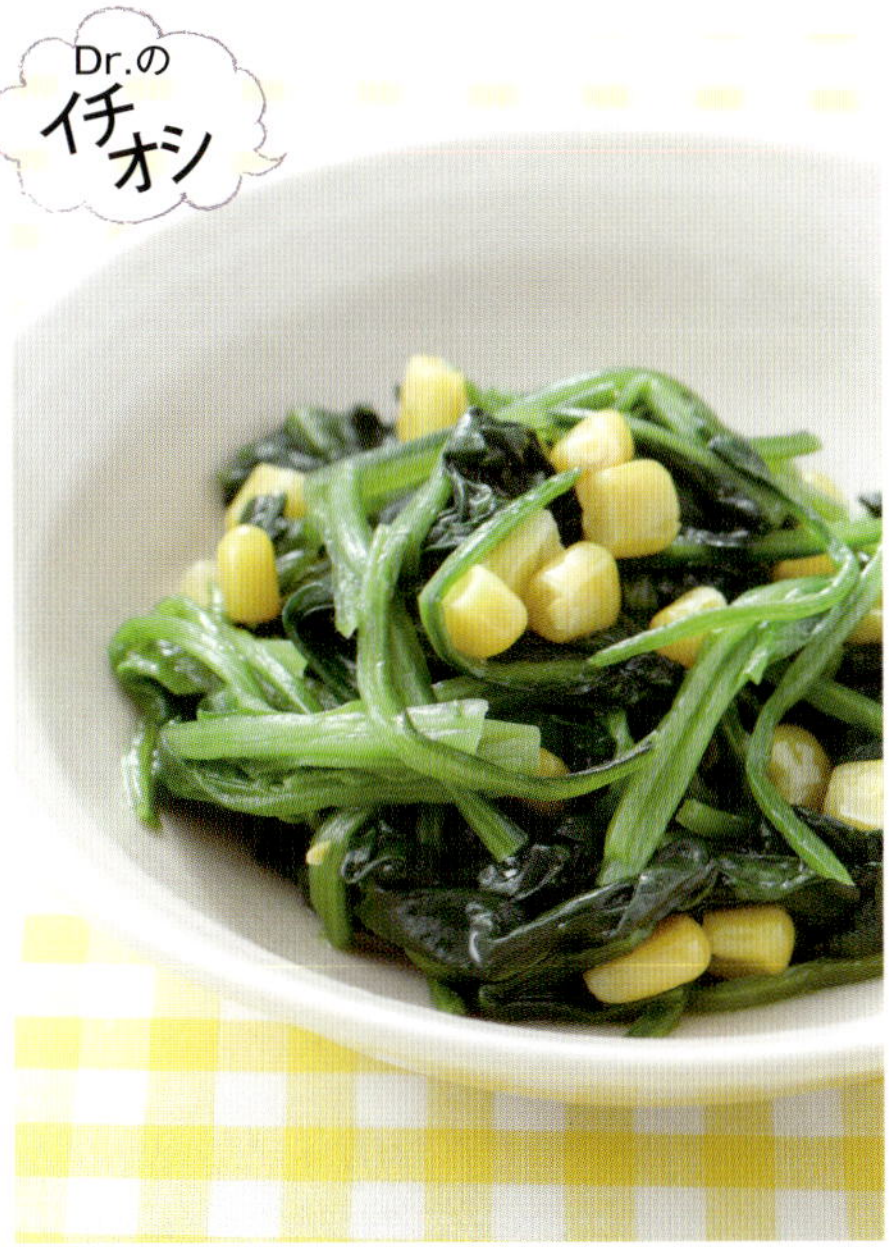

青菜のソテー

青菜をソテーするときにフライパンにしく。普段バターを使う人はひまわり油にかえてみる。ハイオレイックタイプなら、オレイン酸が豊富で健康効果が抜群。

おすすめのとり方

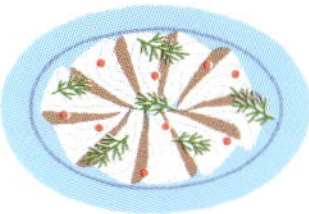

カルパッチョ

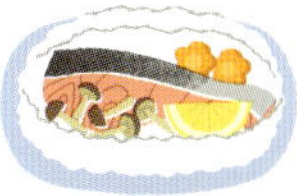

ホイル焼き

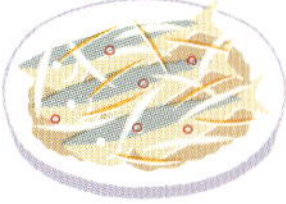

南蛮漬け

相性◎の食材

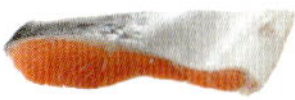

魚全般

魚にはα-リノレン酸が豊富。ひまわり油のオレイン酸を補うようにして積極的にとる。

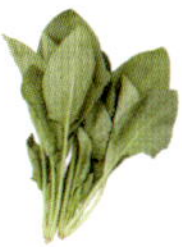

ほうれん草

抗酸化作用のあるビタミンCが豊富。ひまわり油のビタミンEの働きを助ける。

風味チャート

弱い　強い

香り

精製タイプが多いため、香りはあまりない。無臭で何にでも使える。

口当たり

あっさりとした口当たり。後味も残らず、クセがない。

コク

少しコクがある。あっさりした味わいの食材に深みを与える。

甘味

甘味はない。料理、お菓子などレシピを問わずに使える。

苦味

苦味はない。料理の味を損なわず、使い勝手がよい。

個性

クセがなく、食べやすい油。普段使いにおすすめ。

保存法

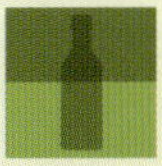

常温、暗所で保存

透明の容器に入っている場合は、アルミホイルを巻いて遮光する。高温を避けて保存。

適した調理法

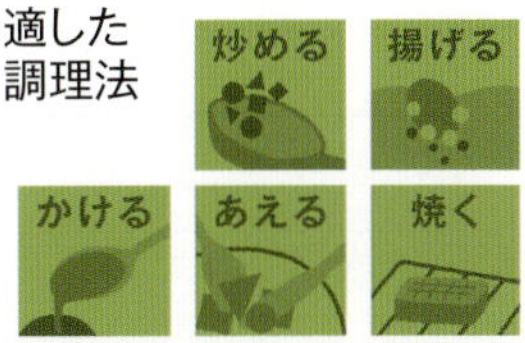

オレイン酸が豊富なハイオレイックタイプなら、加熱調理に最適。油を大量に使う揚げ物などは特に適している。

ハイオレイックタイプを選んで
紅花油

紅花はキク科の一年草。古くから色素などに使われ、その後食用油として使われてきました。精製されたものが多いので、さらっとしてクセがなく、料理の味を邪魔しません。

もともとリノール酸が多い油ですが、ひまわり油と同様に、オレイン酸の含有量を高めたハイオレイックタイプがつくられています。通常の紅花油よりも高い健康効果が期待できます。

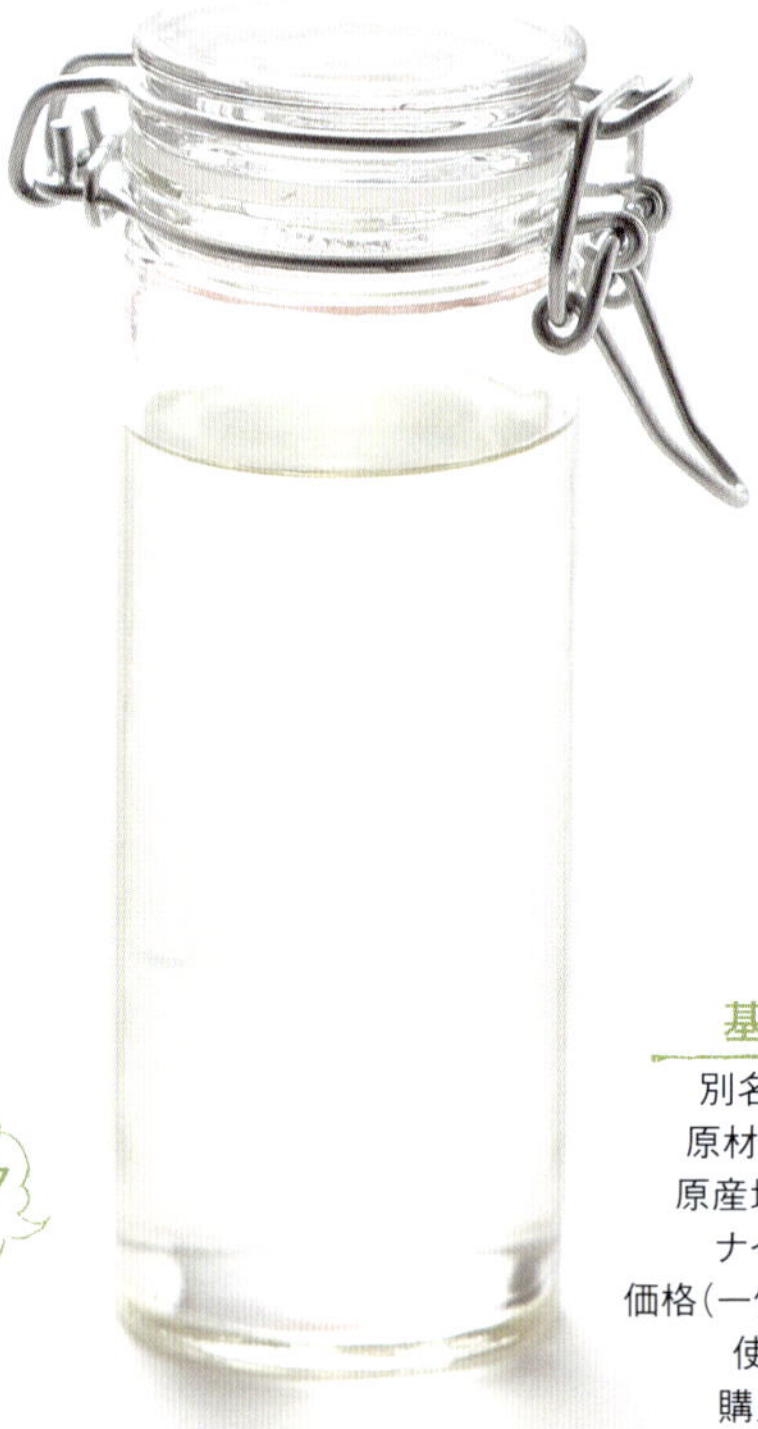

ハイオレイック
タイプ

基本DATA

別名:サフラワー油
原材料:紅花の種子
原産地:地中海沿岸、
ナイル川上流域
価格(一例):900円(500g)
使いやすさ:◎
購入しやすさ:◎

成分の特徴

オレイン酸・ビタミンE・ポリフェノールで酸化に強い

ひまわり油と同様、オレイン酸の含有量を高められたハイオレイックタイプを選ぶのがおすすめ。８割近くをオレイン酸が占める。ハイオレイックタイプでない場合、リノール酸が豊富に含まれるので、注意して選ぶ。ビタミンEが含まれるため、強い抗酸化作用があり病気・老化防止への効果が期待できる。

脂肪酸の割合

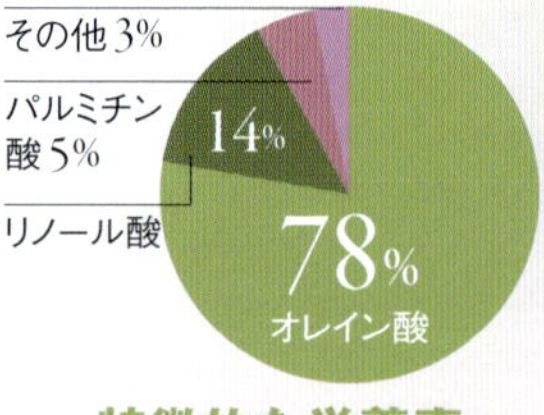

特徴的な栄養素

ビタミンE

こんな人におすすめ

- ☑ 血中のコレステロール値が高い人
- ☑ 胃もたれしやすい人
- ☑ 便秘に悩む人
- ☑ がんを予防したい人
- ☑ 血行が悪い、冷え性などの人
- ☑ 老化、病気を防止したい人

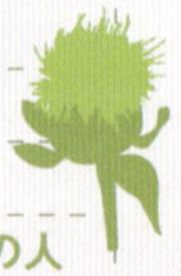

写真は、ハイオレイックタイプの一番搾りです。

Dr.の
イチオシ

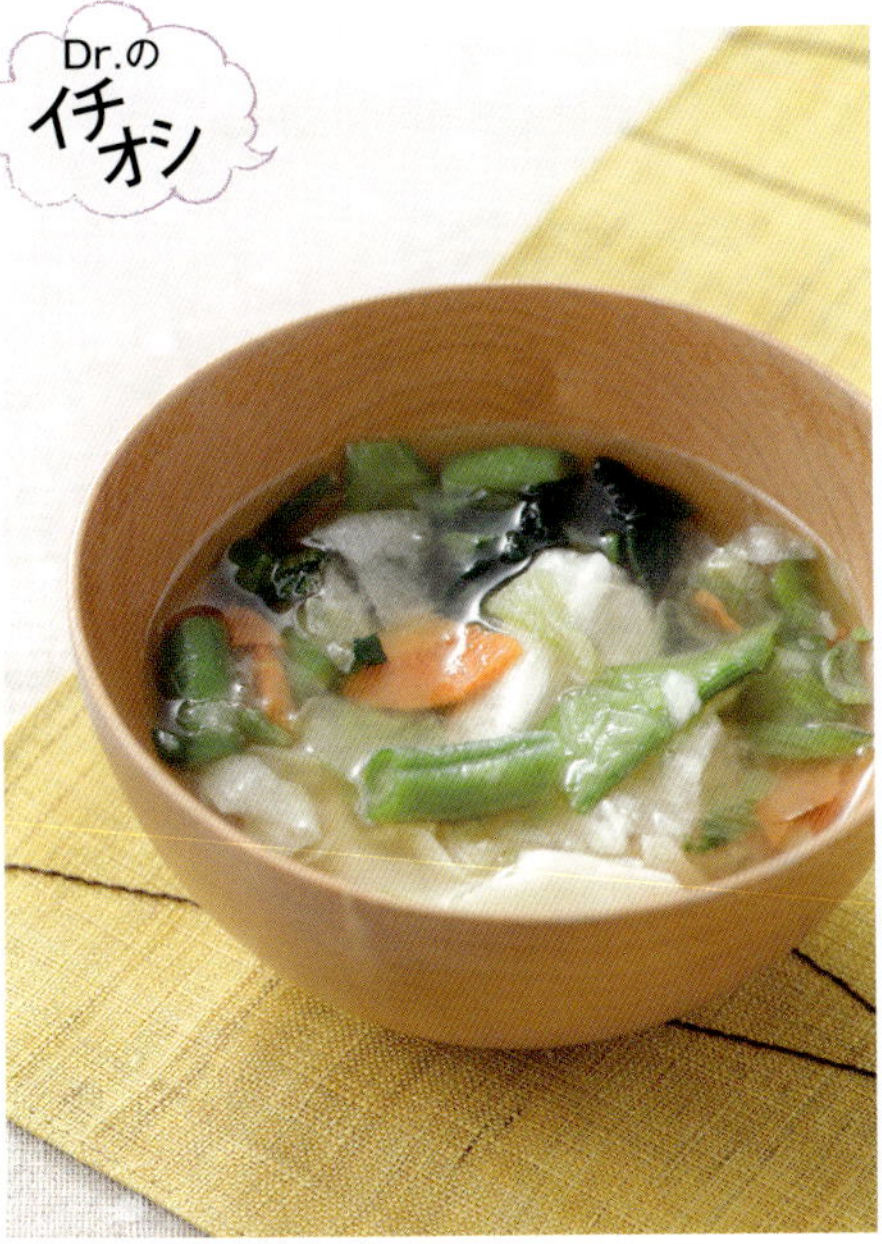

みそ汁

みそ汁をはじめ、けんちん汁や中華スープなど、比較的繊細な味の汁物に加える。無味無臭の油なので、味を損なうことなく、オレイン酸を補うことができる。

風味チャート

弱い　強い

香り

基本的に精製されたタイプが多いため、香りはほとんどない。

口当たり

さらりとした口当たり。揚げ物や炒め物がべたつかない。

コク

ほとんど目立った味はないが、油としてのコクはある。

甘味

甘味はほとんどない。どんな料理やお菓子の味も邪魔しない。

苦味

苦味はほとんどない。和食やフレンチなど、繊細な味を壊さない。

個性

精製されたタイプが多いため、味にはクセがない。

おすすめのとり方

コンソメスープ

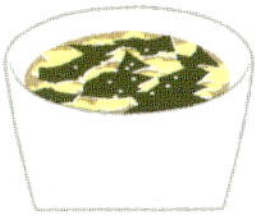

中華スープ

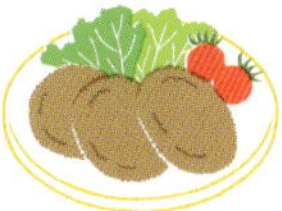

コロッケ

相性◎の食材

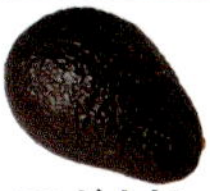

アボカド

アボカドも紅花油と同様にオレイン酸が多い。血中の悪玉コレステロールを減らす効果も。

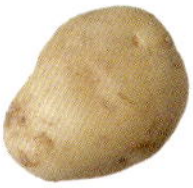

じゃがいも

じゃがいもには脂質をエネルギーにかえるパントテン酸が含まれる。肥満防止効果をプラス。

保存法

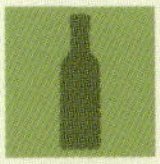

常温で保存

常温で保存可能。暗いところに置くのが安心だが、あまり神経質にならなくてOK。

適した調理法

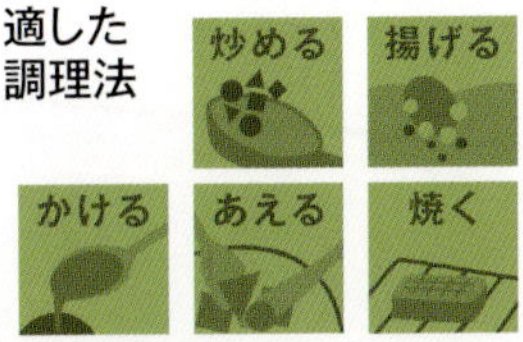

加熱調理OK。特にハイオレイックタイプは、加熱に強く健康効果が高いオレイン酸が含まれるので、揚げ物におすすめ。

調理にマルチに使えてコレステロールを減らす

オリーブオイル

通常、種子から油をとることが多いですが、オリーブオイルは果肉を搾った油。オレイン酸が豊富で、コレステロール値の低下や便秘解消に効果が期待できます。酸化しにくく加熱にも向き、調理油として最適です。

オリーブの実は油の含有量が多いため、圧搾法で搾油されます。皮に含まれるポリフェノールなどの栄養素が油に溶け込んだ、美しい緑褐色をしています。

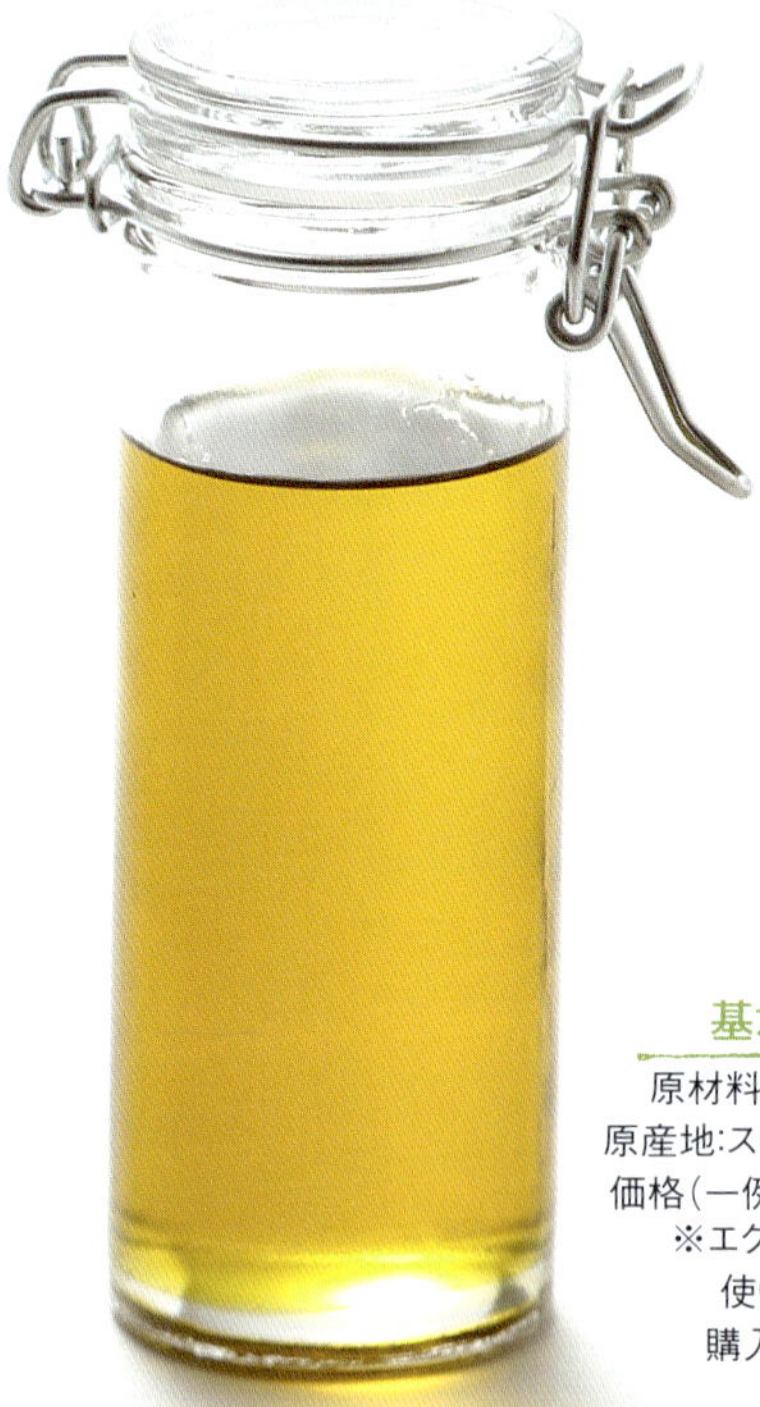

基本DATA

原材料:オリーブの果肉
原産地:スペイン、イタリアなど
価格(一例):948円(456g)
※エクストラバージン
使いやすさ:◎
購入しやすさ:◎

成分の特徴

オレイン酸とビタミンEで病気知らずの油

脂肪酸の中心はオレイン酸。7割以上含まれる。血中の悪玉コレステロールを減らす働きがある。ビタミンEと、オリーブの果皮に含まれるポリフェノールも含有。抗酸化作用で病気や老化の予防に効果的。
地中海地方の人は、オリーブオイルと魚介類をよく食べるため、心臓や血管の病気になりにくいことが注目されている。

脂肪酸の割合

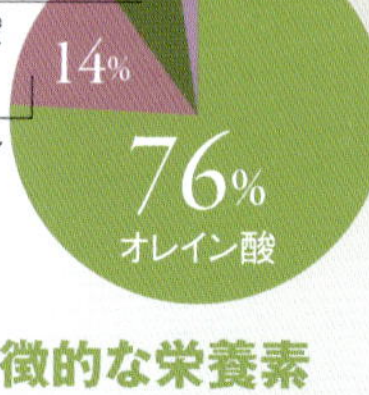

特徴的な栄養素

ポリフェノール

こんな人におすすめ

- ☑ 血中のコレステロール値が高い人
- ☑ 胃もたれしやすい人
- ☑ 便秘に悩む人
- ☑ 老化を防ぎ、若さを保ちたい人
- ☑ がんを予防したい人
- ☑ 血行が悪い、冷え性などの人

写真は、エクストラバージンタイプです。製品によってはもっと青みの強いものもあります。

Dr.の イチオシ

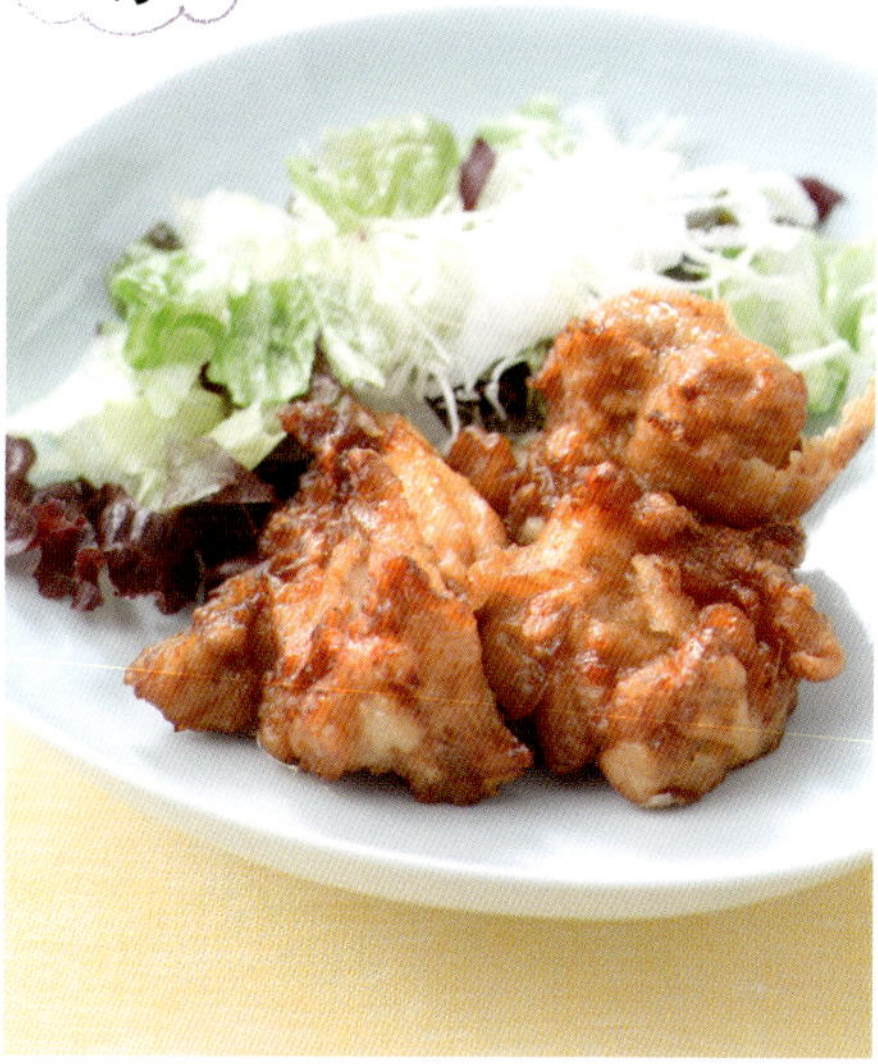

から揚げ

から揚げ粉をまぶした鶏肉を、オリーブオイルで揚げ焼きにする。揚げ焼きとは鍋に少量の油を張り、ひっくり返しながらゆっくり揚げること。油の使用量を抑えられる。

おすすめのとり方

豚肉の生姜焼き

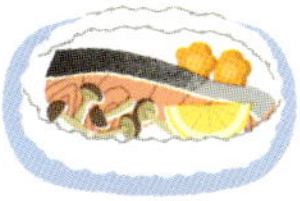

魚のホイル焼き

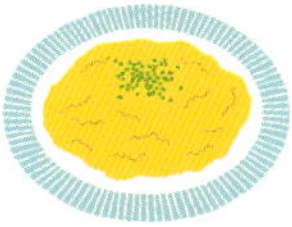

スクランブルエッグ

相性◎の食材

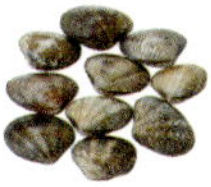

貝

貝全般には高血圧を改善するタウリンが含まれる。オリーブオイルと合わせて血管を守る。

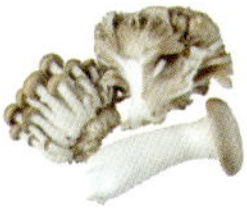

きのこ

食物繊維が豊富で便秘や高血圧を改善。きのこの旨味はオリーブの豊かな風味を生かす。

風味チャート

香り

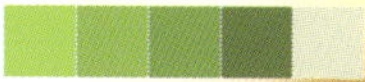

豊かないい香りがする。若い実を搾った油はよりフレッシュな香りに。

口当たり

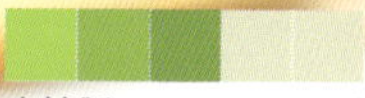

未精製のエクストラバージンタイプなら、とろりとした口当たり。

コク

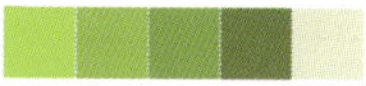

豊かなコクがある。そのまま食べても美味。

甘味

甘味はほとんどない。青々とした風味。

苦味

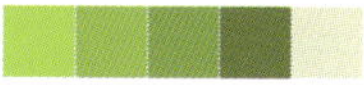

ポリフェノールが多いほど苦味や辛みが出る。

個性

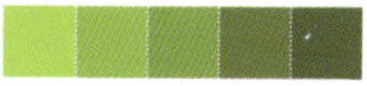

独特の風味。製品ごとの風味の違いも幅広い。

オリーブオイルには厳しい品質基準がある

「エクストラバージン」「コールドプレス」などはもともとオリーブオイルの品質基準に関する用語。今では主に果肉を搾るほかの油にも使われるが、明確な基準がなく使われていることもあるので注意。

保存法

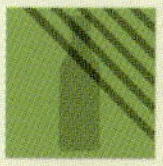

冷暗所で保存

遮光瓶なら常温でもOK。0℃以下で固まりやすいので、湯せんで戻す。

適した調理法

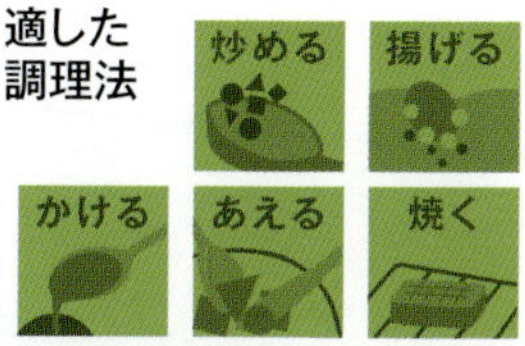

生食でも加熱調理でも、栄養を損なわずに美味しく食べられる。生なら風味を生かしてシンプルに、加熱なら炒め物や揚げ物に。

菜種油

タイプがさまざま。オレイン酸の含有量が多いものを選ぶ

原材料のナタネは、日本で弥生時代から野菜として食べられており、江戸時代以降に油の材料として使われてきました。

ナタネの一種でカナダのキャノーラ種からとれる油は、特にキャノーラ油と呼ばれ、「エルシン酸」という有害な物質を含まないものです。

現在、菜種油は単体でも調合油でも利用され、家庭での消費量が多いポピュラーな油です。

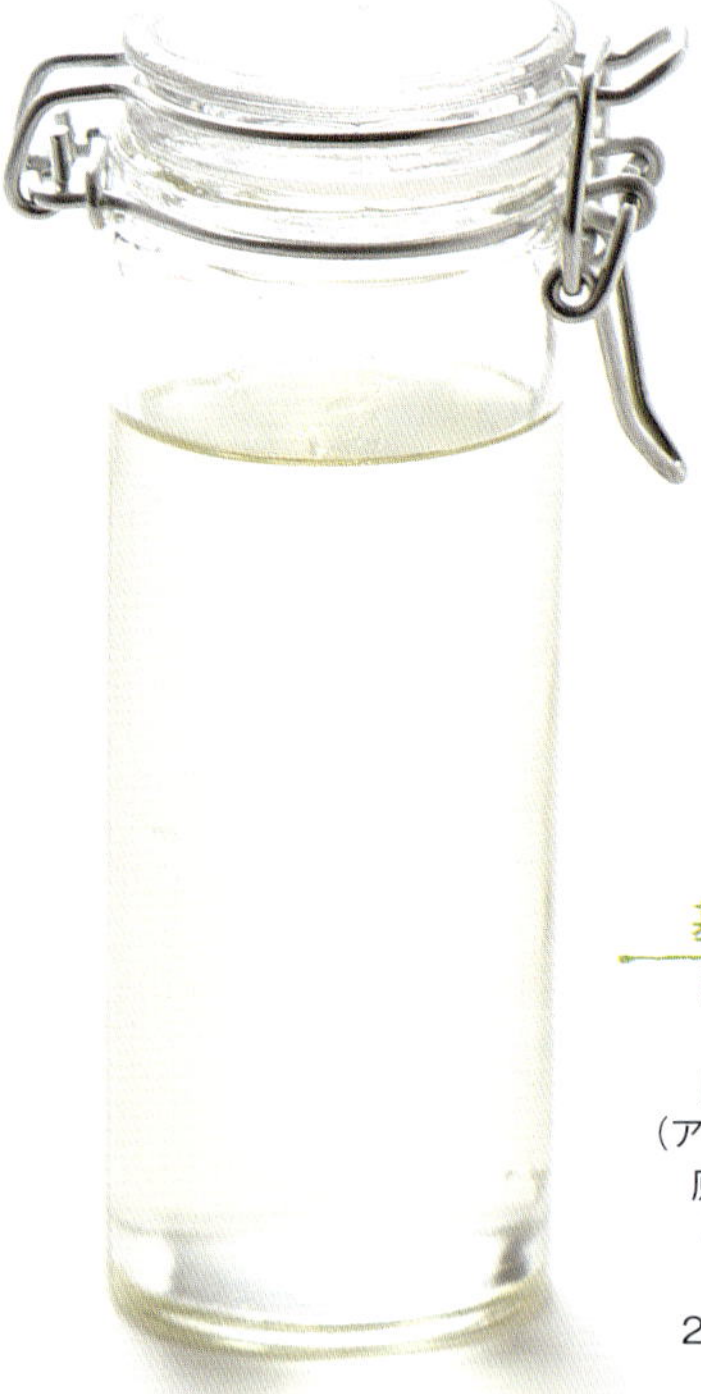

基本DATA

種類:菜種油、キャノーラ油
原材料:ナタネ(アブラナ科)の種子
原産地:アジア、ヨーロッパなど
価格(一例):289円(1000g)

成分の特徴

オレイン酸＋必須脂肪酸で構成された油

脂肪酸の構成の中心はオレイン酸で60％前後含まれる。次いで、必須脂肪酸のリノール酸とα-リノレン酸が含まれる。とるべき脂肪酸がつまった油。ナタネの中でもキャノーラ種から搾られる油の方が、オレイン酸が多く健康によいとされる。精製されたタイプの油が多いため、ビタミンなどの栄養素はあまり含まれないことが多い。

脂肪酸の割合

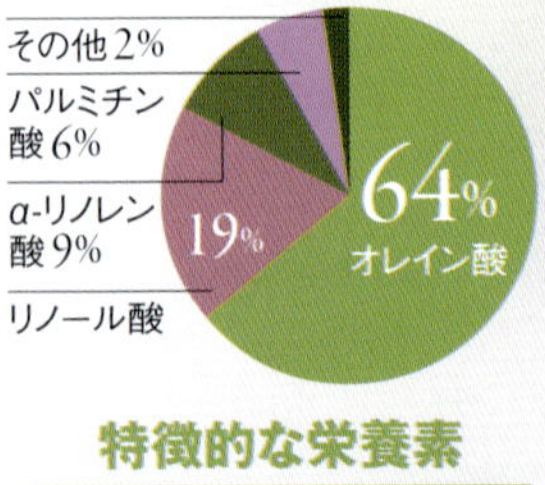

特徴的な栄養素

ビタミンE

こんな人におすすめ

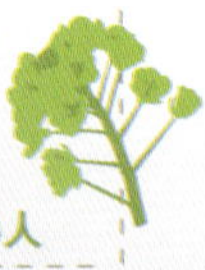

- ☑ 血中のコレステロール値が高い人
- ☑ 胃もたれしやすい人
- ☑ 便秘に悩む人
- ☑ 老化を防ぎ、若さを保ちたい人
- ☑ がんを予防したい人
- ☑ 血行が悪い、冷え性などの人

写真は、菜種油のうちキャノーラ油です。

Dr.のイチオシ

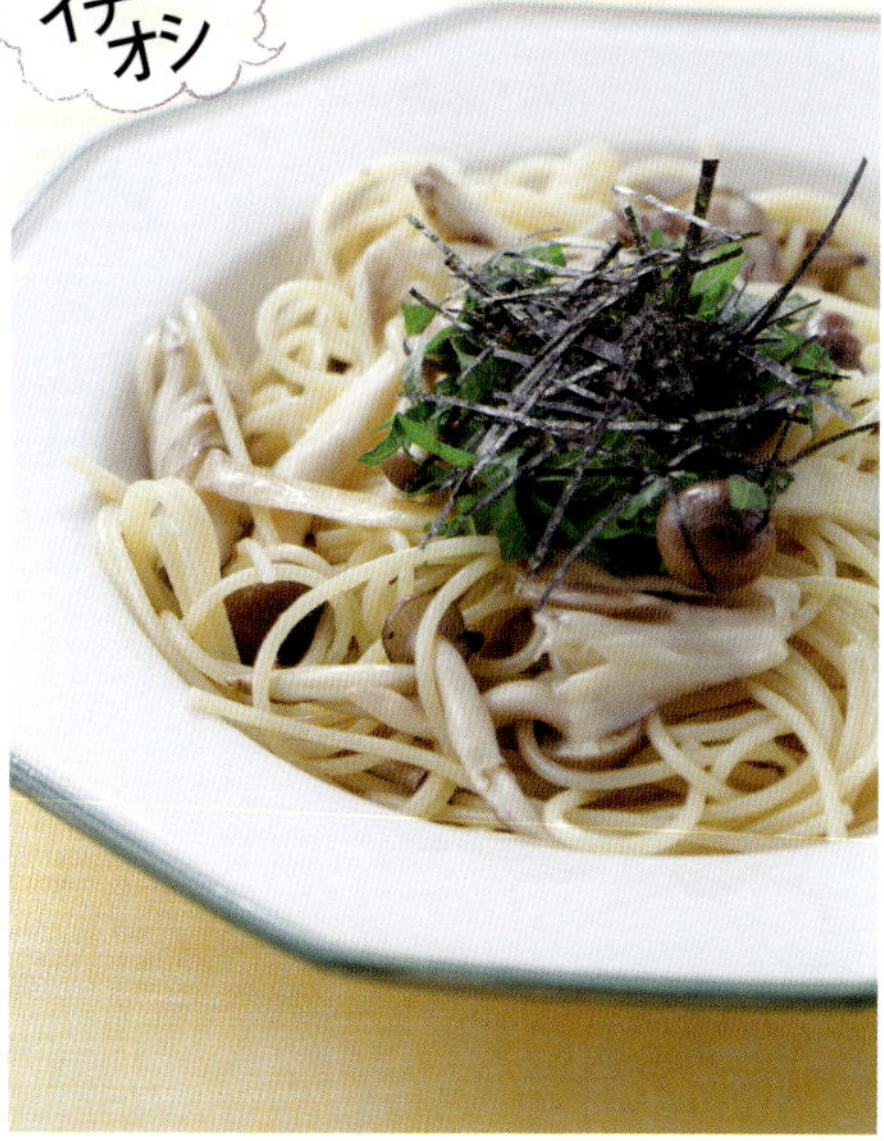

和風パスタ

和風パスタの材料を炒めたり、麺をなじませるときに使う。塩、しょうゆ、だしなどで繊細な味つけをする和風の料理でも、素材の味を損なわず全体の調和が保たれる。

風味チャート

弱い　強い

香り

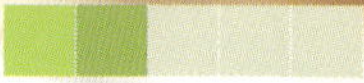

基本的に精製されたものが多く、香りはほとんどない。

口当たり

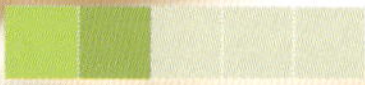

さらっとしている。よく精製されたものは、油っこさがあまりない。

コク

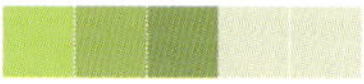

とりわけ味が強いわけではないが、油としてのコクはある。

甘味

甘味はない。あっさりした炒め物などの調理に向く。

苦味

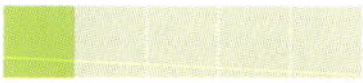

苦味はない。すっきりしている。料理の味を邪魔しない。

個性

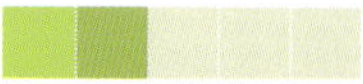

味も香りもクセがない。一般の普及率も高く、広く使われる油。

おすすめのとり方

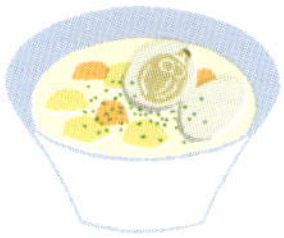

クラムチャウダー

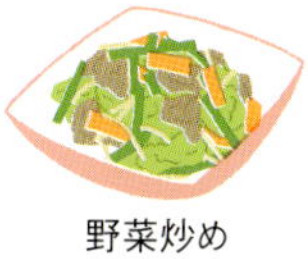

野菜炒め

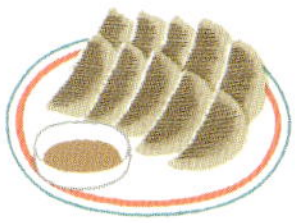

ぎょうざ

相性◎の食材

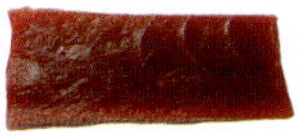

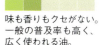

赤身魚

菜種油にはオレイン酸とリノール酸が多いので、α-リノレン酸が豊富な赤身魚で補う。

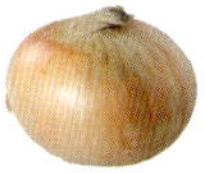

たまねぎ

抗酸化作用の強いポリフェノールが含まれる。オレイン酸とともに血栓を予防する効果も。

保存法

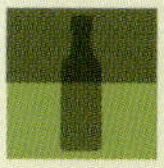

常温、暗所で保存

白っぽい半透明のボトル入りのものが多いが、アルミホイルを巻いて遮光するのがおすすめ。

適した調理法

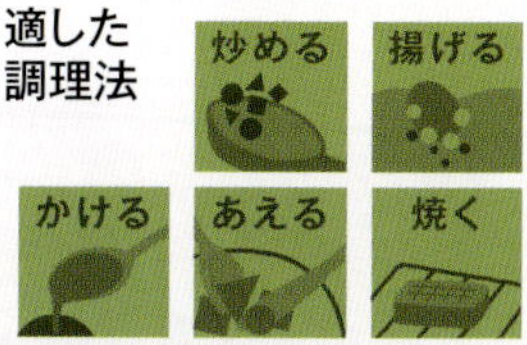

オレイン酸の割合が高められたキャノーラ油は、酸化しにくく加熱調理OK。揚げ物はカラッと揚がる。

オメガ9

菜種油

こめ油

酸化に強く揚げ物に最適。自律神経も整える

玄米を精製するときに出る米ぬかからつくられます。多くは国産の原材料です。

こめ油特有の成分であるγ《ガンマ》ーオリザノールのほか、オレイン酸やビタミンEも豊富です。病気予防のほか、自律神経を整える働きも。

製造に高い技術が必要で、大豆油などのほかの油よりも少し価格が高いですが、こめ油をとる利点はたくさんあります。

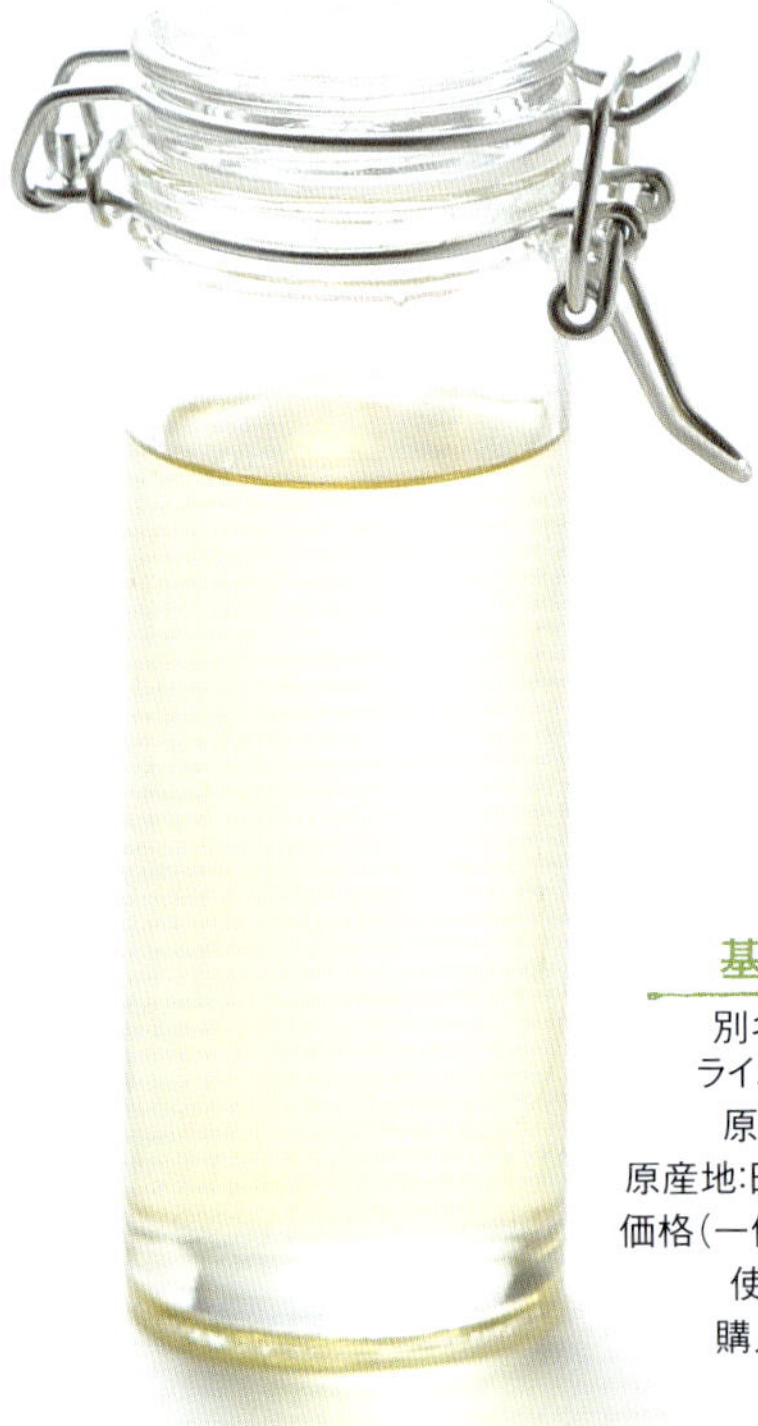

基本DATA

別名:米ぬか油、
ライスブランオイル
原材料:米ぬか
原産地:日本、中国、タイなど
価格(一例):535円(600g)
使いやすさ:◎
購入しやすさ:◎

成分の特徴

米ぬかに特有の成分 γ-オリザノール

米ぬかに含まれる特有の栄養素、γ-オリザノールが含まれる。血中の悪玉コレステロールを減らす働きのほか、脳に働きかけて自律神経を整える働きもある。また、更年期障害の症状を和らげる。

悪玉コレステロールを減らす植物ステロールも含まれる。γ-オリザノールには、加熱すると甘い香りになる性質もあるため、料理におすすめ。生食も加熱もOKの万能な油。

脂肪酸の割合

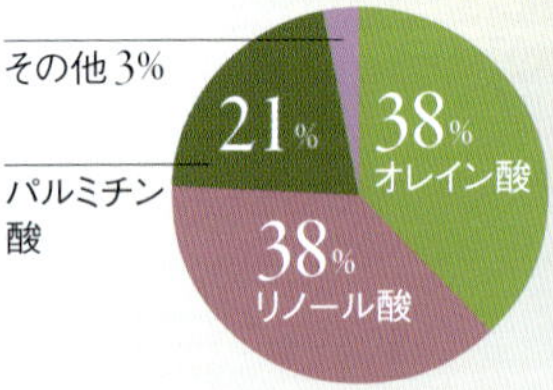

特徴的な栄養素

- γ《ガンマ》-オリザノール
- ビタミンE

こんな人におすすめ

- ☑ 血中のコレステロール値が高い人
- ☑ 更年期障害の症状がつらい人
- ☑ 老化を防ぎ、若さを保ちたい人
- ☑ がんを予防したい人
- ☑ 血行が悪い、冷え性などの人

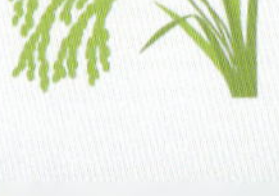

Dr.の
イチオシ

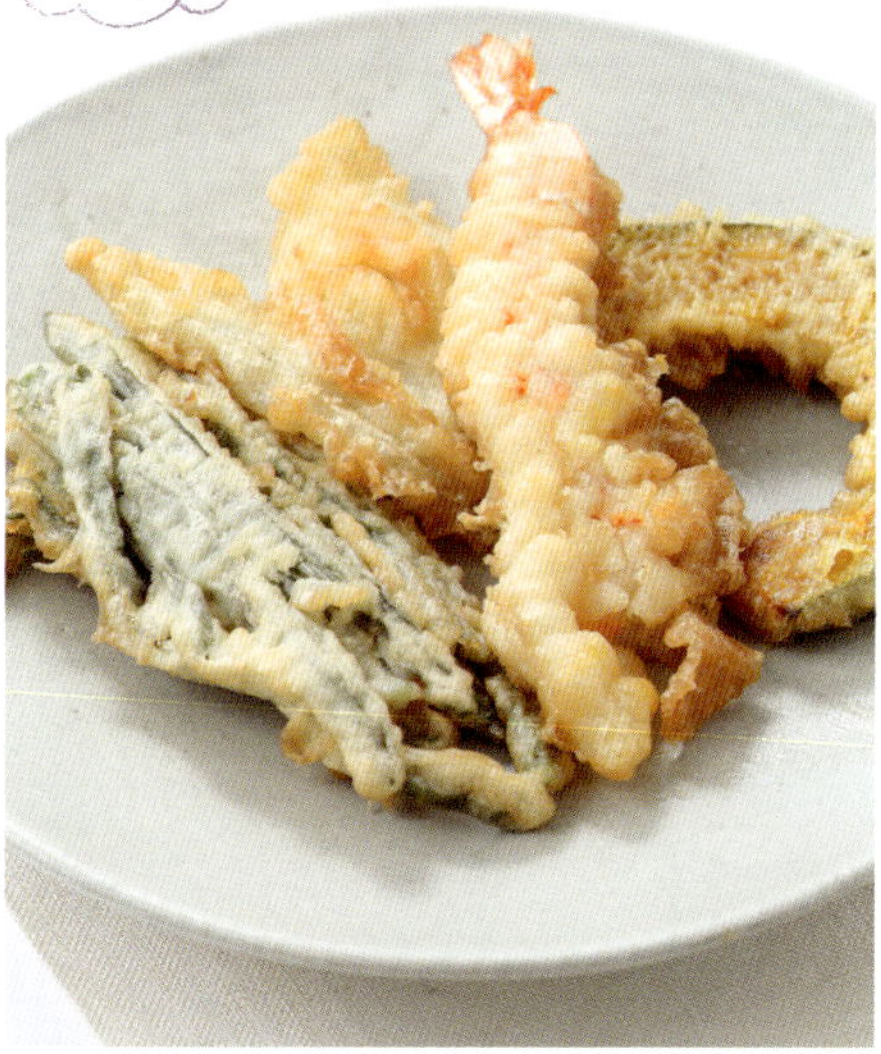

天ぷら

天ぷらの揚げ油に使う。オレイン酸が豊富で酸化しにくいだけでなく、素材の旨味が引き立ち風味豊かに仕上がる。フライやフリット、ドーナツなどのお菓子づくりにも合う。

おすすめのとり方

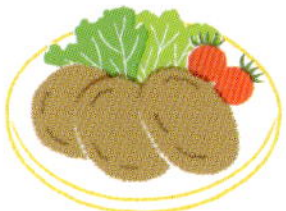

コロッケ

豚肉の生姜焼き

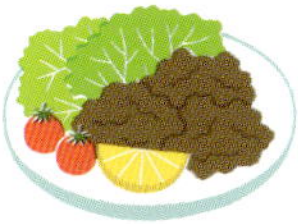

から揚げ

相性◎の食材

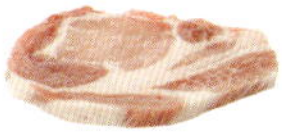

豚肉

ビタミンB_1が含まれ疲労回復に効果的。こめ油とあわせてリラックス状態に導く。

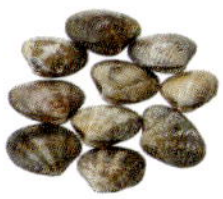

貝

高血圧を改善するタウリンが含まれる。こめ油のリノール酸の悪影響を抑える。

風味チャート

弱い　強い

香り

ほんのり甘い香り。ごはんのような自然な甘さを感じる。

口当たり

とろみがあってまろやかな口当たり。クセはない。

コク

コクがある。食材の旨味を引き出し、まろやかに仕上げる。

甘味

自然な甘味を感じる。料理はもちろん、お菓子づくりにも使える。

苦味

苦味はない。徐々に、以前よりもクセのない味わいになりつつある。

個性

γ-オリザノール由来の、穀物のもつ甘い香りが特徴的。

保存法

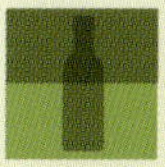

常温、
暗所で
保存

開封後は冷暗所で保存するのが望ましい。透明の容器に入っている場合は遮光の工夫を。

適した調理法

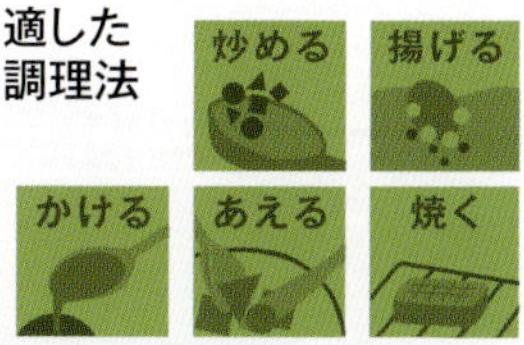

オレイン酸が豊富で酸化しにくいため、加熱する肉や魚の調理に使っても。揚げ物も美味しく仕上がる。

ごま油

ごま特有の成分で、高い抗酸化作用が期待できる

ごまは、インダス文明の時代から油の原材料として栽培されていたといわれる、食用としての歴史が長い植物です。

基本的に圧搾法で搾油されます。原材料は白・茶・黒ごまのミックスごまが多く、焙煎してから搾油される焙煎ごま油と、生のまま搾油される太白ごま油があります。

焙煎ごま油はより色が濃く、香ばしい香りです。

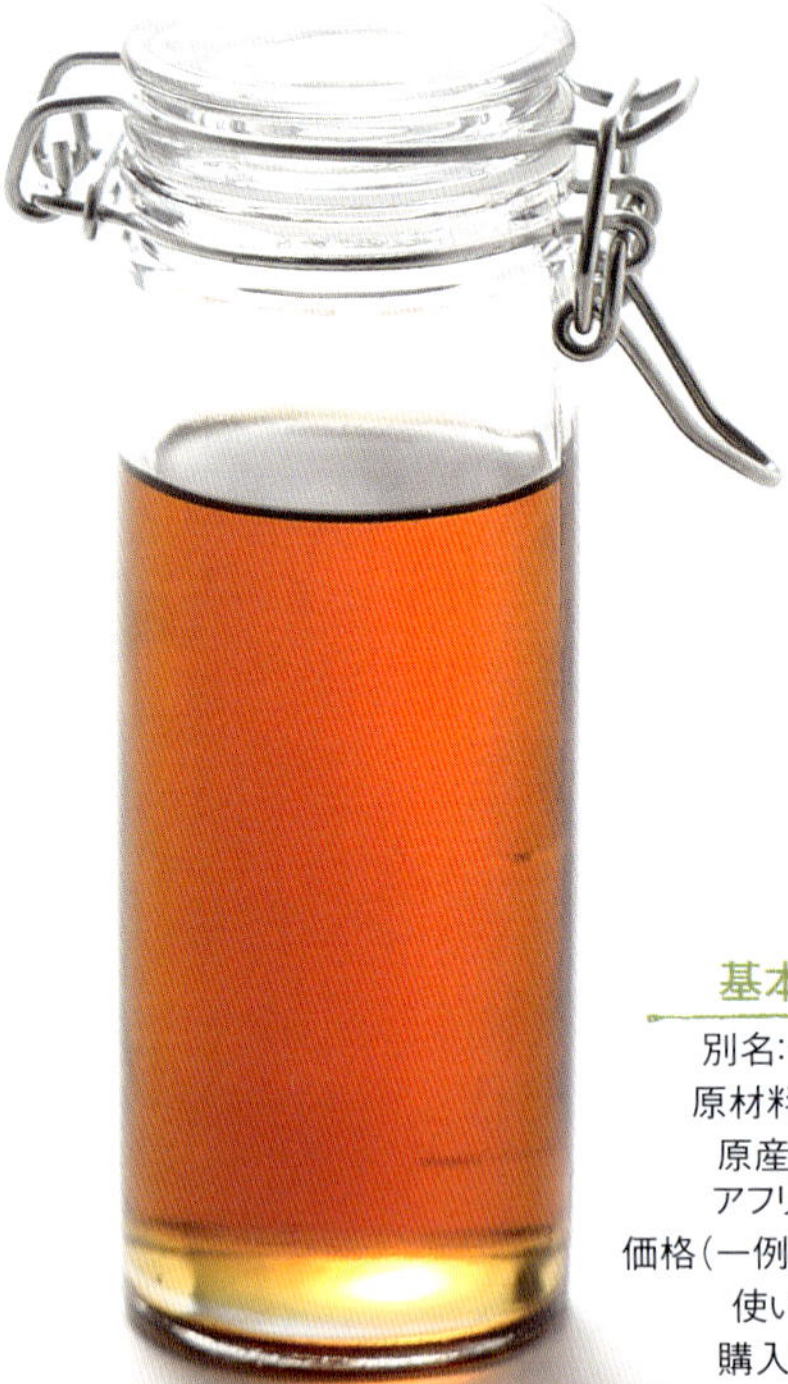

基本DATA

別名:セサミオイル
原材料:ごまの種子
原産地:アジア、
アフリカ、中南米
価格(一例):648円(600g)
使いやすさ:◎
購入しやすさ:◎

成分の特徴

強い抗酸化作用のある ゴマリグナンが豊富

脂肪酸は、酸化しにくいオレイン酸と酸化しやすいリノール酸が同じくらい含まれる。
一方、抗酸化作用が高いビタミンEとゴマリグナンが豊富。ゴマリグナンは、ポリフェノール「リグナン」の中でごまに含まれるものの総称。セサミンなどはその一種。
血管を健康に保つ、免疫力を上げる、老化・病気防止などの効果がある。

脂肪酸の割合

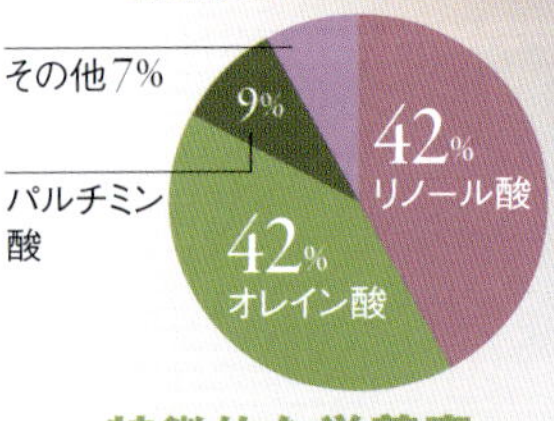

特徴的な栄養素

- ゴマリグナン
- ビタミンE

こんな人におすすめ

- ☑ 血中のコレステロール値が高い人
- ☑ 血行が悪い、冷え性などの人
- ☑ がんを予防したい人
- ☑ 老化、病気を防止したい人
- ☑ お酒をよく飲む人
- ☑ 免疫力を高めたい人

写真は、未精製の焙煎ごま油です。太白ごま油はもっと色が薄くなります。

Dr.の イチオシ

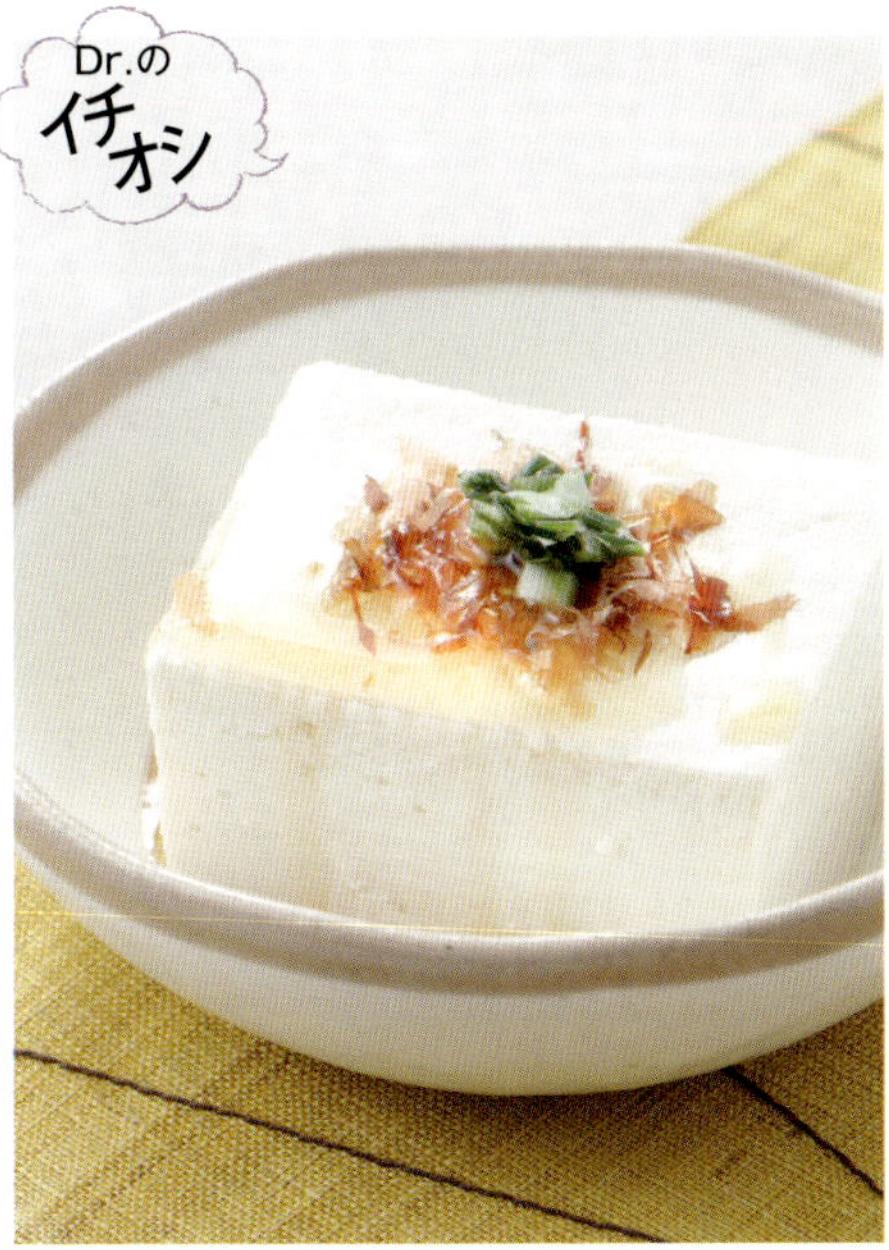

冷ややっこ

ごま油を薬味やしょうゆと合わせて、冷ややっこにかける。加熱しないので、酸化させずにとることができる。淡泊な味の豆腐に、ご ま油の豊かな香りが引き立つ。

おすすめのとり方

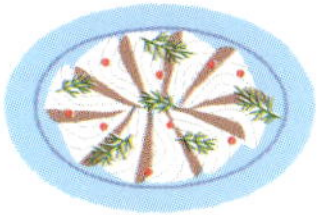
カルパッチョ

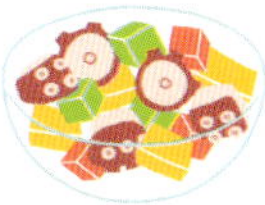
マリネ

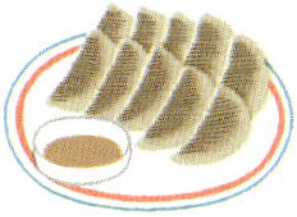
ぎょうざ

相性◎の食材

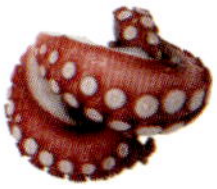
たこ

淡泊な味がごま油の風味を引き立てる。低脂質で、油のとり過ぎによる肥満を緩和。

豆腐

豆腐のサポニンが血中の脂質バランスを保つ。低カロリーで、油と一緒にとっても安心。

風味チャート

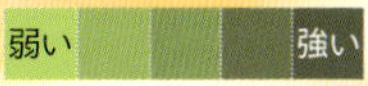

香り

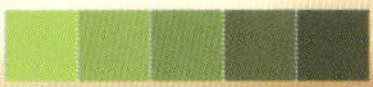

香ばしいごまのいい香り。何ともいえず食欲をそそる。

口当たり

とろみがある。口に含むとごまの風味がいっぱいに広がる。

コク

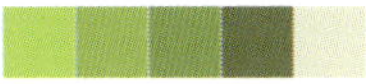

コクがある。強い風味をもつので料理のアクセントに使われる。

甘味

甘味はあまり感じられない。お菓子にはあまり向かない。

苦味

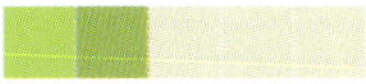

焙煎タイプは香ばしさを感じるが、苦味というほどではない。

個性

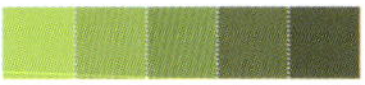

食欲をそそるごまの香り。色や香りは、商品による違いも幅広い。

保存法

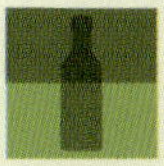

常温、暗所で保存

常温でも保存可能。開封後は冷暗所が望ましい。多くは遮光瓶ではないため遮光の工夫を。

適した調理法

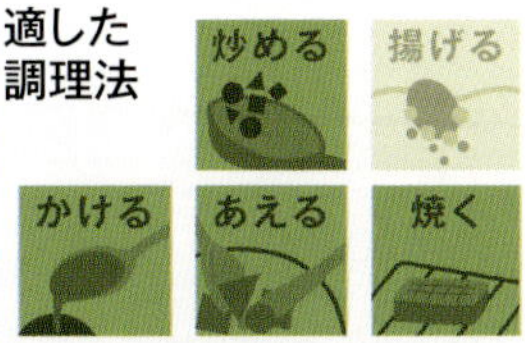

リノール酸が多いため長時間の加熱には注意。調理のベースに使うなら太白ごま油、香りづけなら焙煎ごま油がおすすめ。

綿実油

ビタミンEで老化防止。料亭でも使われる天ぷら油

綿の種子の核からとれます。綿から繊維質と殻をとり除き、圧抽法（圧搾後、溶剤によって抽出）で搾油されます。

綿の種子には油分が15〜40％と比較的少ないため、油をとるためには多くの原材料が必要です。そのため、家庭用の油としては少し価格が高めです。

多くは精製されてサラダ油になりますが、料亭やホテルでプロの料理人に使われています。

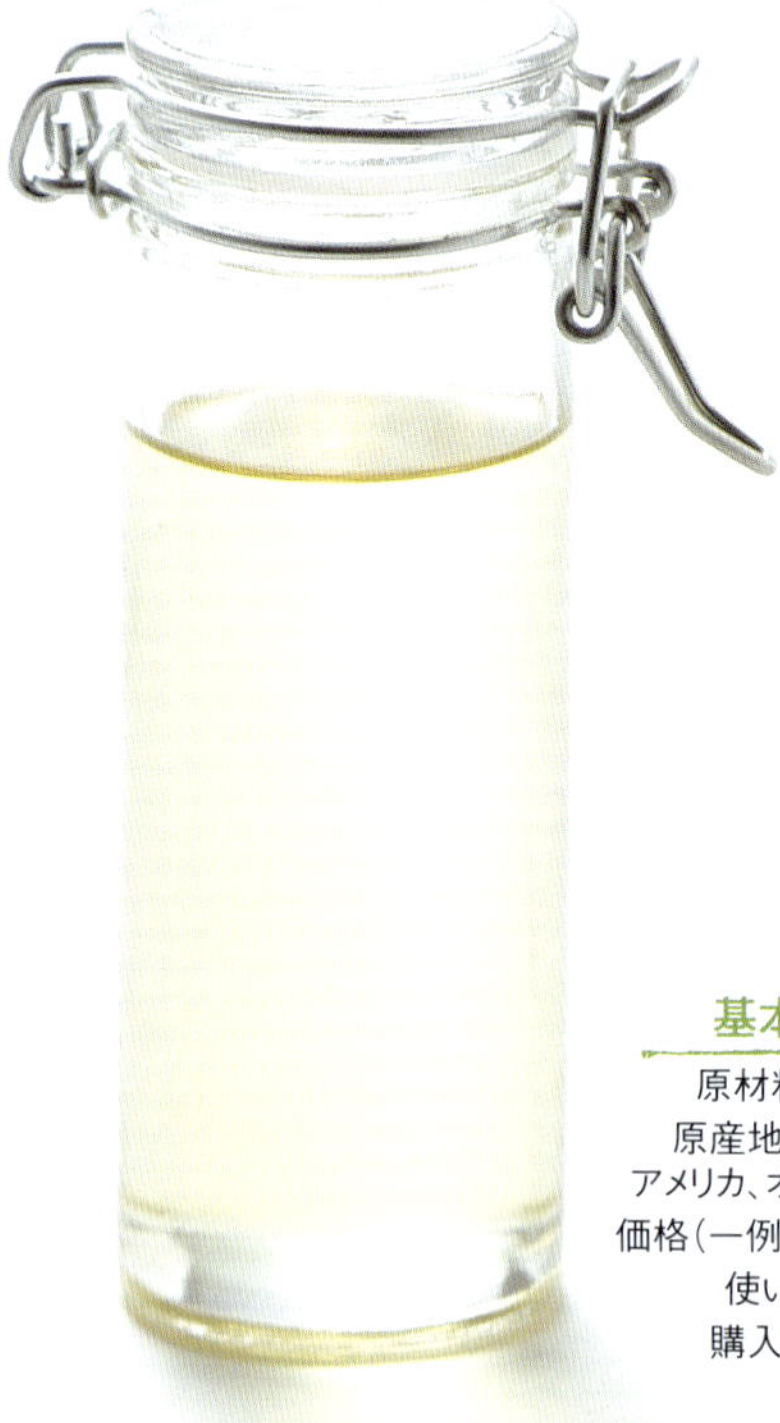

基本DATA

原材料:綿の種子
原産地:中国、インド、アメリカ、オーストラリアなど
価格（一例）:498円（600g）
使いやすさ:◎
購入しやすさ:○

成分の特徴

リノール酸が多いが植物ステロールも含まれる

脂肪酸全体の6割近くをリノール酸が占める。加熱で酸化しやすい油だが、風味がよいので揚げ物などに使うと美味しい。ただし、とり過ぎに注意したい。ビタミンEと、豆や穀類に豊富な植物ステロールが含まれる。植物ステロールには、血中の悪玉コレステロールを減らす働きがあり、動脈硬化の予防につながる。

脂肪酸の割合

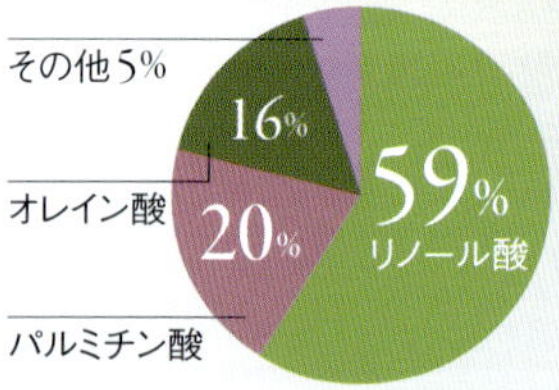

特徴的な栄養素

植物ステロール

ビタミンE

こんな人におすすめ

- ☑ 血中のコレステロール値が高い人
- ☑ 老化を防ぎ、若さを保ちたい人
- ☑ がんを予防したい人
- ☑ 血行が悪い、冷え性などの人
- ☑ 揚げ物を美味しくつくりたい人

Dr.の イチオシ

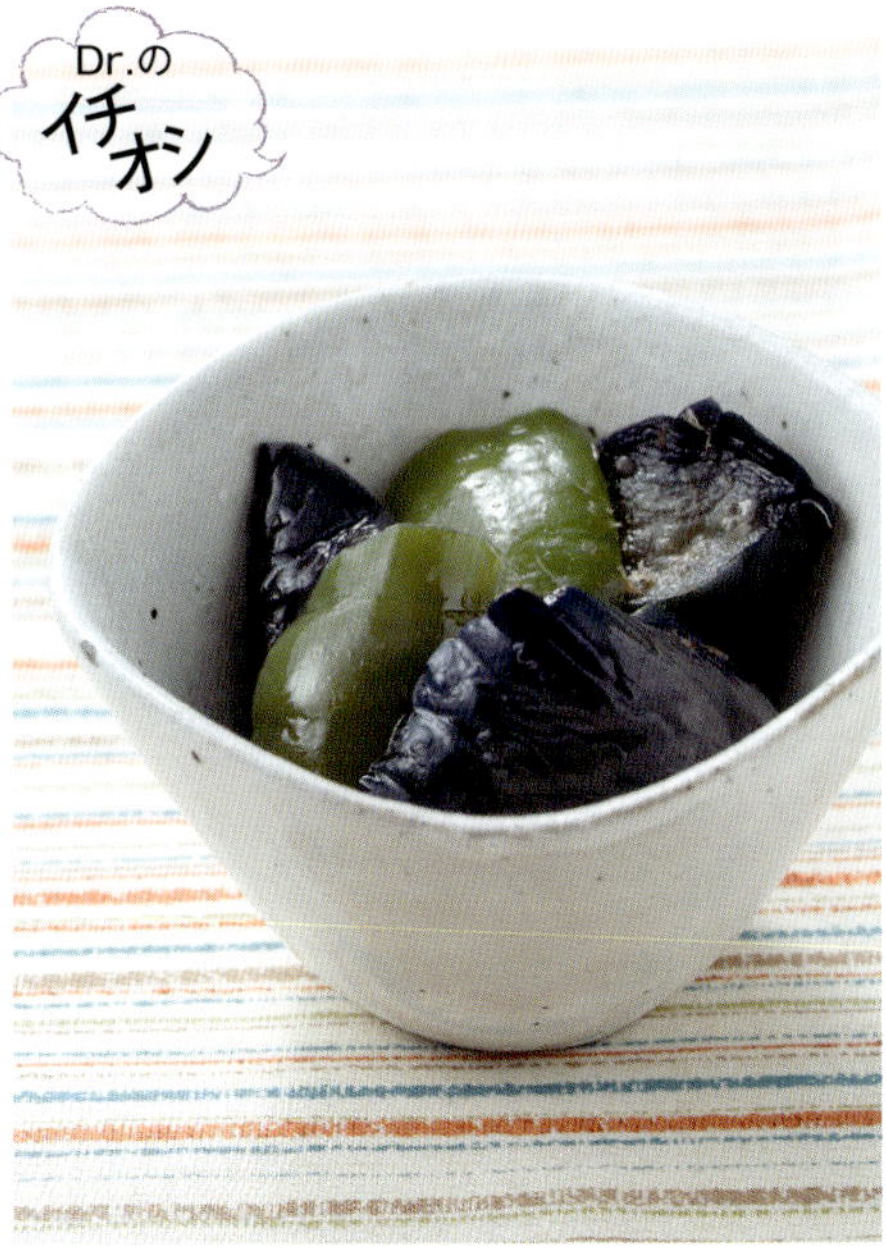

野菜の揚げびたし

野菜を素揚げする際の揚げ油に使う。なすやししとうなどの野菜の旨味を包み込む。衣をつけない素揚げなら、リノール酸の摂取量を比較的抑えることができる。

風味チャート

弱い　強い

香り

つんと爽やかな植物らしい香りがする。まろやかさも感じる。

口当たり

口当たりもまろやか。口に含むと、やわらかい味わいが広がる。

コク

コクがある。食材の旨味を引き立たせる。味に深みが増す。

甘味

甘味はほとんどない。鼻に抜ける香りにほのかに甘みを感じる。

苦味

苦味はほとんどない。少し酸味に似た、植物らしい風味はある。

個性

味や香りは控えめだが、まろやかな旨味があり人気。やや希少な油。

おすすめのとり方

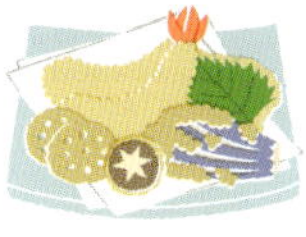

天ぷら

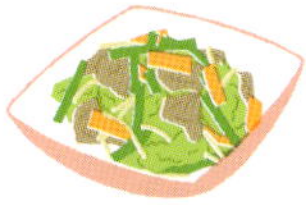

野菜炒め

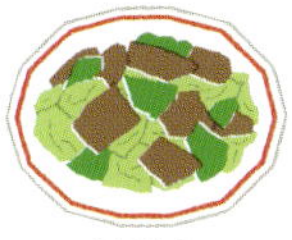

回鍋肉

相性◎の食材

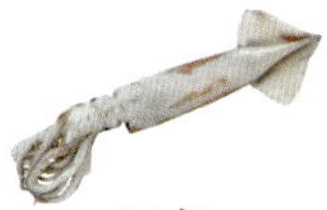

いか

コレステロールを減らすタウリンが含まれる。油とあわせて血管・血液を健康に。

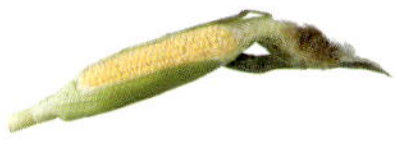

とうもろこし

黄色い色素に抗酸化物質（カロテノイド）が含まれる。油のビタミンEと相乗効果が。

保存法

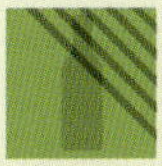

冷暗所に保存

常温の暗い場所に保存する。空気に触れて酸化するのを防ぐために、ふたをしっかり閉める。

適した調理法

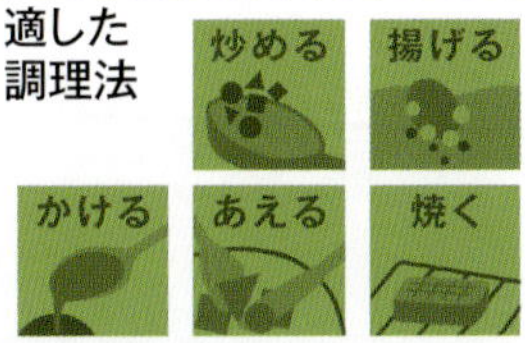

風味の面では揚げ物や炒め物が美味しく仕上がるが、脂肪酸の面では、リノール酸の割合が多いため加熱しない方がよい。

コーン油

コレステロールの吸収を抑える、ほんのり甘味のある油

とうもろこしの胚芽からとれます。加熱すると独特の香ばしさが出るため、料理やスナック菓子などの揚げ物などによく使われます。

加熱調理に使うなら1回まで。

おすすめのとり方

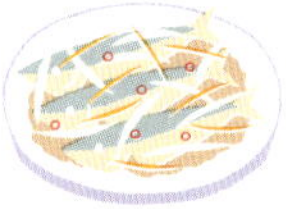

南蛮漬け

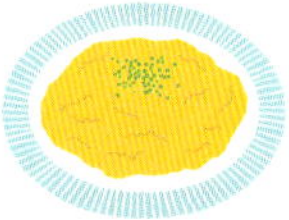

スクランブルエッグ

コロッケ

基本DATA

別名:とうもろこし油
原材料:とうもろこしの胚芽
原産地:アメリカ、日本など
価格(一例):398円(600g)
使いやすさ:◎
購入しやすさ:◎

成分の特徴

綿実油などと同様 植物ステロールが豊富

必須脂肪酸のリノール酸が約50%含まれる。リノール酸は、米や大豆などにも含まれるので日常の食生活でとり過ぎてしまうことが多い。油を使う際には十分に注意する。

また、植物ステロールの一種、β-シトステロールが大さじ1杯(14g)の中に約90mg含まれ、豊富。コレステロールを減らす働きがある。ビタミンEも含まれる。

脂肪酸の割合

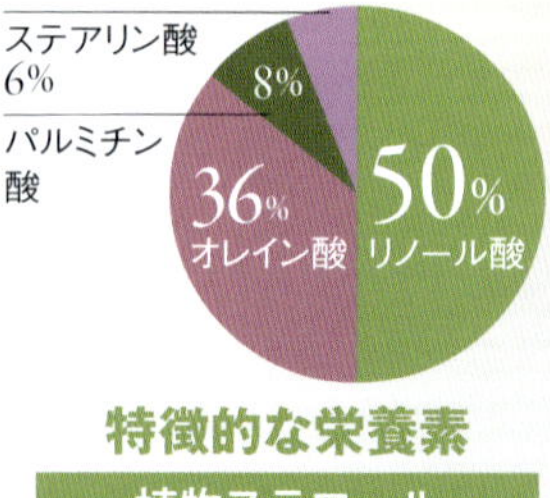

特徴的な栄養素

植物ステロール

ビタミンE

こんな人におすすめ

- ☑ 血中のコレステロール値が高い人
- ☑ 老化を防ぎ、若さを保ちたい人
- ☑ がんを予防したい人
- ☑ 血行が悪い、冷え性などの人
- ☑ 揚げ物を美味しくつくりたい人

大豆油

搾油量が多く、加工食品などにも使われるクセのない油

搾油効率がよく搾油量が多いため、流通量が多い油。家庭用のサラダ油のほか、レストランなどの業務用にも利用されます。

リノール酸が約半分を占めるのでとり過ぎには要注意です。

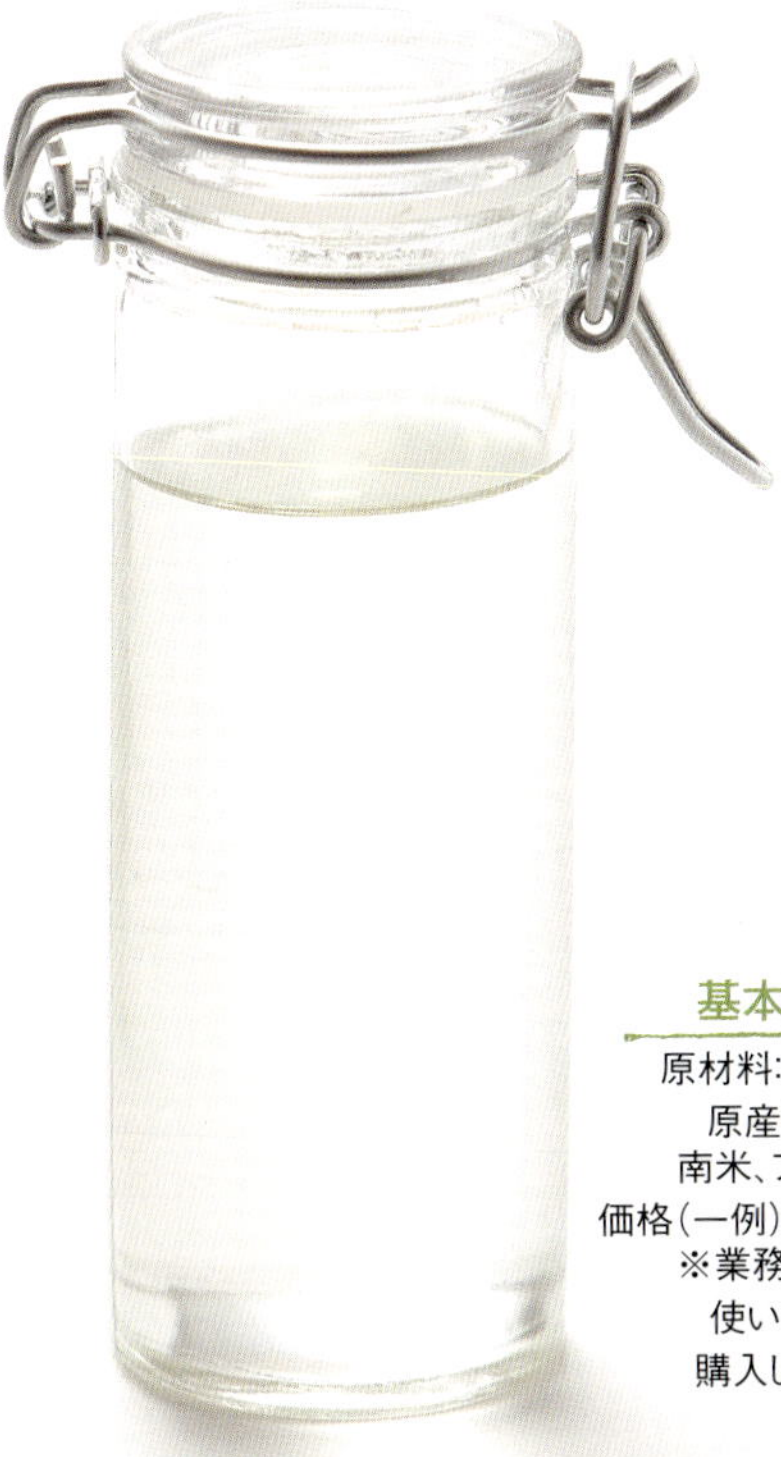

おすすめのとり方

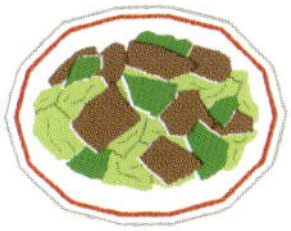

回鍋肉

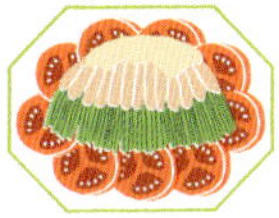

バンバンジー

豚肉の生姜焼き

基本DATA

原材料:大豆の種子
原産地:北米、南米、フランスなど
価格(一例):734円(500g)
※業務用が多い。
使いやすさ:◎
購入しやすさ:△

成分の特徴

リノール酸が多く ビタミンKも微量含む

リノール酸が主要な脂肪酸。コーン油と構成が似ている。精製されたタイプが多く、色・味・香りがほとんどないため、マヨネーズやマーガリンなどの加工食品に使われることが多い。同じくリノール酸が多く脂肪酸の構成も似ているコーン油との混合油もある。ビタミンKが微量含まれ、カルシウムを骨に定着させる働きがあるので、骨の強化につながる。

脂肪酸の割合

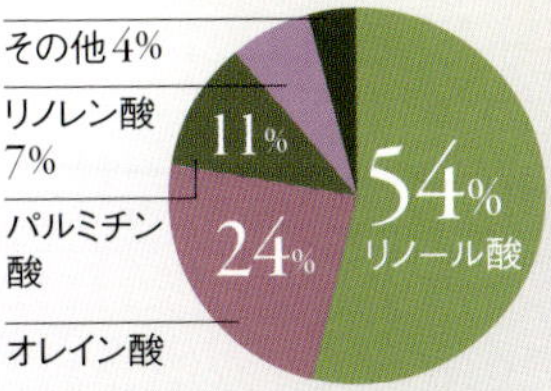

特徴的な栄養素

ビタミンE

こんな人におすすめ

- ☑ 老化を防ぎ、若さを保ちたい人
- ☑ がんを予防したい人
- ☑ 血行が悪い、冷え性などの人
- ☑ 骨が弱くなっている人
- ☑ 月経の出血が多い人

グレープシードオイル

圧倒的な抗酸化力の高さを誇る、あっさりした味の油

基本DATA

別名:ぶどう油
原材料:ぶどうの種子
原産地:フランス、スペイン、イタリアなど
価格(一例):695円(400g)
使いやすさ:○
購入しやすさ:○

ぶどうの種子からとれます。もともとワインの副産物として、フランスで製造されました。

ほかの植物油に比べて、抗酸化作用の高いビタミンEが豊富に含まれるものが多く、加熱調理から油の酸化を防ぎます。

ビタミンEが豊富だという認識が一般的ですが、搾油方法によってその含有量は異なります。溶剤による抽出、精製タイプだとあまり含まれていません。

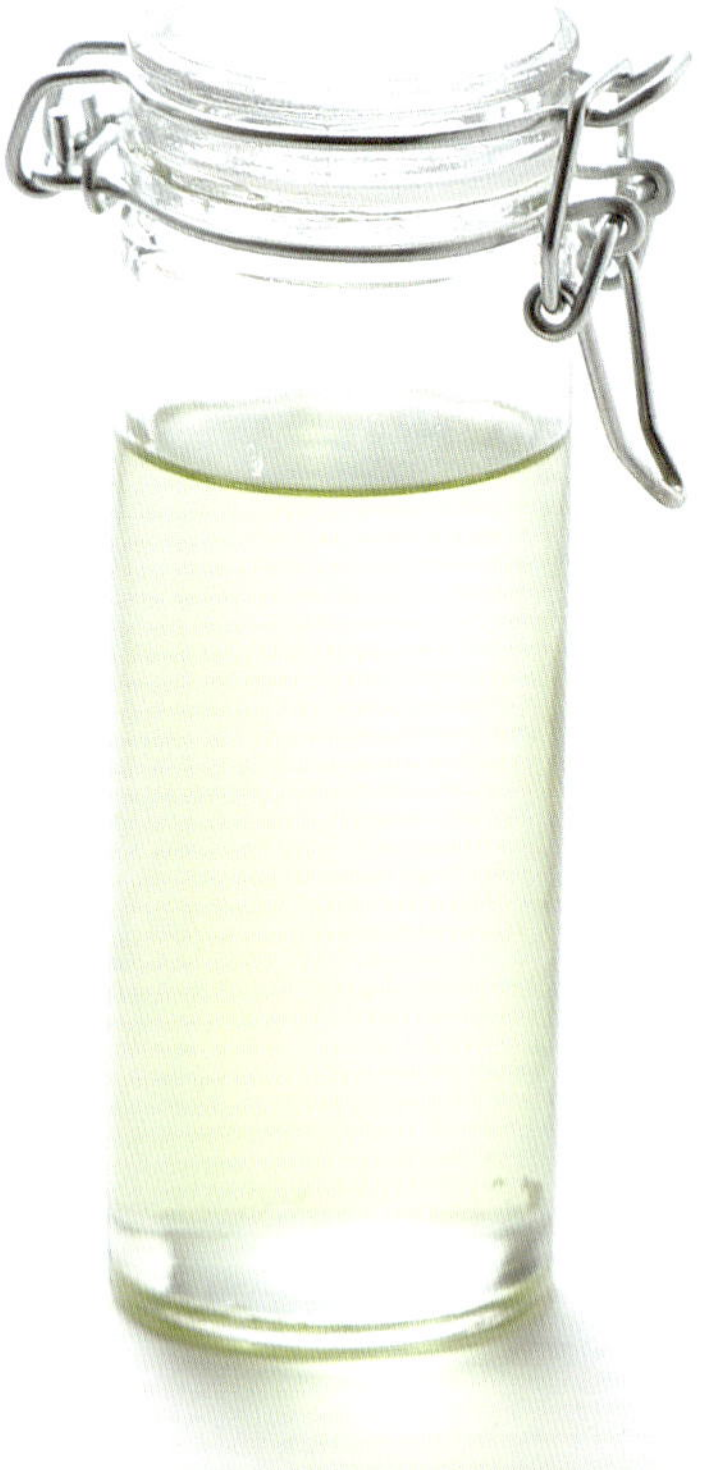

成分の特徴

植物ステロールとビタミンEが含まれる

リノール酸が全体の7割近くを占める。脂肪酸の構成だけを見ると控えたい油だが、抗酸化作用のあるビタミンEと、植物ステロールが含まれる。植物ステロールの一種カンペステロールには炎症を抑える働き、β-シトステロールには血中の悪玉コレステロールを減らす働きがあるとされている。搾り方によってはポリフェノールが含まれるものも。

脂肪酸の割合

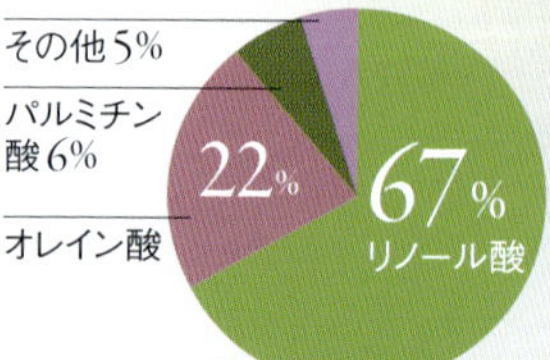

特徴的な栄養素

- ビタミンE
- 植物ステロール

こんな人におすすめ

- ☑ 血中のコレステロール値が高い人
- ☑ 老化を防ぎ、若さを保ちたい人
- ☑ がんを予防したい人
- ☑ 血行が悪い、冷え性などの人
- ☑ 揚げ物を美味しくつくりたい人

Dr.のイチオシ

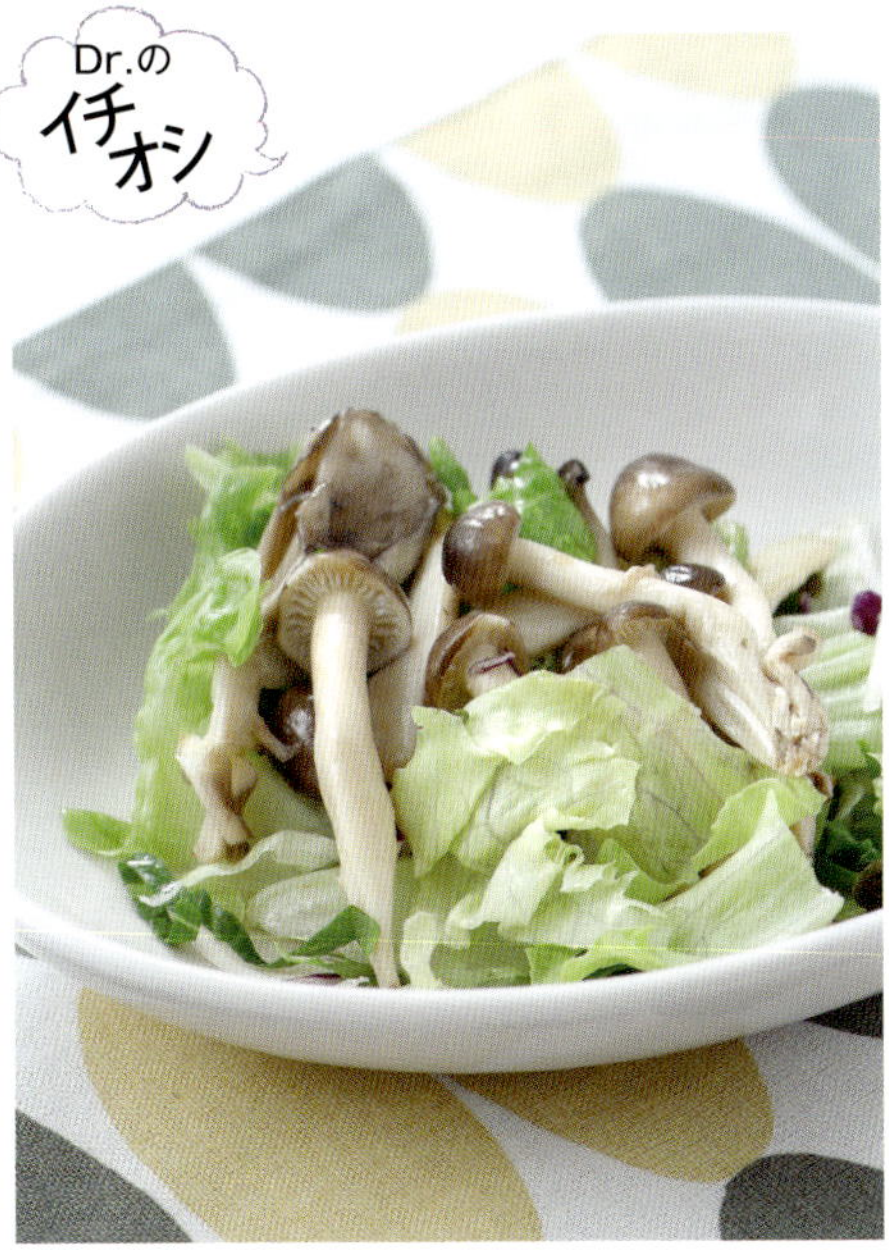

きのこサラダ

きのこサラダにそのままかけたり、ドレッシングの材料として使う。味にクセがないためマヨネーズの材料にしても。レタスやきのこのあっさりした味わいを生かせる。

おすすめのとり方

野菜のサラダ

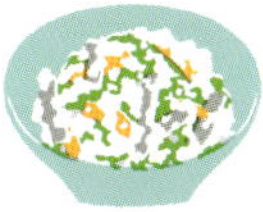

あえもの

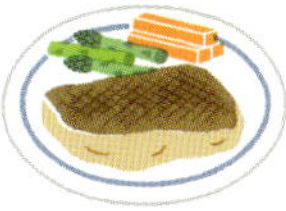

チキンソテー

相性◎の食材

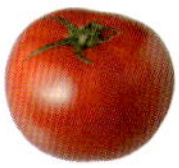

トマト

トマトに含まれるリコピンと油に含まれるビタミンEで、抗酸化作用をアップ。

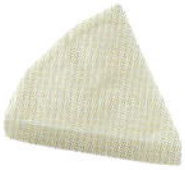

チーズ

ビタミンB_2が含まれる。ビタミンEとあわせると脂質の代謝を促す効果が期待できる。

風味チャート

弱い　強い

香り

ほとんど無臭。サラダなど生食のものにかけても邪魔にならない。

口当たり

非常にあっさりしている。水のようにさらさらとした口当たり。

コク

コクはあまりなく、軽い風味。食材の味を生かすことができる。

甘味

甘味はほとんどない。非常にすっきりしていてクセがない。

苦味

苦味もほとんどない。ぶどうの種の渋みをわずかに感じる。

個性

あっさりした味わいでクセはない。日本では最近普及しつつある。

保存法

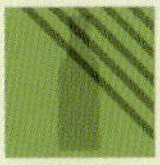

冷暗所に保存

直射日光は必ず避ける。常温でもOKだが、戸棚の中など涼しい場所がベスト。

適した調理法

炒める　揚げる
かける　あえる　焼く

リノール酸が多いので本来は加熱しない方がよいが、酸化に強いビタミンEが豊富に含まれるため、多少の加熱はOK。

アーモンドオイル

香り高くオレイン酸たっぷりでコレステロールを下げる

アーモンドの仁（種子の中の核）からとれる油です。アーモンドは、ナッツの中でも最も多く食べられているといわれます。

アーモンドの薄皮にはポリフェノールが含まれます。圧搾法で搾られた未精製タイプなら、油にも多少含まれています。

アーモンドは油脂の含有率が約55%と、搾油の効率がよい油です。精製タイプと未精製タイプがあります。

基本DATA

原材料:アーモンドの仁
原産地:アジア、南ヨーロッパ、アメリカ、オーストラリアなど
価格（一例）:3,132円（91g）
使いやすさ:◎
購入しやすさ:△

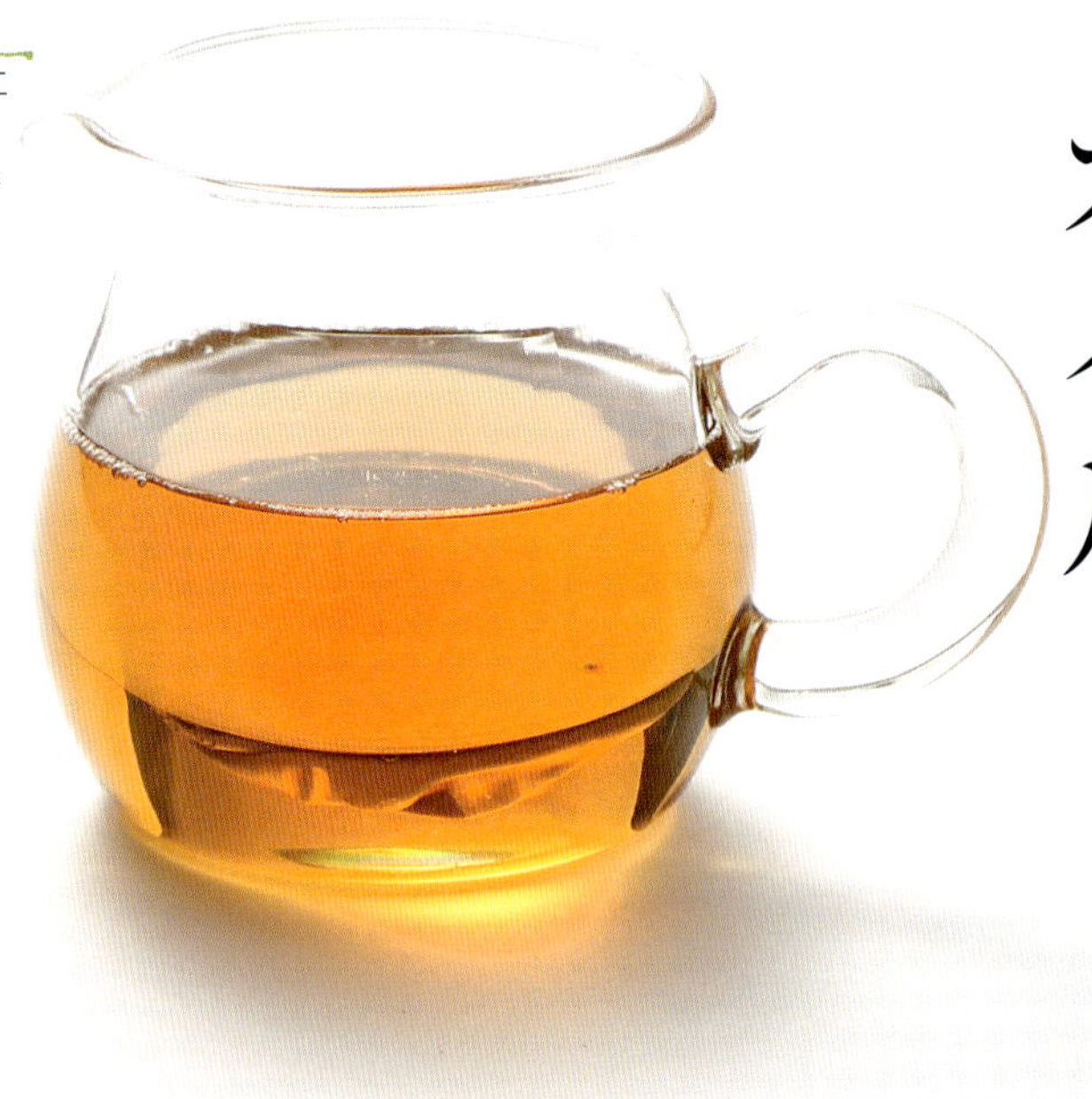

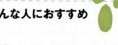

成分の特徴

若さと健康を保つビタミンEとオレイン酸

オレイン酸が7割近く含まれる。不飽和脂肪酸なので体のエネルギーになりやすい。酸化しにくく、オリーブオイルなどと同じように加熱調理に使える油。血中の悪玉コレステロールを減らす働きもある。原料のアーモンド由来の豊富なビタミンEも特に多く含まれ、抗酸化作用たっぷり。アンチエイジングにはおすすめの油。

脂肪酸の割合

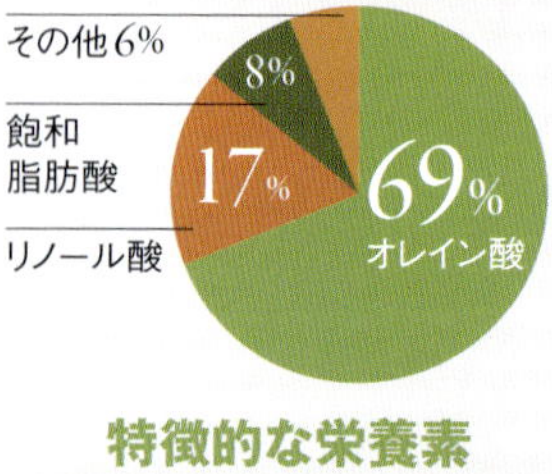

特徴的な栄養素

ビタミンE

こんな人におすすめ

- 血中のコレステロール値が高い人
- 胃もたれしやすい人
- 便秘に悩む人
- 老化を防ぎ、若さを保ちたい人
- がんを予防したい人
- 血行が悪い、冷え性などの人

写真は、オーストリアで圧搾された未精製のものです。

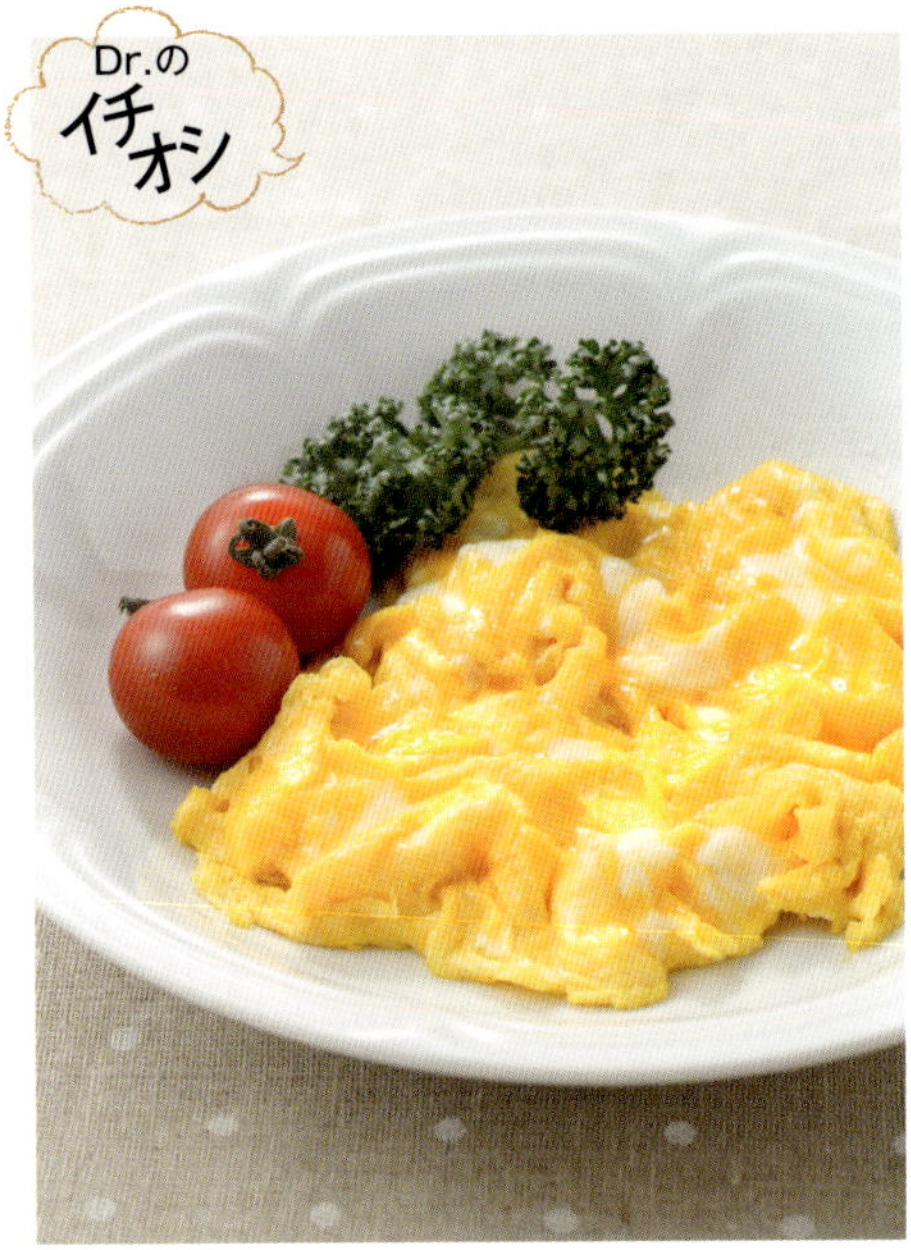

スクランブルエッグ

スクランブルエッグをつくるときに、フライパンに薄くひく。アーモンドの風味と卵がマッチして、コクが増す。オレイン酸たっぷりなので加熱しても酸化しにくい。

風味チャート

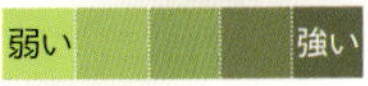

香り

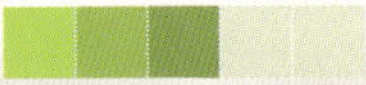

未精製なら、アーモンドを食べているような芳醇な香りがする。

口当たり

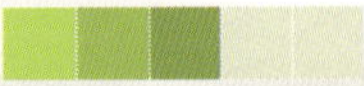

とろりとした口当たり。アーモンドの風味が広がる。

コク

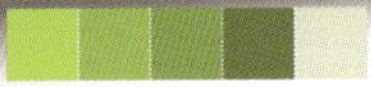

非常にコクがある。ナッツを使った料理やお菓子にぴったり。

甘味

甘味はあまりないが、未精製タイプはほんのり甘味を感じる。

苦味

苦味はあまりないが、少しアーモンドの外皮の香ばしさを感じる。

個性

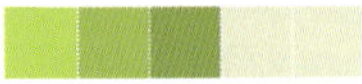

アーモンドの風味がよく出ている。原材料の特徴が生きている。

おすすめのとり方

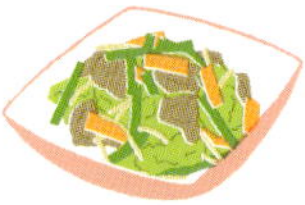

野菜炒め

コロッケ

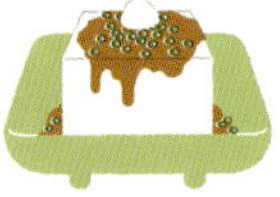

冷ややっこ

相性◎の食材

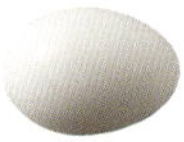

卵

まろやかな旨味があり、香ばしいアーモンドオイルの風味とマッチしやすい。

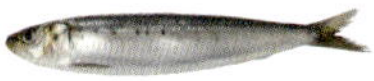

青魚

青魚にはα-リノレン酸が豊富。青魚のにおいがアーモンドの香ばしい香りで和らぐ。

保存法

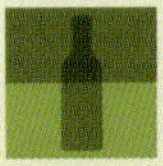

常温で暗所に保存

直射日光を避ける。酸化と香りが飛んでしまうのを防ぐために、しっかり密封する。

適した調理法

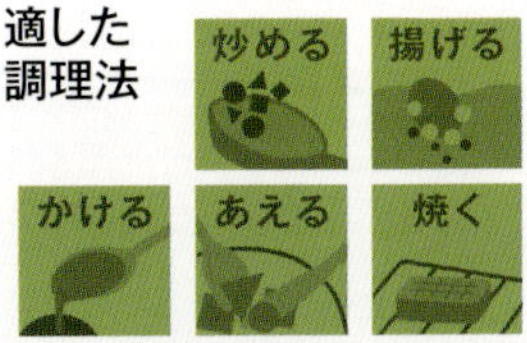

オレイン酸がメインなので、加熱調理OK。炒め物の仕上げに使えば、香りがより引き立つ。

マカダミアナッツオイル

生活習慣病予防と美肌効果がある

マカダミアの仁（胚乳）からとれる油です。油脂の含有量は約70%。原材料から効率よく油がとれます。

ローストタイプとノンローストタイプがあります。前者の方が香りや色が濃くなります。

最大の特徴は美肌効果が高いこと。皮脂と同じ成分のパルミトオレイン酸が、ほかの油よりも豊富に含まれます。食べても、皮膚に塗っても効果があります。

基本DATA

原材料:
マカダミアナッツの仁

原産地:
オーストラリア、アメリカ（ハワイ）など

価格（一例）:
1,615円（270g）

使いやすさ:◎

購入しやすさ:△

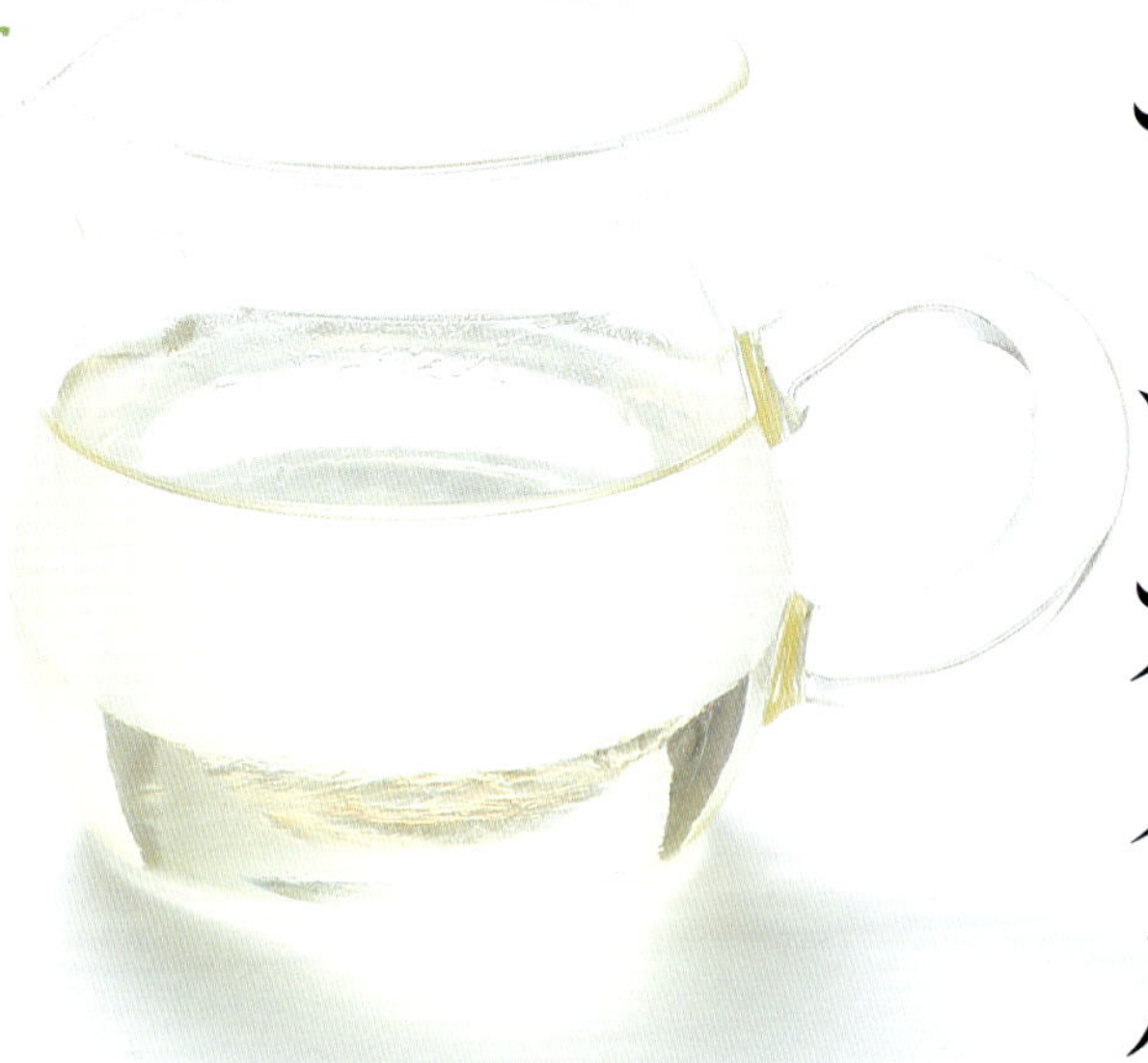

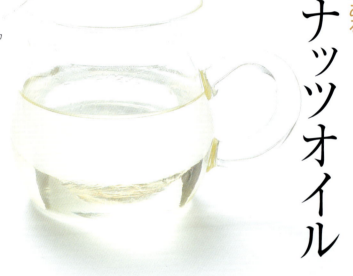

成分の特徴

特徴は、美肌をつくるパルミトオレイン酸

ほかの油にはあまり含まれないパルミトオレイン酸を20%も含む。パルミトオレイン酸はオメガ9系脂肪酸に近い性質をもつオメガ7系脂肪酸で、酸化しにくい。人の皮脂をつくる成分でもある。年齢とともに分泌量が減るため、食べたり肌に塗ったりすると肌のバリア機能がアップして美肌に。ビタミンEも含まれアンチエイジング効果大。

脂肪酸の割合

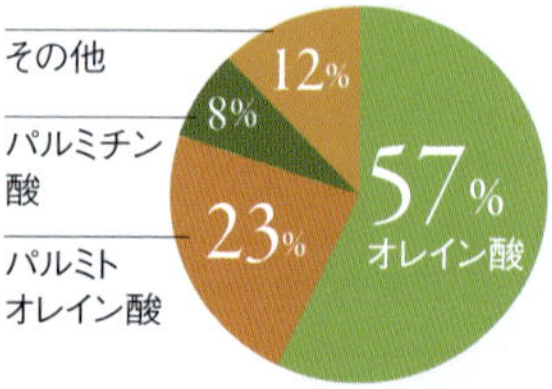

特徴的な栄養素

ビタミンE

こんな人におすすめ

- ☑ 美肌を保ちたい人
- ☑ 脳血管疾患を予防したい人
- ☑ 老化を防ぎ、若さを保ちたい人
- ☑ がんを予防したい人
- ☑ 血行が悪い、冷え性などの人
- ☑ 加熱調理に使いたい人

写真は、精製されたタイプなので透明に近い色。未精製の場合、ローストタイプとノンローストタイプで色の濃さが異なります。

Dr.のイチオシ

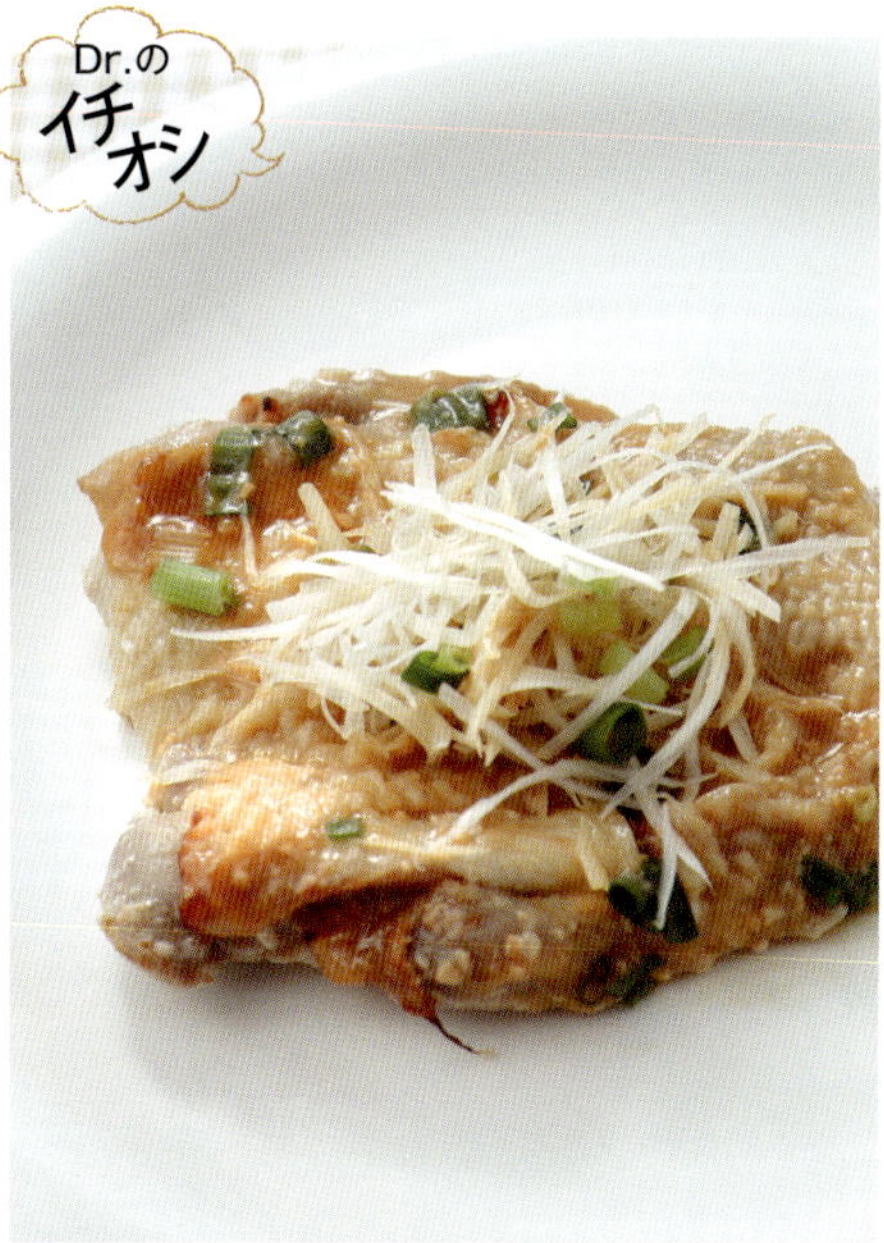

チキンソテー

鶏肉をソテーするときに、フライパンにひく。加熱に強いため、じっくりソテーしてもOK。マカダミアナッツの香りを楽しみたいなら、仕上げに少量まわしかけても。

風味チャート

弱い ― 強い

香り

特に未精製のローストタイプにはマカダミアナッツの香りがある。

口当たり

あっさりとした口当たり。精製タイプならよりさらっとしている。

コク

精製タイプでもコクは感じるが、未精製ならより豊かなコクがある。

甘味

未精製タイプをよく味わうと、ほのかな甘みが感じられる。

苦味

苦味はほとんどないが、ローストタイプは少し香ばしさがある。

個性

未精製タイプならマカダミアナッツの風味がそのまま残っている。

おすすめのとり方

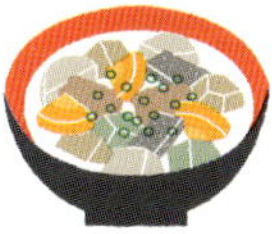

けんちん汁

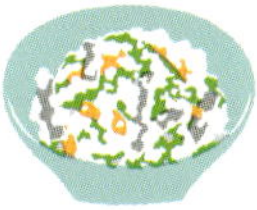

あえもの

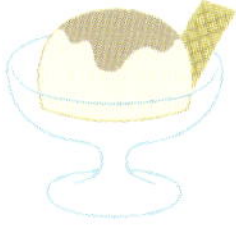

アイスクリーム

相性◎の食材

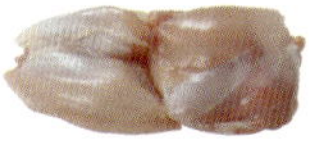

鶏肉

鶏肉にはたんぱく質が豊富。淡泊な味わいは、マカダミアナッツの濃厚な風味と合う。

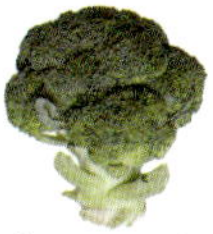

ブロッコリー

抗酸化作用の強いスルフォラファンが含まれる。油のビタミンEと合わせて老化対策に。

保存法

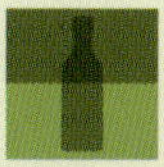

常温で暗所に保存

オメガ9系の油なので酸化には比較的強いが、直射日光は禁物。暗い場所で保存する。

適した調理法

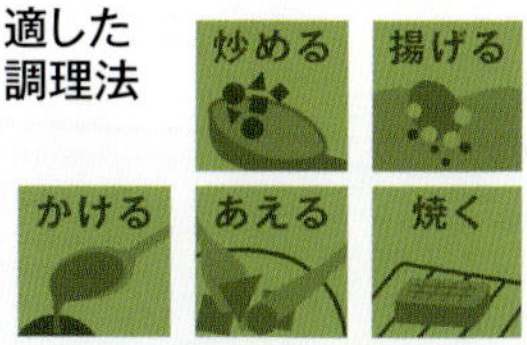

オメガ9系脂肪酸であるオレイン酸とパルミトオレイン酸が多いため、加熱に強い。風味がよいので生食もおすすめ。

動脈硬化予防で病気を防止。眼病の改善にも

ピスタチオオイル

ピスタチオは、トルコや地中海原産のウルシ科の木からとれる鮮やかな緑色のナッツ。食用として広く愛されています。

アイスクリームなどのお菓子には欠かせない素材で、その豊かな風味から「ナッツの女王」と呼ばれています。

オレイン酸が約半分を占めているため加熱調理にも向きますが、豊かな香りを生で楽しむのもおすすめです。

基本DATA

原材料:
ピスタチオの仁

原産地:イラン、
トルコなど

価格(一例):
4,644円(91g)

使いやすさ:○

購入しやすさ:△

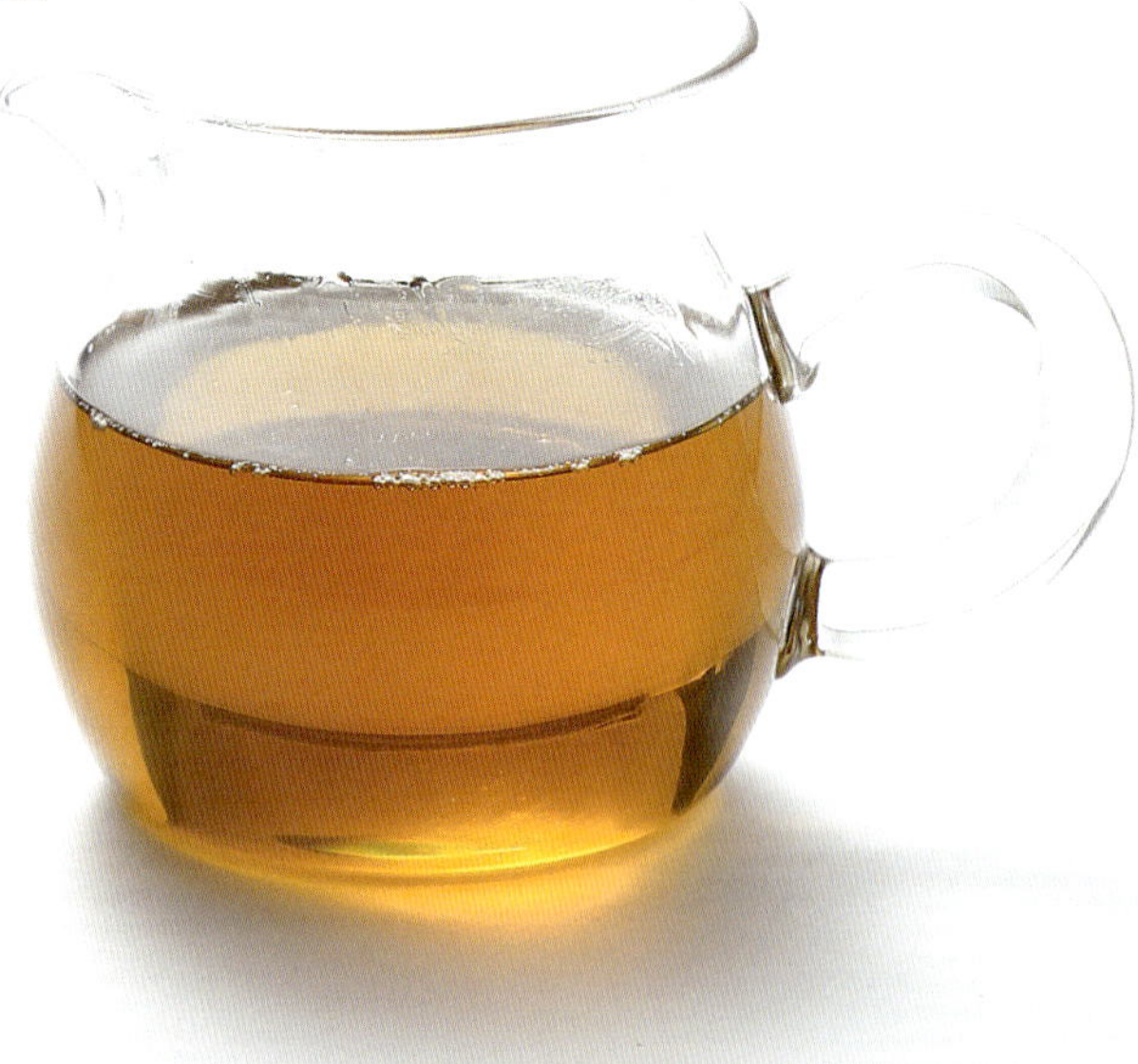

成分の特徴

オレイン酸豊富で濃厚なピスタチオの風味

オレイン酸が約50%前後含まれる。血中の悪玉コレステロールを減らしたり、胃腸の調子を整える働きがある。リノール酸も多く含まれるため、とり過ぎには注意。そのほか、抗酸化作用のあるルテインが微量含まれる。ルテインは緑色の野菜などに含まれる天然色素。目の水晶体に存在し、紫外線などの光から目を守る。

脂肪酸の割合

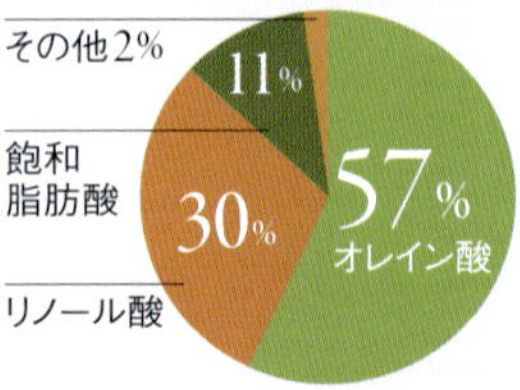

特徴的な栄養素

ルテイン

こんな人におすすめ

- ☑ 血中のコレステロール値が高い人
- ☑ 胃もたれしやすい人
- ☑ 便秘に悩む人
- ☑ 目の疲れが気になる人

写真は、砕いたナッツを加熱・圧搾してつくられた油です。

Dr.のイチオシ

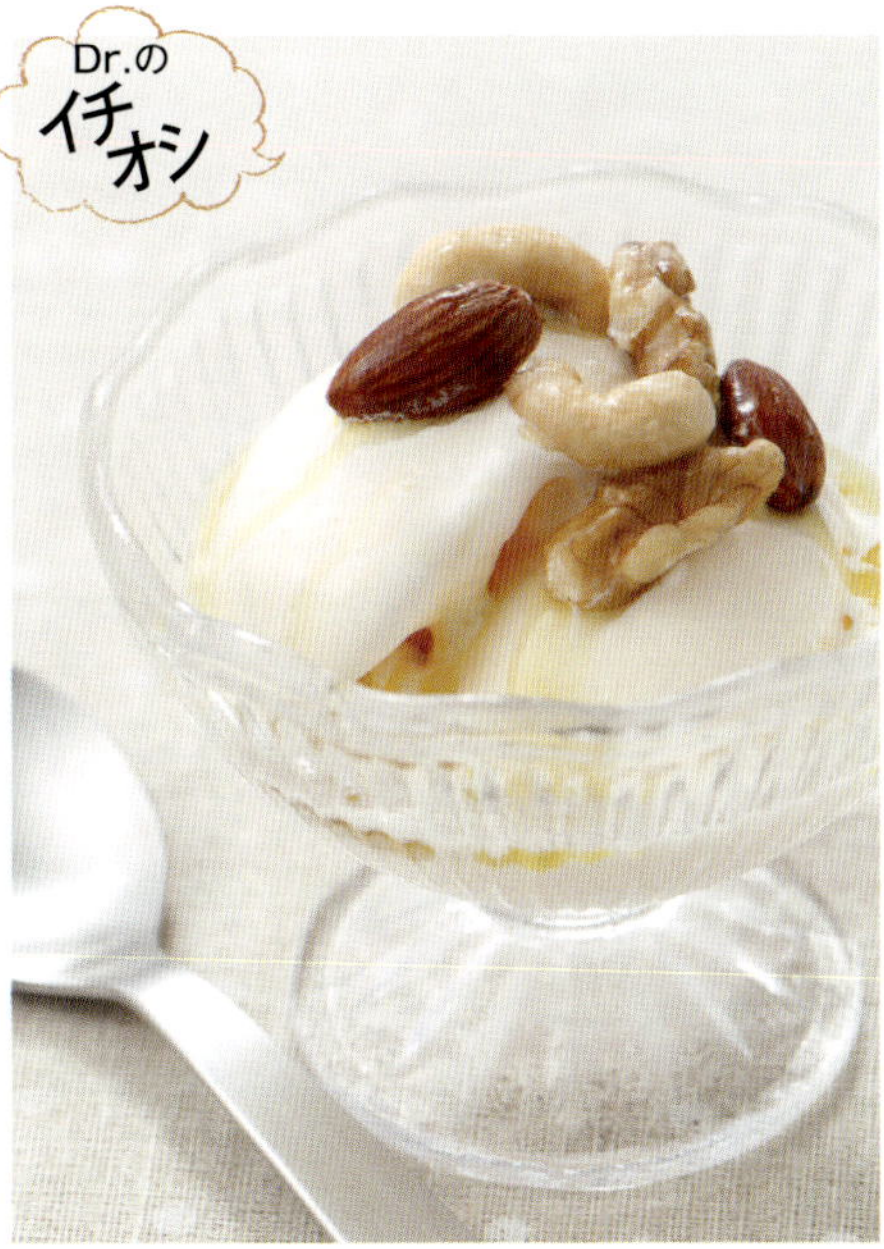

アイスクリーム

アイスクリームのトッピングとしてかける。深いコクのあるピスタチオオイルは、乳製品との相性も抜群。油に合わせて、ピスタチオやほかのナッツをのせるのもおすすめ。

風味チャート

弱い　強い

香り

未精製タイプは、ピスタチオそのものの香りがする。

口当たり

未精製タイプはとろりとして、こってりとした口当たり。

コク

豊かなコクがある。バターの代わりに使うこともおすすめ。

甘味

甘味はほとんどない。ナッツの旨味が口に広がる。

苦味

ピスタチオの薄皮のような苦味・渋みをわずかに感じる。

個性

ピスタチオそのものの緑色で、ナッツの味が濃いものも。

おすすめのとり方

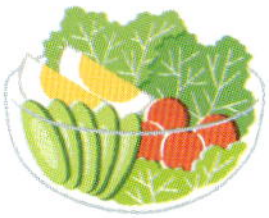

野菜サラダ

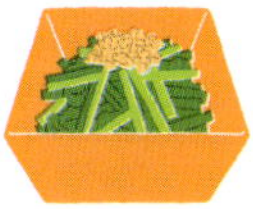

おひたし

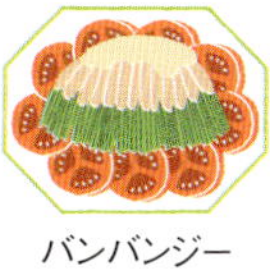

バンバンジー

相性◎の食材

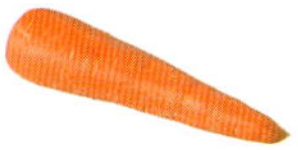

にんじん

β-カロテンが含まれ目の粘膜を健康に保つ。油のルテインとの相乗効果が期待できる。

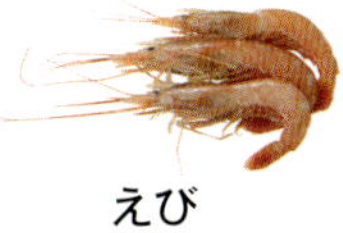

えび

甲殻類には抗酸化作用のあるアスタキサンチンが含まれる。油との風味の相性も抜群。

保存法

常温で暗所に保存

缶に入っている製品はしっかり日光を遮られるが、ボトル入りは遮光の工夫を。

適した調理法

炒める　揚げる　かける　あえる　焼く

オレイン酸が含まれているので、酸化しにくく加熱調理に向く。温かい料理の仕上げにかけると、一層油の風味が引き立つ。

ヘーゼルナッツオイル

甘くて香ばしい風味。製品によっては抜群の美肌効果

ヘーゼルナッツは、カバノキ科の木の実。世界各国で食用にされています。特にヨーロッパでは、ヘーゼルナッツのペースト「プラリネ」をチョコレートに練り込むなど、製菓に欠かせないナッツです。

原材料の品種や製品によっては、パルミトオレイン酸が多く含まれ美肌効果もあります。スキンケアやマッサージに使われることも多いです。

基本DATA

別名:はしばみ油
原材料:
ヘーゼルナッツの仁
原産地:トルコ、
中央アジア
価格(一例):
1,183円(178g)
使いやすさ:○
購入しやすさ:△

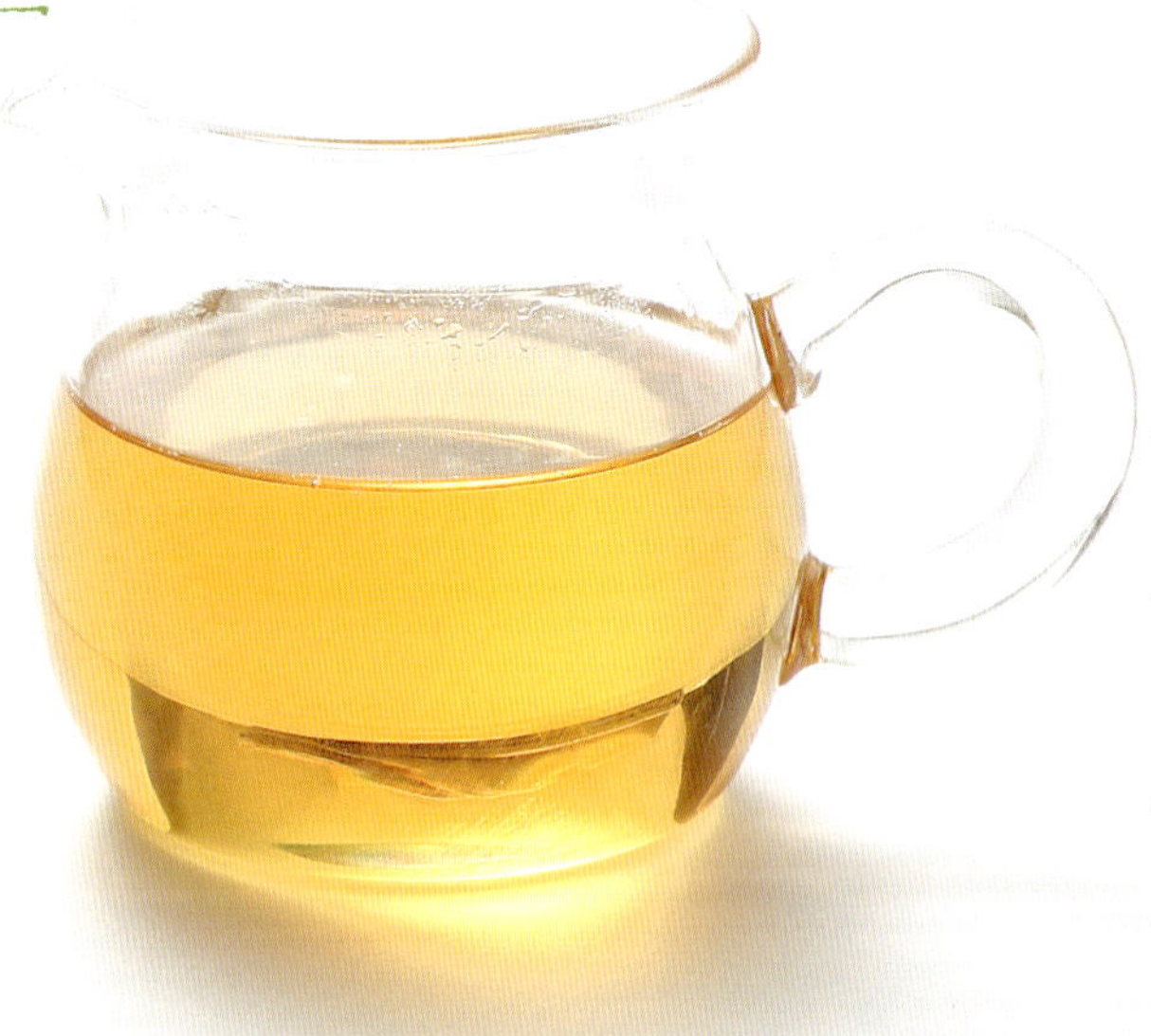

成分の特徴

パルミトオレイン酸とビタミンEで老化防止

脂肪酸の中心はオレイン酸。血管の病気に効く。また、製品によっては、マカダミアナッツオイルと同じく、パルミトオレイン酸が豊富に含まれるものも。どちらも酸化しにくい脂肪酸なので、加熱調理に向く。微量に含まれるビタミンEとの相乗効果で、美肌や肌のアンチエイジングに効果がある。加齢による体全般の悩みに効果的な油。

脂肪酸の割合

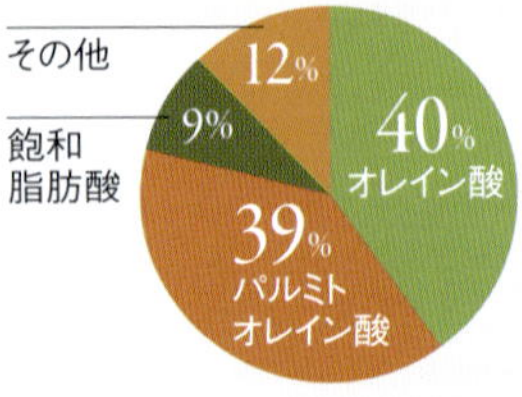

特徴的な栄養素

ビタミンE

こんな人におすすめ

- ☑ 美肌を保ちたい人
- ☑ 脳血管疾患を予防したい人
- ☑ 老化を防ぎ、若さを保ちたい人
- ☑ がんを予防したい人
- ☑ 血行が悪い、冷え性などの人
- ☑ 加熱調理に使いたい人

写真は、砕いたナッツを加熱・圧搾してつくられた油です。なお、脂肪酸の割合は一例で、製品によって異なります。

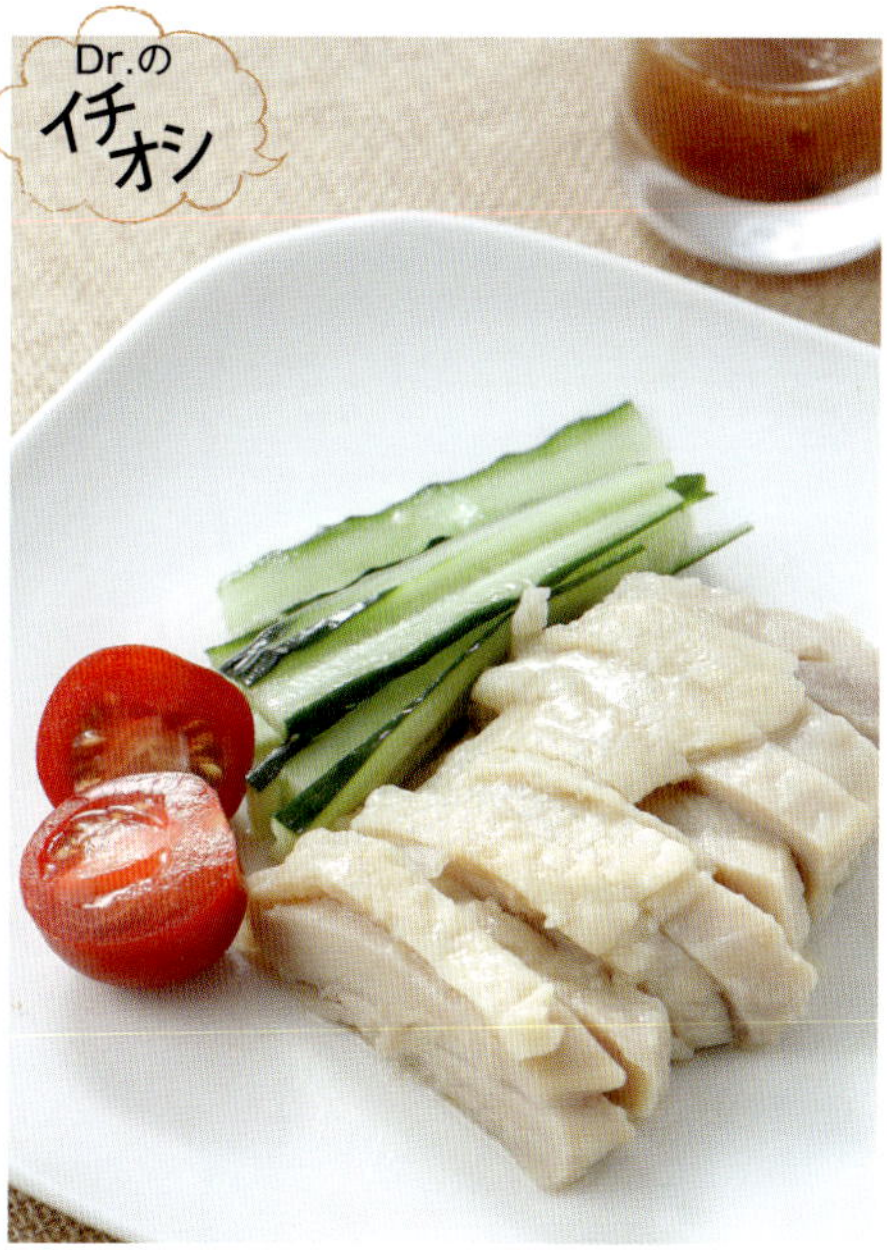

バンバンジー

バンバンジーのたれに入れて、コクを出す。淡泊な鶏肉もナッツ風味のアクセントをつけて楽しめる。ほかに、肉料理の付け合わせのマッシュポテトに混ぜるのもおすすめ。

おすすめのとり方

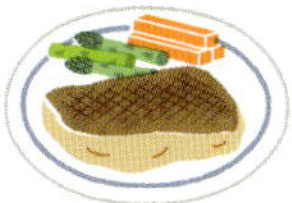
チキンソテー

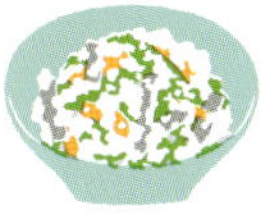
あえもの

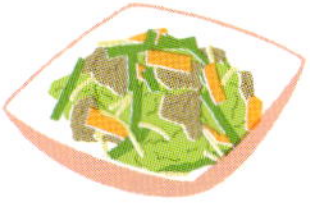
野菜炒め

相性◎の食材

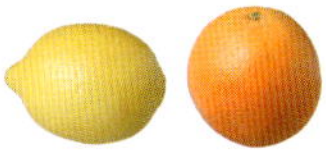
レモン、オレンジなど
柑橘系の果物にビタミンCが豊富。ビタミンEの働きを助けるとともに、美肌効果アップ。

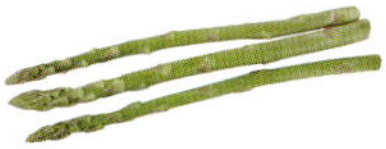
アスパラガス
疲労回復に効果があるアスパラギン酸が含まれる。油とあわせてアンチエイジングに。

風味チャート

弱い → 強い

香り
甘味と渋みが混ざったような、ヘーゼルナッツの香ばしい香り。

口当たり
比較的とろみがある。口の中に含むと、余韻が残る。

コク
ナッツのコクが十分感じられる。料理のコクを出したいときにも。

甘味
香りほどには、味に甘さはない。チョコレートケーキに合う。

苦味
ローストしたヘーゼルナッツのような苦味をほのかに感じる。

個性
甘みのあるナッツの味わい。主張はあるが食材にも合わせやすい。

保存法

常温で暗所に保存

酸化に強いので極端に冷暗所にこだわる必要はない。ただし直射日光は必ず避ける。

適した調理法

炒める　揚げる　かける　あえる　焼く

加熱調理に向いている。バターの代わりに使ってムニエルなどの焼く料理にもおすすめ。香りが強いジビエとも相性抜群。

ピーナッツオイル

中華料理でおなじみ。オレイン酸が豊富で胃もたれしにくい

ピーナッツ（落花生）の仁からとれます。ピーナッツオイルは、中華料理に多く使われます。炒め物や、油淋鶏《ユーリンチー》など油を回しかけて仕上げる料理、揚げ物などに欠かせない油です。

精製されたものが多く出回っていますが、香りはあえて残しているものもあります。

ピーナッツオイルにも、オレイン酸の多いハイオレイックタイプがあります。

基本DATA

別名:落花生油
原材料:ピーナッツ（落花生）の仁
原産地:南米、アジア
価格（一例）:864円（270g）
使いやすさ:◯
購入しやすさ:◯

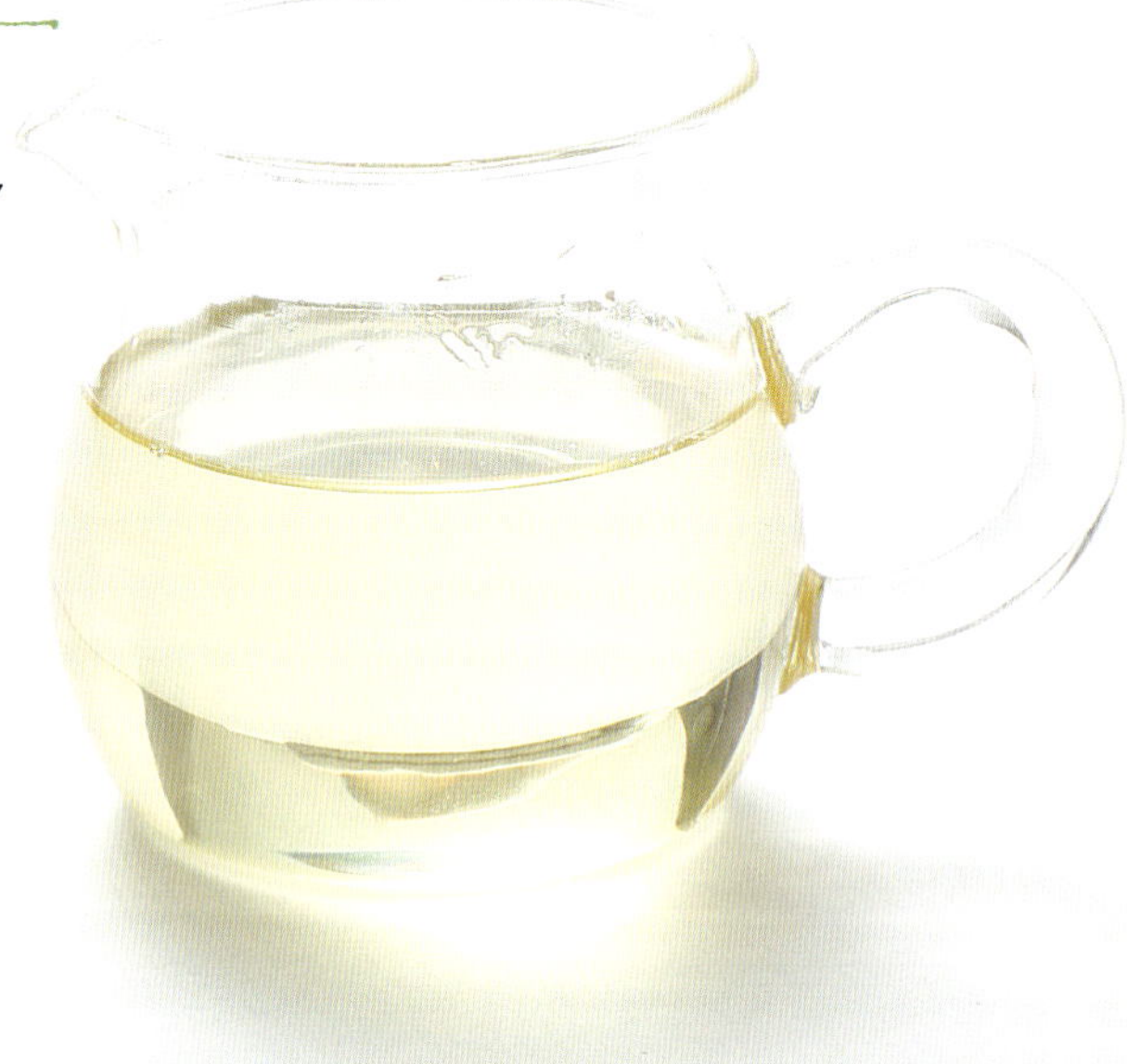

成分の特徴

オレイン酸が多く料理に欠かせない油

オレイン酸が約50%以上含まれる。血中の悪玉コレステロールを減らしたり、胃腸を整える効果がある。次いでリノール酸が約32%含まれ、必須脂肪酸も十分にとれる。ビタミンEも含まれ、総合的に見て酸化しにくい油。中華料理の炒め物などには欠かせない。体にたまりにくい不飽和脂肪酸が豊富だが、とり過ぎには注意。

脂肪酸の割合

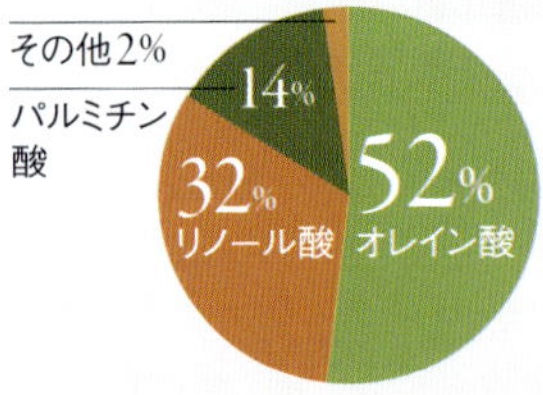

特徴的な栄養素

ビタミンE

こんな人におすすめ

- ☑ 血中のコレステロール値が高い人
- ☑ 胃もたれしやすい人
- ☑ 便秘に悩む人
- ☑ 老化を防ぎ、若さを保ちたい人
- ☑ がんを予防したい人
- ☑ 血行が悪い、冷え性などの人

写真は、精製されたものです。ピーナッツオイルは精製されているものが多く、ほとんどがこのように薄い色です。

Dr.の
イチオシ

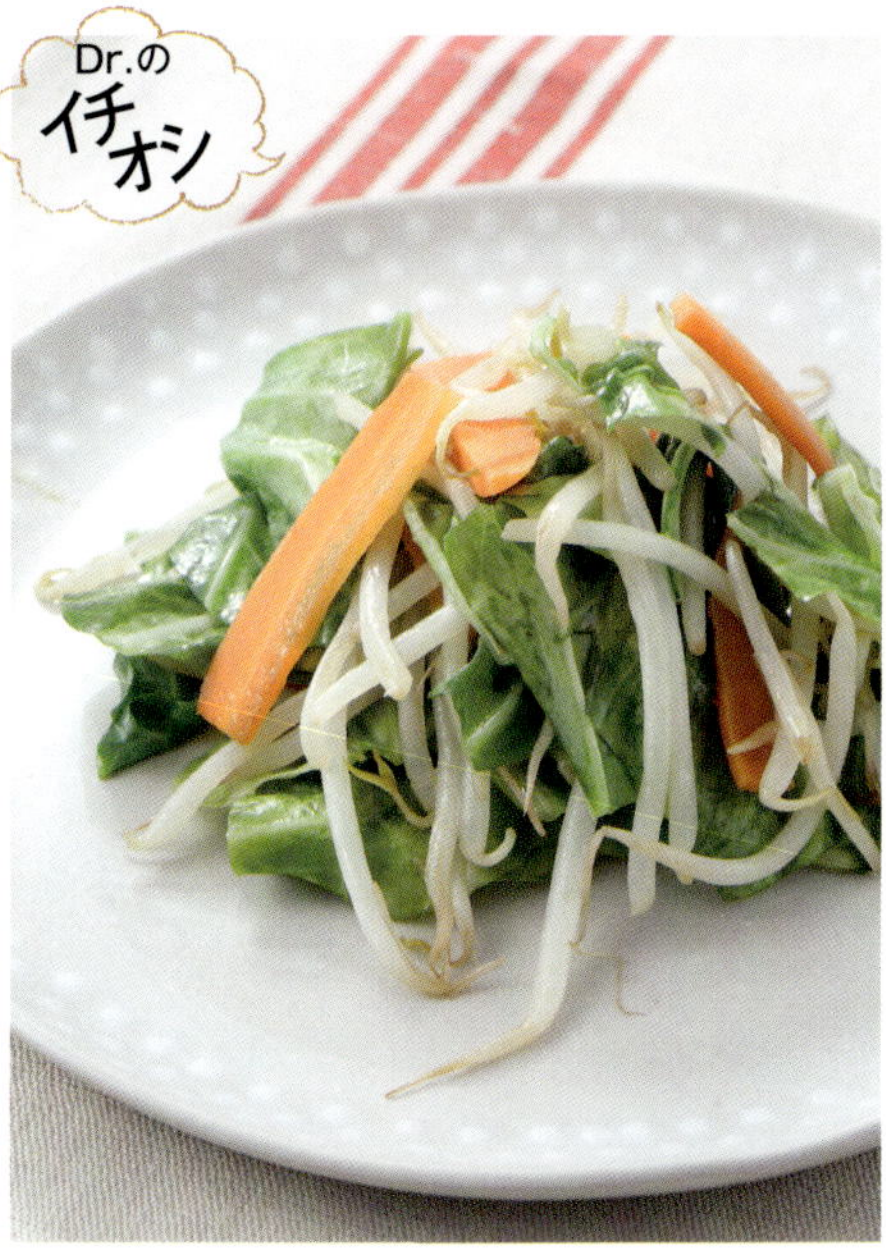

野菜炒め

野菜炒めをつくるときに、フライパンにひく。短時間でサッと加熱するのに適していて、ほどよい香りづけになる。ごま油の代用のイメージでドレッシングやたれに入れるのもよい。

おすすめのとり方

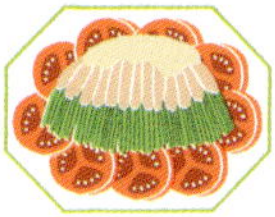

バンバンジー

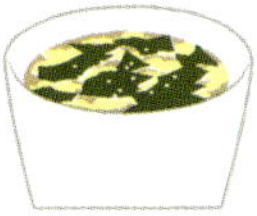

中華スープ

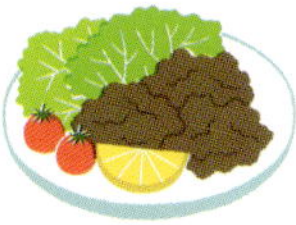

から揚げ

相性◎の食材

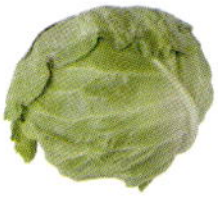

キャベツ

胃粘膜を保護するキャベジンが含まれる。オレイン酸とあわせて胃腸を健康に。

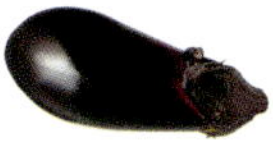

なす

抗酸化作用のあるポリフェノールの一種ナスニンが含まれる。炒め物にも最適。

風味チャート

弱い　強い

香り

ピーナッツそのものの甘く香ばしい香りが感じられる。

口当たり

精製されたものが多いため、口当たりはさらっとしている。

コク

ほのかなコクがある。サラダなどにほどよいコクを加える。

甘味

精製されたクセのない油で、甘味はほとんどない。

苦味

苦味はほとんどない。ピーナッツの薄皮のような渋みが少しある。

個性

精製タイプでも香りがよい。料理のアクセントになる。

保存法

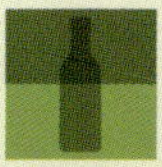

常温で
暗所に
保存

直射日光を必ず避ける。常温でよい。夏場など高温になりそうな場所は避ける。

適した調理法

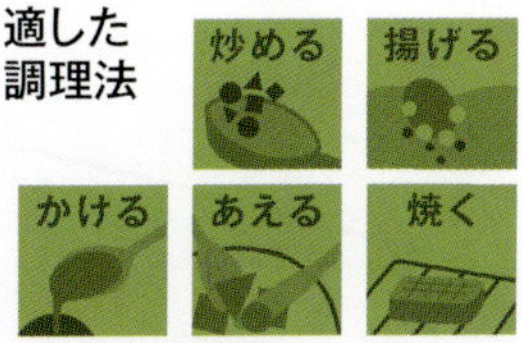

オレイン酸が豊富なので、加熱調理に向いている。リノール酸も多く含まれるため、長時間の加熱は避けた方が無難。

高血圧や血栓予防&老廃物を排出

ウォールナッツオイル

ウォールナッツ（くるみ）の仁からとれます。食用としての利用は古く、日本でも縄文時代には食べられていたといわれます。油としての歴史も長いです。

ウォールナッツは油分の含有量が多いので、圧搾法で搾られることがほとんどです。精製された油と未精製の油のブレンド油もあります。

美食の国フランスで愛されているオイルです。

基本DATA

別名:くるみ油

原材料:ウォールナッツ（くるみ）の仁

原産地:ヨーロッパ、アジア、アメリカ

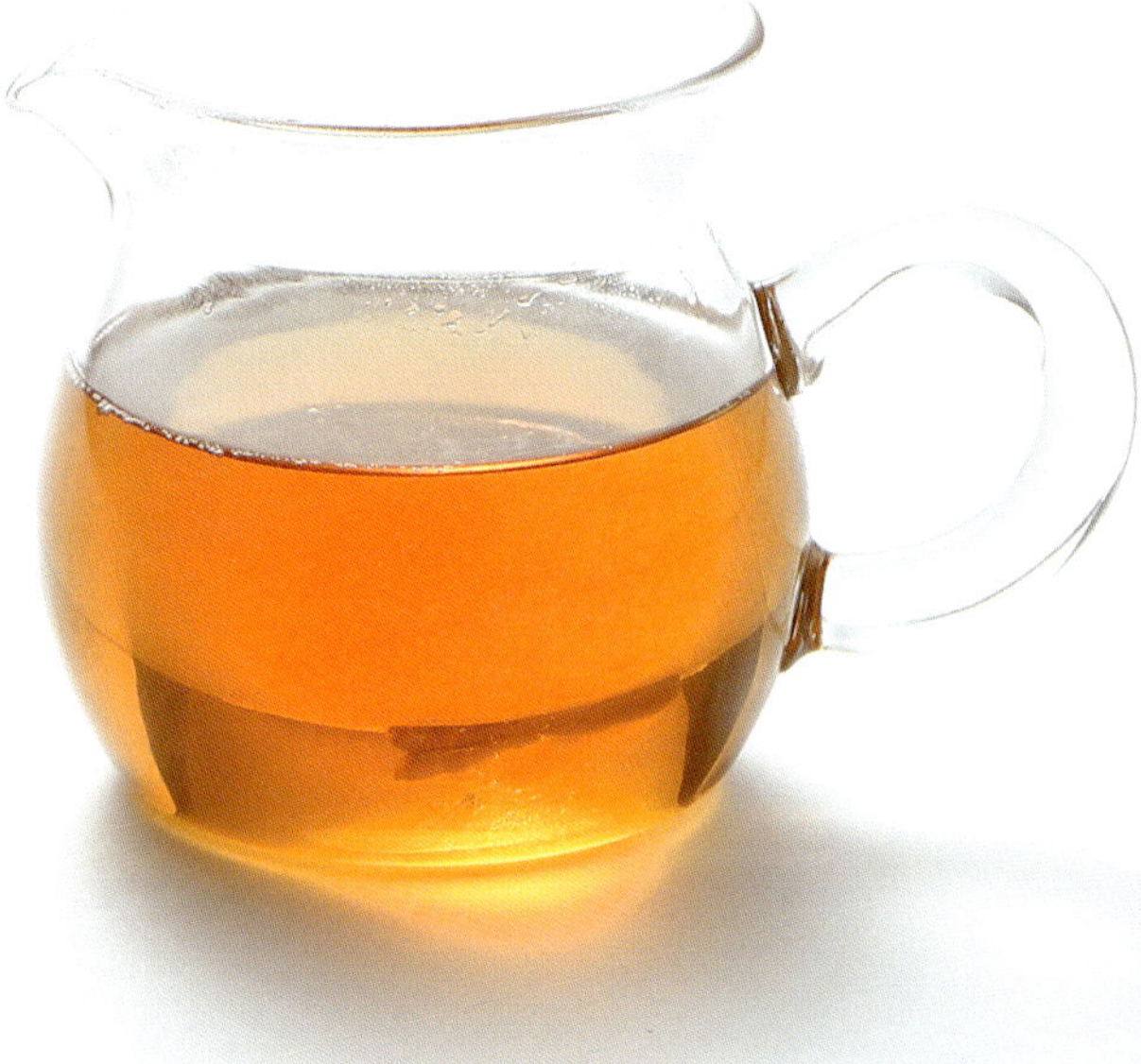

成分の特徴

α-リノレン酸を含むくるみからとれる油

血管を健康に保ち、動脈硬化を予防するα-リノレン酸が多い。悪玉コレステロールを減らすオレイン酸も含まれる。ただし、メインの脂肪酸はリノール酸。全体の脂肪酸の約6割とかなり多く含まれるので、とり過ぎには注意。亜鉛、カリウム、マグネシウムなどのミネラルが含まれるため、むくみ解消や老廃物の排出への効果が期待できる。

脂肪酸の割合

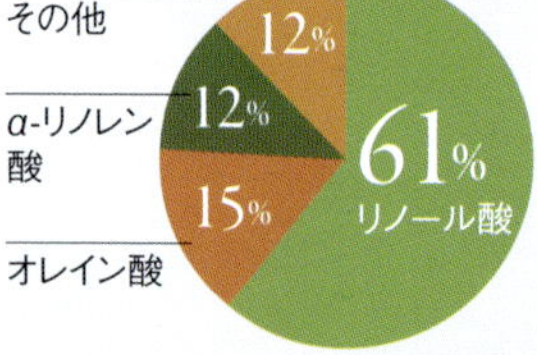

特徴的な栄養素

ミネラル

こんな人におすすめ

- ☑ 血中の中性脂肪、コレステロール値が高い人
- ☑ 血圧が高い人
- ☑ 動脈硬化を予防したい人
- ☑ がんを予防したい人
- ☑ アレルギーがある人
- ☑ デトックスをしたい人

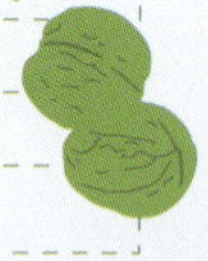

写真は、砕いたナッツを加熱・圧搾してつくられた油です。

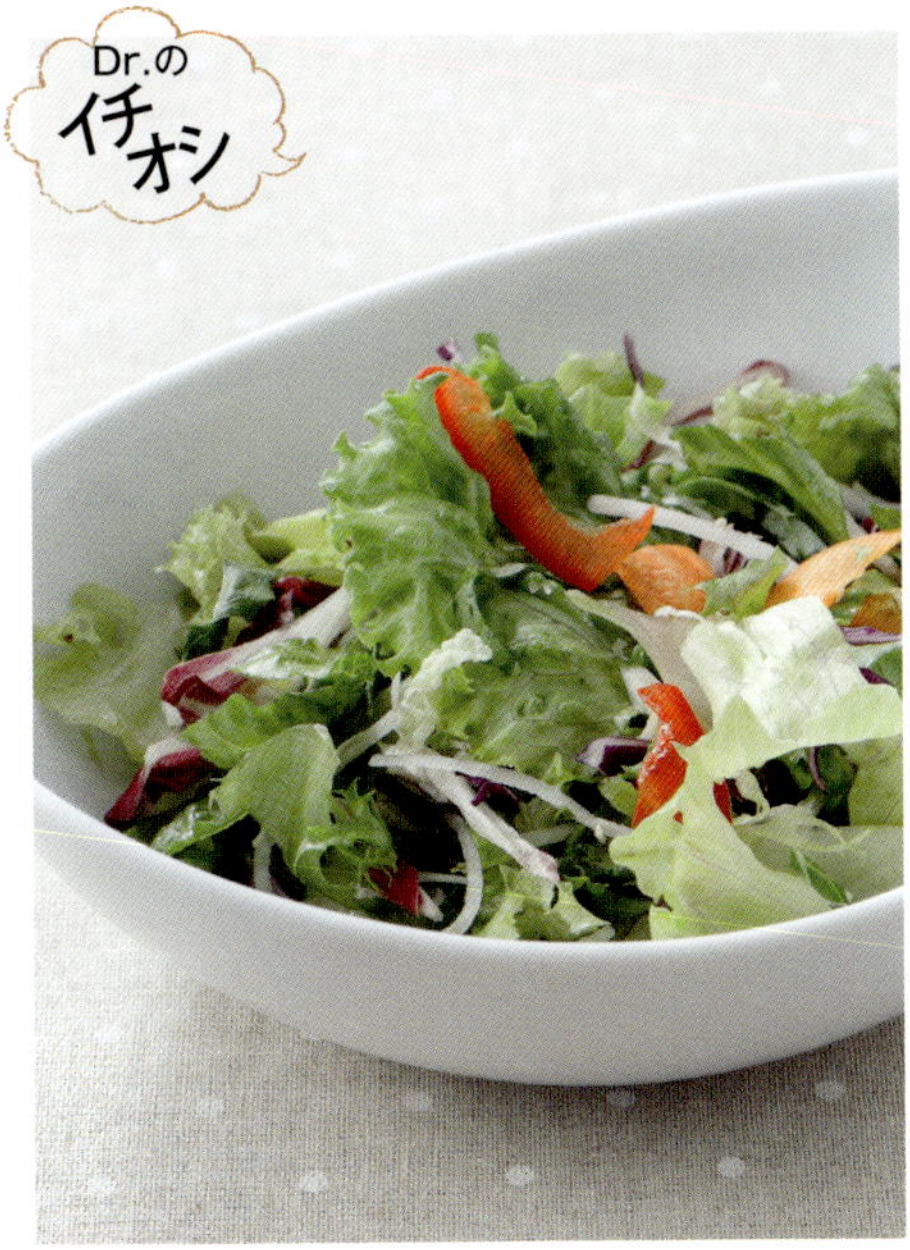

野菜サラダ

野菜サラダに、岩塩をふりかけてウォールナッツオイルをかければ、もっともシンプルなドレッシングに。フレンチドレッシングなどにするのもおすすめ。

おすすめのとり方

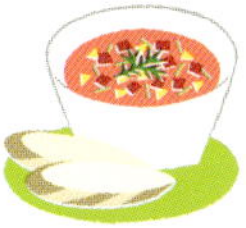

ミネストローネ

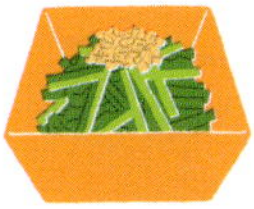

おひたし

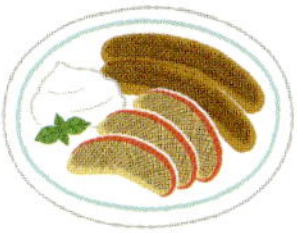

フルーツソテー

相性◎の食材

豆乳

豆乳にはサポニンが含まれ、コレステロールを減らす。オレイン酸との相乗効果が。

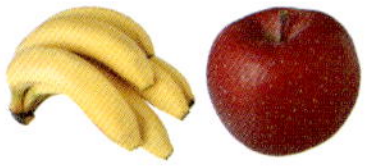

バナナ、りんごなど

果物には抗酸化作用のあるポリフェノールが含まれる。油とあわせて老化防止に。

風味チャート

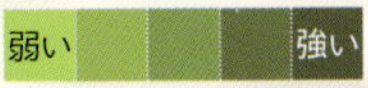

香り

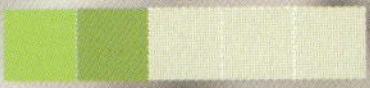

ローストされたウォールナッツの香ばしい香り。

口当たり

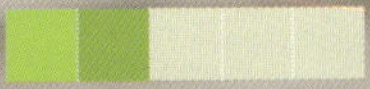

とろりとした口当たり。くるみのこってりした後味が感じられる。

コク

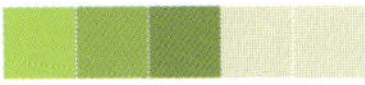

結構コクがある。ドレッシングに入れれば奥行きのある味わいに。

甘味

甘味はあまり感じられない。後味でかすかに感じる程度。

苦味

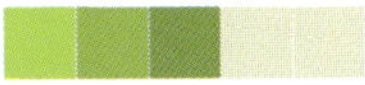

多少苦味がある。くるみの薄皮のようなピリッとしたビターな味。

個性

くるみの味が濃い。オメガ3特有の魚の香りはないのでとりやすい。

保存法

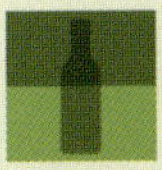

常温で暗所に保存

リノール酸が多く含まれるため、酸化しないようにアルミホイルを巻いて遮光の工夫を。

適した調理法

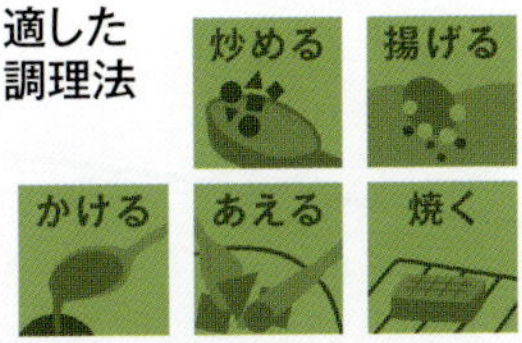

加熱も生食も美味しい。グリル料理の香りづけに最適。ドレッシングにしてサラダにかけるとコクが増す。

見た目も内側も若さをキープ。食べるエイジングケアオイル

ビタミンEやコエンザイムQ10など美容成分たっぷり

レッドパームオイル

パームフルーツの実の果肉を搾った原油を、分子蒸留法（真空蒸留法の一種）という特殊な製法で精製した油です。

通常のパーム油は、高温で精製されるため、色素も栄養素もとり除かれています。レッドパームオイルは、特殊な製法のおかげで、鮮やかな赤い色やその他栄養素が油に残っています。

豊富な栄養成分のほか、料理に鮮やかな彩りを添えます。

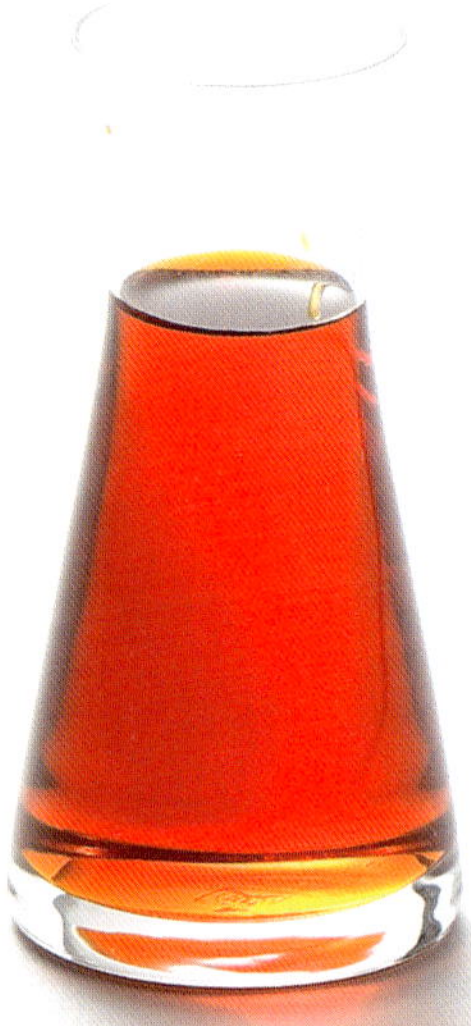

基本DATA

別名:パーム油、パームフルーツオイル
原材料:パームの実
原産地:マレーシアなど
価格(一例):972円(500g)
使いやすさ:◎
購入しやすさ:△

成分の特徴

美肌に効果抜群な2つの栄養素を含む

脂肪酸には、オレイン酸とパルミチン酸が多く含まれる。飽和脂肪酸の割合が多いため、低温になると固まりやすい。
ビタミンAの一種β-カロテンが豊富で、スプーン1杯のレッドパームオイルで一日の必要量をとれる。免疫力アップと美肌に効果がある。抗酸化作用のあるコエンザイムQ10も含まれる。美肌、疲労回復などにつながる。

脂肪酸の割合

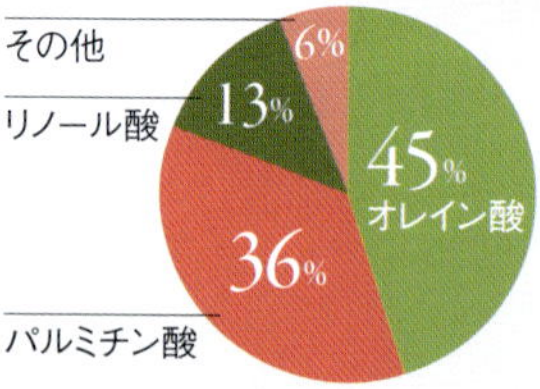

特徴的な栄養素

- ビタミンE
- コエンザイムQ10

こんな人におすすめ

- ☑ 免疫力を高めたい人
- ☑ がんを予防したい人
- ☑ 血行が悪い、冷え性などの人
- ☑ 老化を防ぎ、若さを保ちたい人
- ☑ 目の疲れに悩む人
- ☑ 美肌を保ちたい人

写真は、100%レッドパームオイルなので鮮やかな赤色。ほかにキャノーラ油とのブレンド油もあります。

Dr.のイチオシ

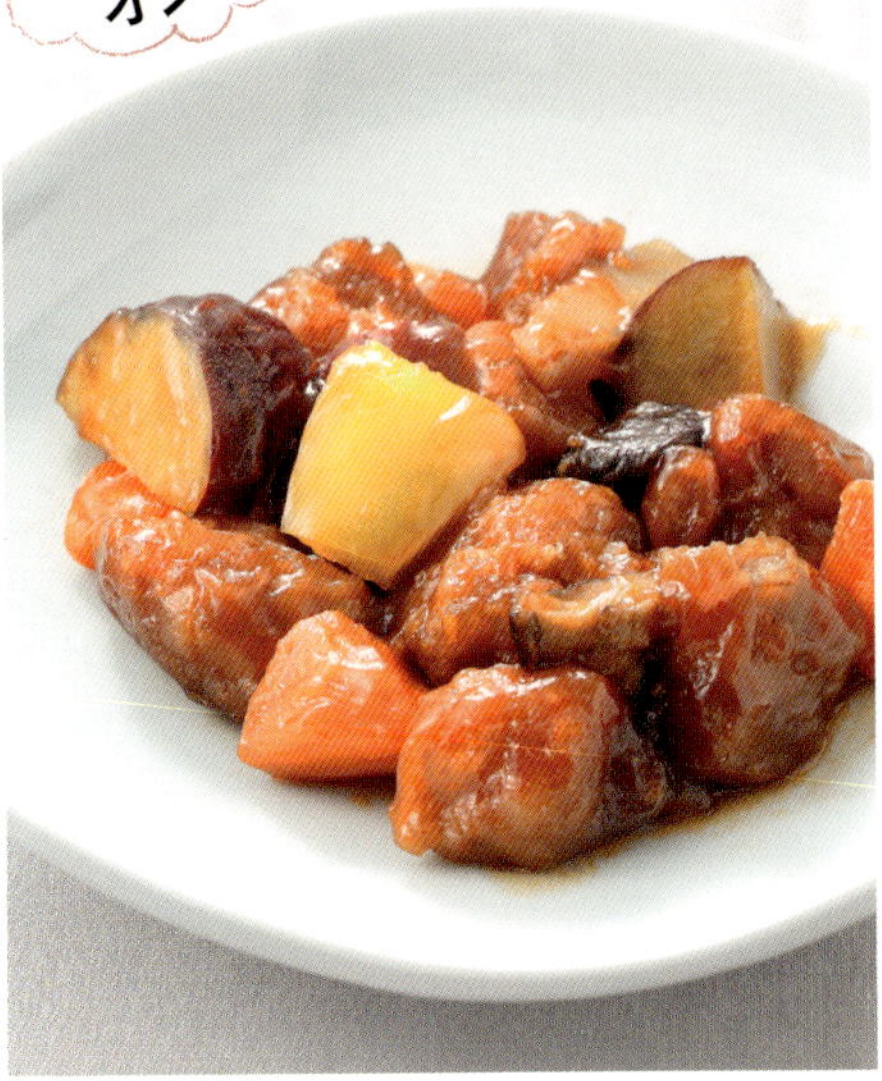

酢豚

酢豚の具材を炒めるときに使う。サラダ油でつくるよりも、β-カロテンやコエンザイムQ10といった栄養素をプラスできる。食欲をそそる美しい色に仕上がる。

おすすめのとり方

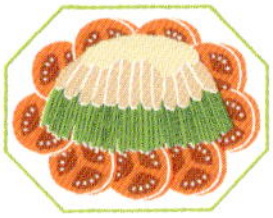

バンバンジー

ミネストローネ

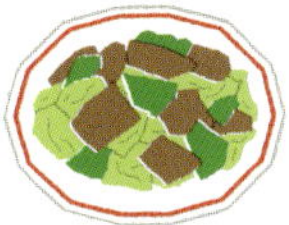

回鍋肉

相性◎の食材

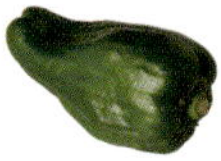

ピーマン

ポリフェノールの一種クロロフィルが豊富。油とあわせて抗酸化作用をアップ。

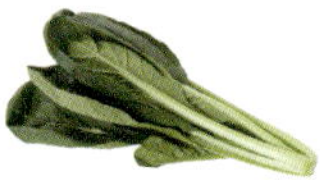

小松菜

β-カロテンや鉄分・カルシウムを含む。あわせれば免疫力を上げる効果がさらにアップ。

風味チャート

弱い　強い

香り

ほのかに油らしい香りがする。

口当たり

こってりした口当たりで口に残る。

コク

少しコクがあってまろやか。

甘味

わずかに自然な甘味を感じる。

苦味

苦味はほとんどなく、丸みを帯びた味。

個性

鮮やかな色とさまざまな栄養素が入っている。

こんなオイルも
パーム核油

パームの実の核からとれる油。同じパームの実でも、果肉からとれる油とは脂肪酸の組成が異なり、飽和脂肪酸が多い。マーガリンなどの材料となる。

保存法

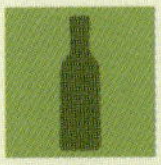

常温で保存

冬場は固まりやすい。調理に使うときは加熱すればすぐに溶ける。室温でも液体に戻る。

適した調理法

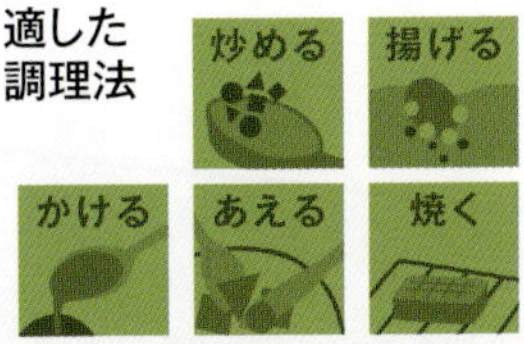

オレイン酸と、飽和脂肪酸のパルミチン酸がメインなので、加熱調理OK。普段使っているサラダ油感覚で使える。

必須脂肪酸のバランスがよく、栄養価が高い

麻の実油

麻は、古くから食用や繊維利用の目的で栽培されてきました。麻には複数の種類があり、そのうちの一種ヘンプの種子からとれる油です。アマニ油の亜麻も、麻の一種です。

栄養価が高く、最近はスーパーフードとして再注目されています。日本では、食用の麻の実や麻の実油は輸入ものがほとんどです。油には必須脂肪酸が8割近く含まれています。

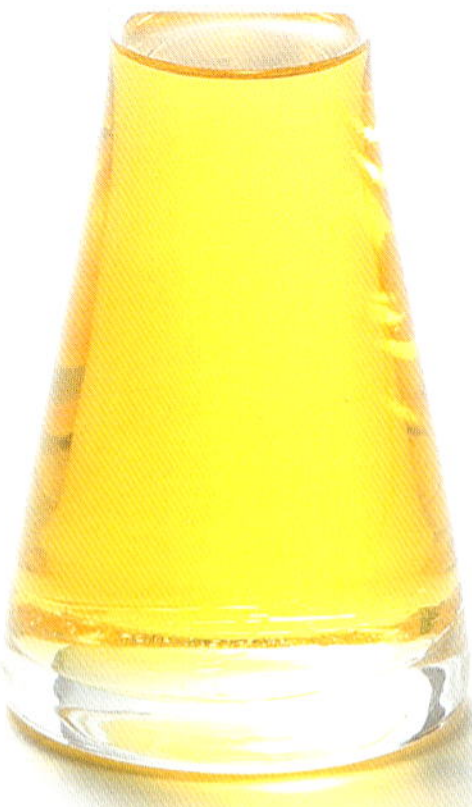

基本DATA

別名：ヘンプシードオイル、ヘンプオイル
原材料：麻の実（ヘンプシード）
原産地：中央アジアなど
価格（一例）：1,296円（100g）
使いやすさ：△
購入しやすさ：△

成分の特徴

必須脂肪酸がたっぷり。γ《ガンマ》-リノレン酸も特徴

脂肪酸の構成でメインとなるのはリノール酸。50％以上含まれる。次に多く含まれるのは、健康効果が高いα-リノレン酸。動脈硬化を防ぎ、生活習慣病を予防する。また、ほかの食品にはあまり含まれないγ-リノレン酸も含まれる。PMS（月経前症候群）や更年期障害などの、女性ホルモン由来の不調を緩和させる働きがある。

脂肪酸の割合

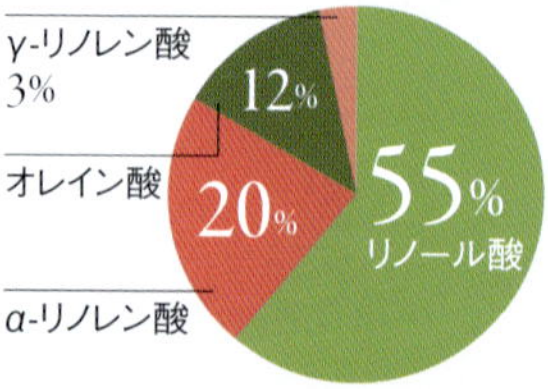

特徴的な栄養素

ビタミンE

こんな人におすすめ

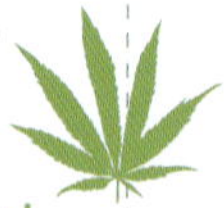

- ☑ 血中の中性脂肪、コレステロール値が高い人
- ☑ 血圧・血糖値が高い人
- ☑ 老化やがんを予防したい人
- ☑ アレルギーがある人
- ☑ PMS（月経前症候群）に悩む人
- ☑ 更年期障害の症状がつらい人

写真は、圧搾法で搾られた未精製のものなので鮮やかな黄色。精製タイプは透明です。

Dr.のイチオシ

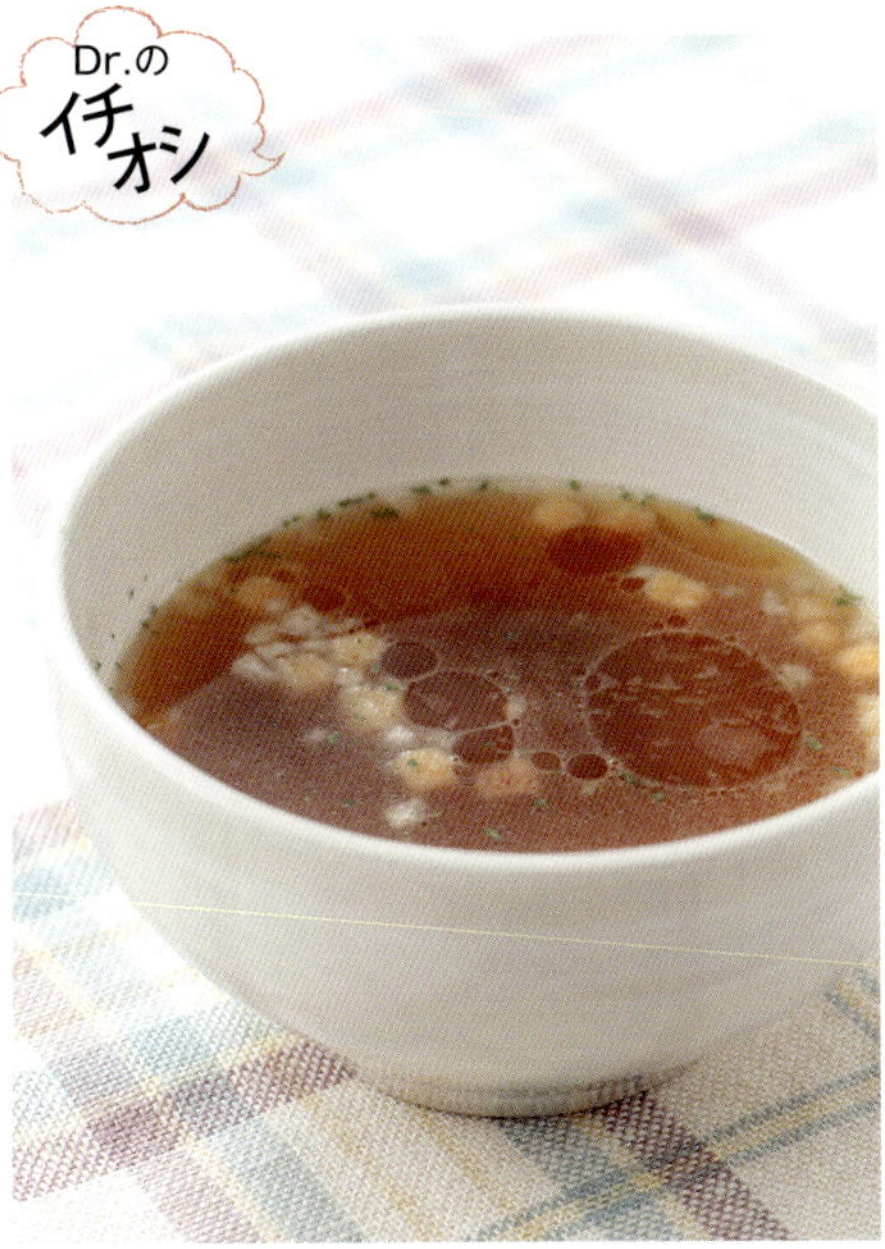

コンソメスープ

コンソメスープにたらす。麻の実油は少しクセがある味わいなので、コンソメスープのほか、ミネストローネなど比較的味が濃い汁物に入れるのもおすすめ。

風味チャート

弱い　強い

香り

圧搾法で搾られた未精製のタイプは、少し青々とした香りがする。

口当たり

とろりとした口当たり。口に含むと、長く余韻が残る。

コク

未精製のものはかなりコクがある。ナッツのような芳醇さ。

甘味

甘味はほとんどない。ただしナッツのような自然な甘味は感じる。

苦味

少し青々とした生っぽい風味。渋みもわずかにある。

個性

少し魚のようなクセのある味。繊細な味の料理には向かない。

おすすめのとり方

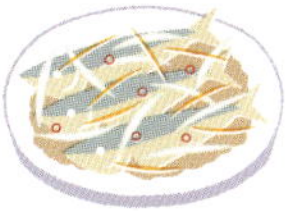

南蛮漬け

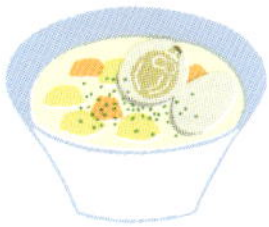

クラムチャウダー

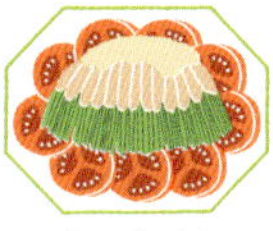

バンバンジー

相性◎の食材

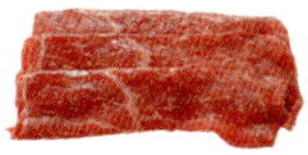

牛肉

牛肉にはL-カルニチンが含まれ脂質の代謝を促す。リノール酸過多の影響を抑える。

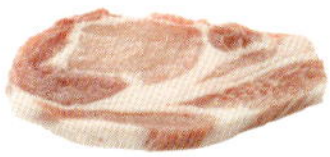

豚肉

ビタミンB群が含まれ疲労回復に効果的。また、個性的な油の味に負けない食材。

保存法

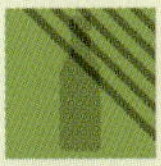

冷暗所で保存

酸化しやすいα-リノレン酸、γ-リノレン酸が含まれるため、必ず冷暗所で保存する。

適した調理法

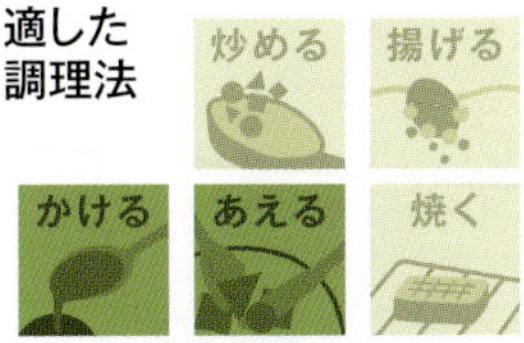

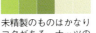

オメガ3系脂肪酸が含まれるため、基本的には生でとる。もしくは、出来上がった料理の仕上げにかける。

デザートやドレッシングでもいい油を

プルーンシードオイル

プルーンは、西洋すももとも呼ばれる紫色の果実。生食のほか、ドライフルーツなどに加工されます。このプルーンの種子からとれる油がプルーンシードオイルです。

プルーンの種子は、アーモンドのような香りです。脂肪酸の特徴は、オリーブオイルに似ています。少し目先をかえたいときに、オリーブオイルの代用として使っても。

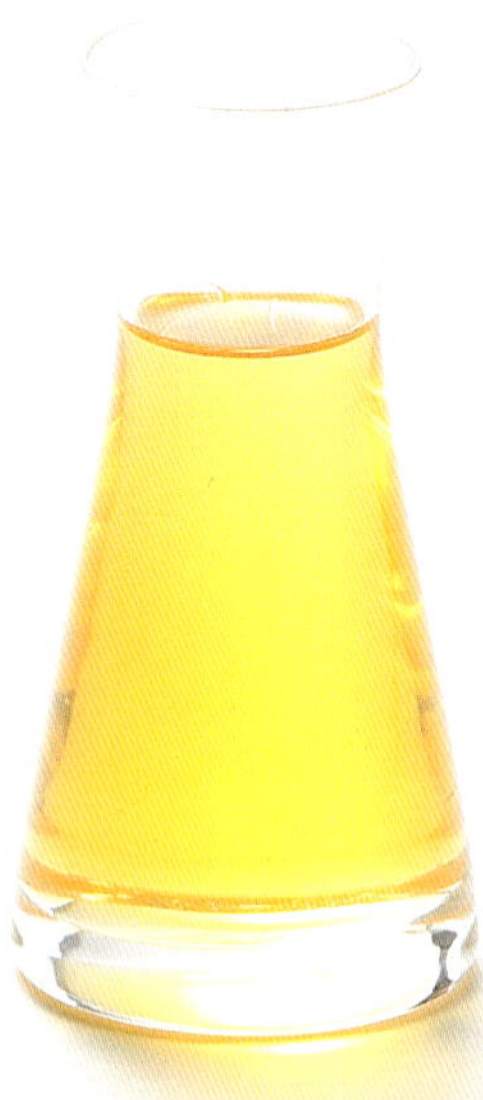

基本DATA

原材料:プルーンの種子
原産地:フランス、アメリカなど
価格(一例):2,500円(90g)
使いやすさ:◎
購入しやすさ:△

成分の特徴

オレイン酸が豊富で風味豊かな油

含まれる脂肪酸の約70%がオレイン酸。血中の悪玉コレステロールを減らし、胃腸の調子を整える。酸化に強く、加熱もOK。リノール酸も多く含まれるので、とり過ぎには注意する。栄養素はビタミンEが豊富。抗酸化作用が強く、体内の脂質が酸化するのを防ぎ、細胞を若々しく保つ。色がきれいなので、デザートなどにも合う。

脂肪酸の割合

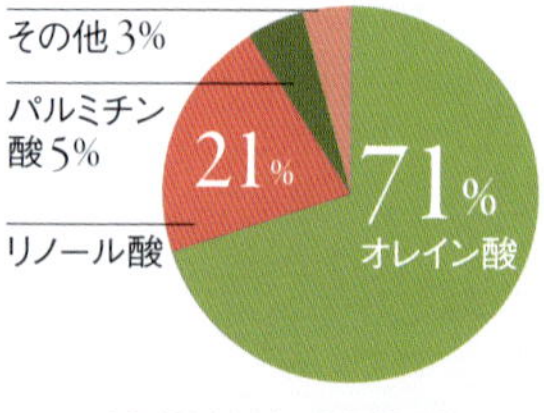

特徴的な栄養素

ビタミンE

こんな人におすすめ

- ☑ 血中のコレステロール値が高い人
- ☑ 胃もたれしやすい人
- ☑ 便秘に悩む人
- ☑ 老化を防ぎ、若さを保ちたい人
- ☑ がんを予防したい人
- ☑ 血行が悪い、冷え性などの人

Dr.の
イチオシ

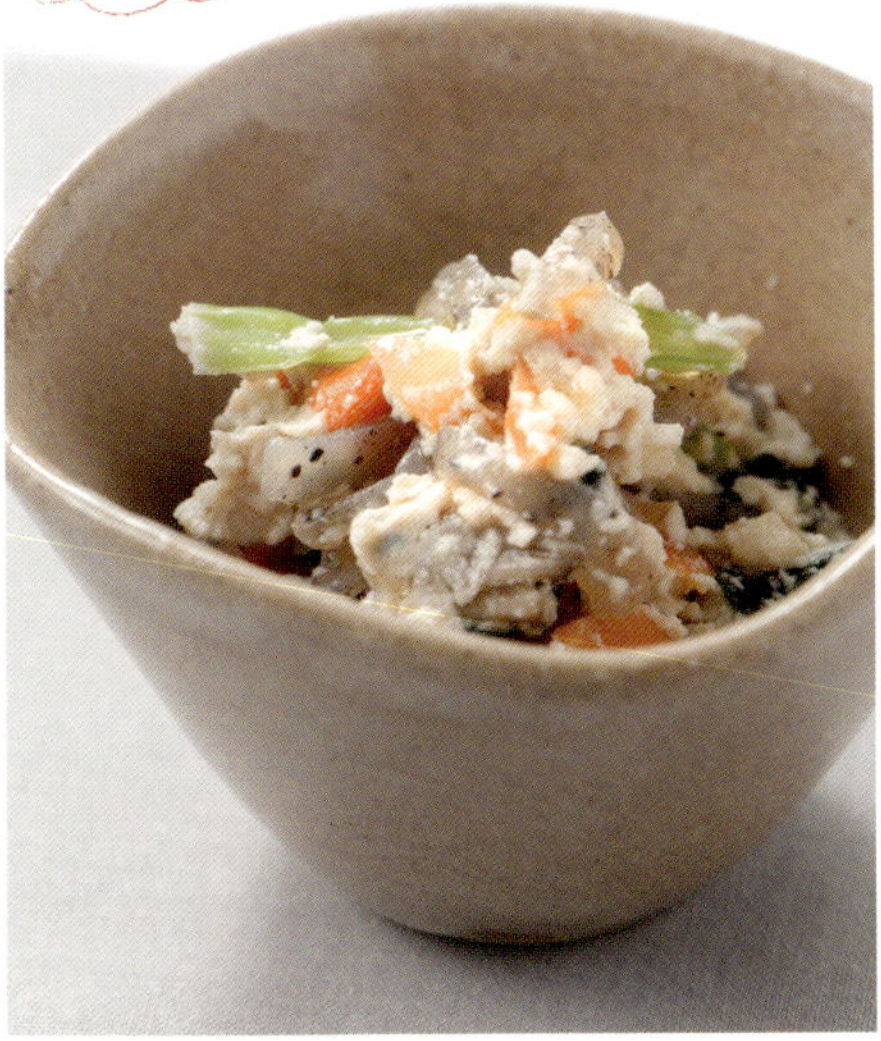

あえもの

あえものの味つけに使う。白あえなど、少し甘味がある料理には、ナッツのような深いコクが加わっておいしくなる。生食ならリノール酸の酸化を防ぐこともできる。

おすすめのとり方

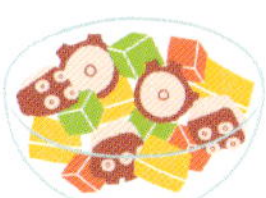

マリネ

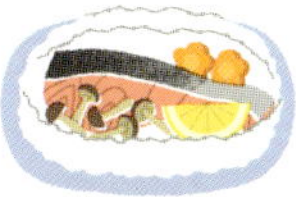

魚のホイル焼き

野菜サラダ

相性◎の食材

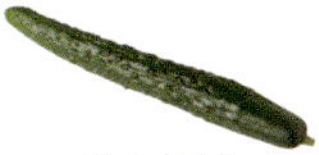

きゅうり

カリウムが豊富で血圧を下げる働きがある。オレイン酸との相乗効果で血管を健康に。

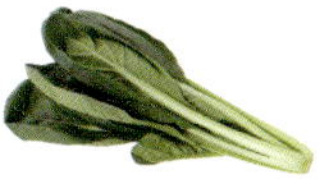

小松菜

小松菜にはβ-カロテンやカルシウムが豊富。油のビタミンEとあわせて病気予防にも。

風味チャート

弱い　強い

香り

未精製タイプなら、アーモンドに似た香りがある。

口当たり

未精製タイプはとろりとしてまろやかな口当たり。

コク

比較的コクがある。サラダなどにかければ味に深みが増す。

甘味

甘味はほとんどない。アーモンドのような風味が広がる。

苦味

苦味はほとんどない。アーモンドよりもあっさりした味わい。

個性

味、香りともにクセや主張はない。オリーブオイルの代用にも。

保存法

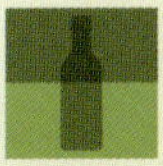

常温で暗所保存

遮光瓶に入れるか、暗い場所に保存する。日光による酸化に弱いので注意。

適した調理法

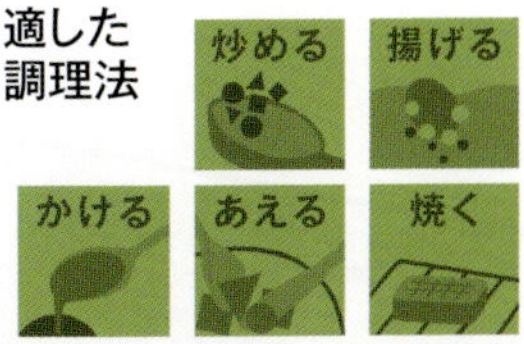

オレイン酸が多いので、加熱調理に向く。アイスクリームにかけたり、ドレッシングとしてかけても美味しい。

ビタミンE豊富でアンチエイジングに効く

アボカドオイル

「森のバター」といわれるほど栄養豊富なアボカドの果肉からとれます。ビタミンA、ビタミンE、悪玉コレステロールを減らす植物ステロール、抗酸化成分のクロロフィルなどを含有。

脂肪分が多いため、圧搾法で搾油されます。皮と果肉由来の鮮やかな緑色の油で、栄養成分も溶け込んでいます。オレイン酸が豊富で、いいことずくめの油です。

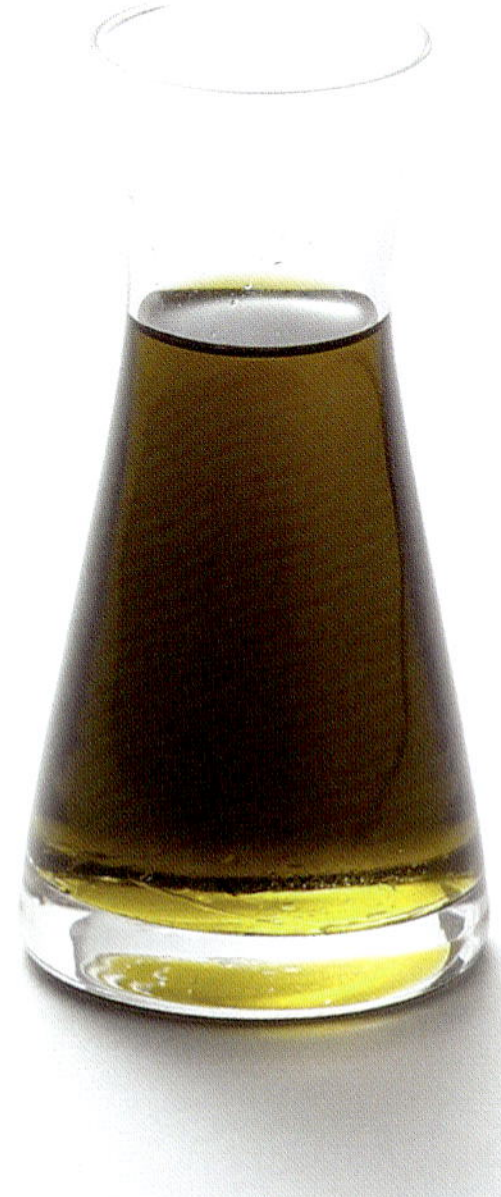

基本DATA

原材料:アボカドの果肉
原産地:アメリカ、メキシコ、ニュージーランドなど
価格(一例):1,296円(178g)
使いやすさ:◎
購入しやすさ:○

成分の特徴

アボカドの実からとれる若返りの栄養素が豊富

脂肪酸の構成はオレイン酸が中心で約7割。酸化しにくいうえに色や香りが豊かなので、調理にも料理のアクセントにも幅広く使える。
植物ステロールが含まれ、脂質の吸収を抑えたり悪玉コレステロールを減らす働きがあり、脂質異常症の改善につながる。ビタミンAの一種β-カロテンが含まれ、病気・老化予防と美肌効果がある。

脂肪酸の割合

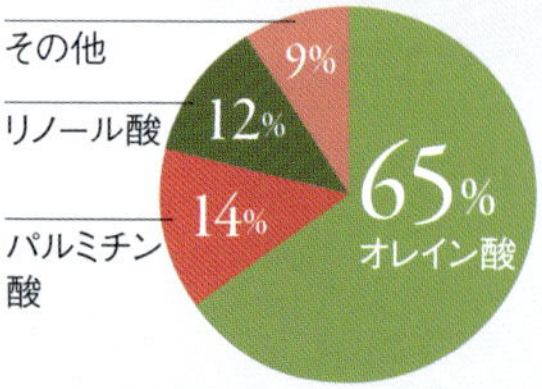

特徴的な栄養素

植物ステロール

ビタミンA

こんな人におすすめ

- ☑ 血中のコレステロール値が高い人
- ☑ 胃もたれしやすい人
- ☑ 便秘に悩む人
- ☑ 免疫力を高めたい人
- ☑ がんを予防したい人
- ☑ 目の疲れに悩む人

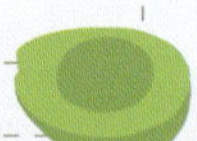

写真は、圧搾法で搾られたエクストラバージンタイプです。そのため、濃い緑色をしています。

Dr.の イチオシ

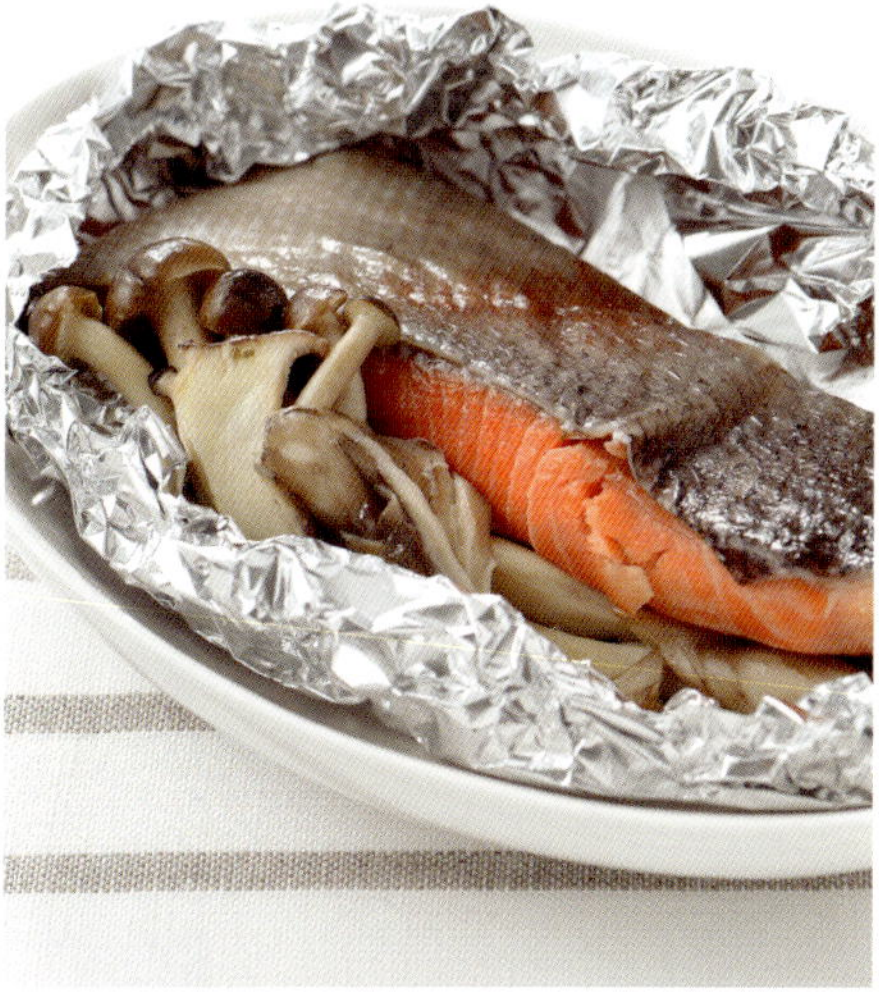

魚のホイル焼き

魚のホイル焼きに、仕上げにかける。鮭や白身魚など淡泊な味の魚に、アボカドの豊かなコクが加わってまろやかに。パンにつけたりサラダに入れたり、何でも楽しめる。

風味チャート

弱い　強い

香り

切りたての生のアボカドのような、フレッシュな香り。

口当たり

エクストラバージンタイプは、とろりと濃くて口に広がる。

コク

非常にコクがある。料理に入れると存在感がある。

甘味

甘味はほとんどない。しかしクリーミーなのでお菓子に合う。

苦味

苦味はほとんどないが、アボカドそのものの自然な青臭さがある。

個性

果実そのものの味が豊かで存在感がある。色も濃くて鮮やか。

おすすめのとり方

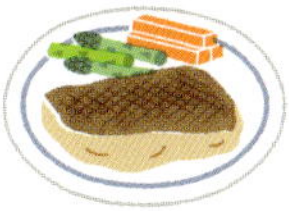

チキンソテー

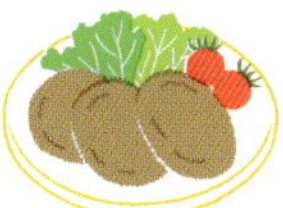

コロッケ

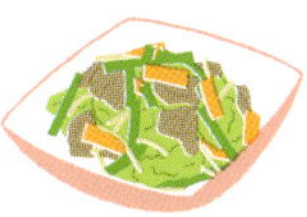

野菜炒め

相性◎の食材

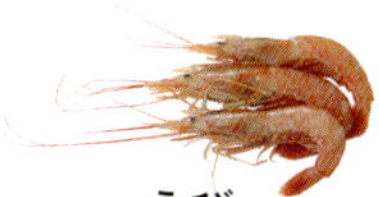

えび

低カロリーなので、脂質と一緒にとっても安心。アボカドと風味の相性は抜群。

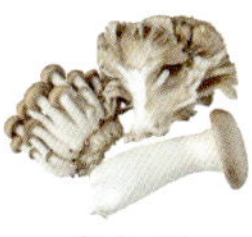

きのこ

食物繊維が豊富で血圧を下げる助けになる。独特の旨味や香りが油の濃厚な風味に合う。

保存法

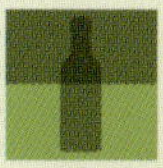

常温で暗所保存

とりわけ酸化しやすい油というわけではない。直射日光を避ける。

適した調理法

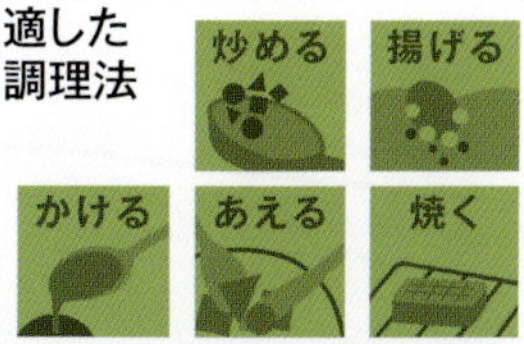

オレイン酸が豊富で加熱調理に向く。贅沢に使えるなら揚げ物もOK。ただし栄養豊富なので生食でとるのがベスト。

アルガンオイル

抗酸化成分がオリーブオイルの2倍以上。美肌と老化予防に効果抜群

モロッコ産のアルガンノキの種子からとれます。モロッコでは、クスクスの調理に用いて食べたり、薬用、化粧用など幅広く活用されてきました。

日本ではスキンケアやヘアケアに使われる印象が強いですが、最近になって食用のアルガンオイルが普及し始めています。

伝統的な搾油法によって、人の手で搾油されるため、とても貴重な油です。

基本DATA

原材料:アルガンの仁
原産地:モロッコ
価格(一例):3,240円(91g)
使いやすさ:○
購入しやすさ:△

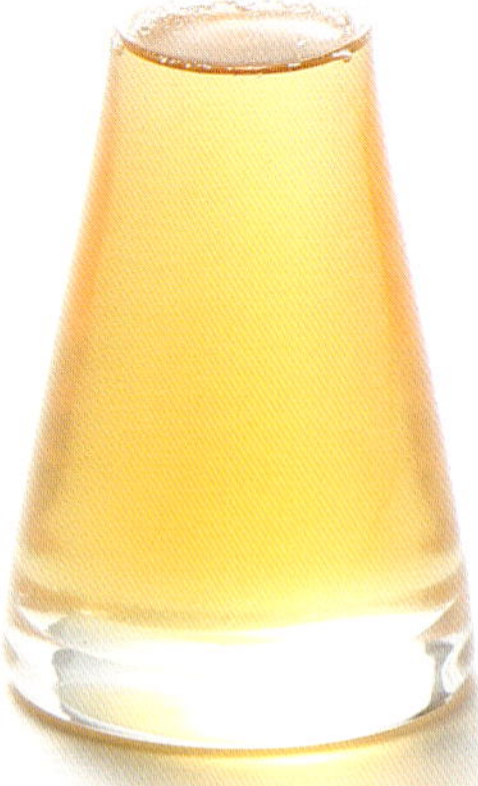

成分の特徴

スキンケアだけじゃない。食べるメリットいっぱい

脂肪酸の構成のメインはオレイン酸。次いで多く含まれるのはリノール酸。とり過ぎには注意したいが、微量な栄養素も複数含まれるのが特徴。
ビタミンAの一種 β-カロテンが豊富で免疫力アップや美肌に効果的。ビタミンEも含まれ、強い抗酸化作用で細胞の老化を防ぐ。ビタミンEの含有量はオリーブオイルの２倍以上ともいわれる。

脂肪酸の割合

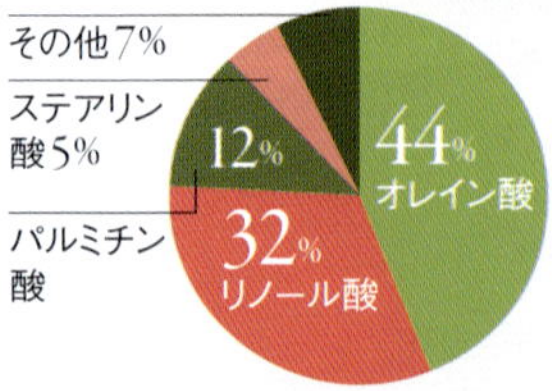

特徴的な栄養素

ビタミンE
ビタミンA

こんな人におすすめ

- ☑ 老化を防ぎ、若さを保ちたい人
- ☑ がんを予防したい人
- ☑ 血行が悪い、冷え性などの人
- ☑ 免疫力を高めたい人
- ☑ 目の疲れに悩む人
- ☑ 美肌を保ちたい人

写真は、ノンローストタイプです。

Dr.の
イチオシ

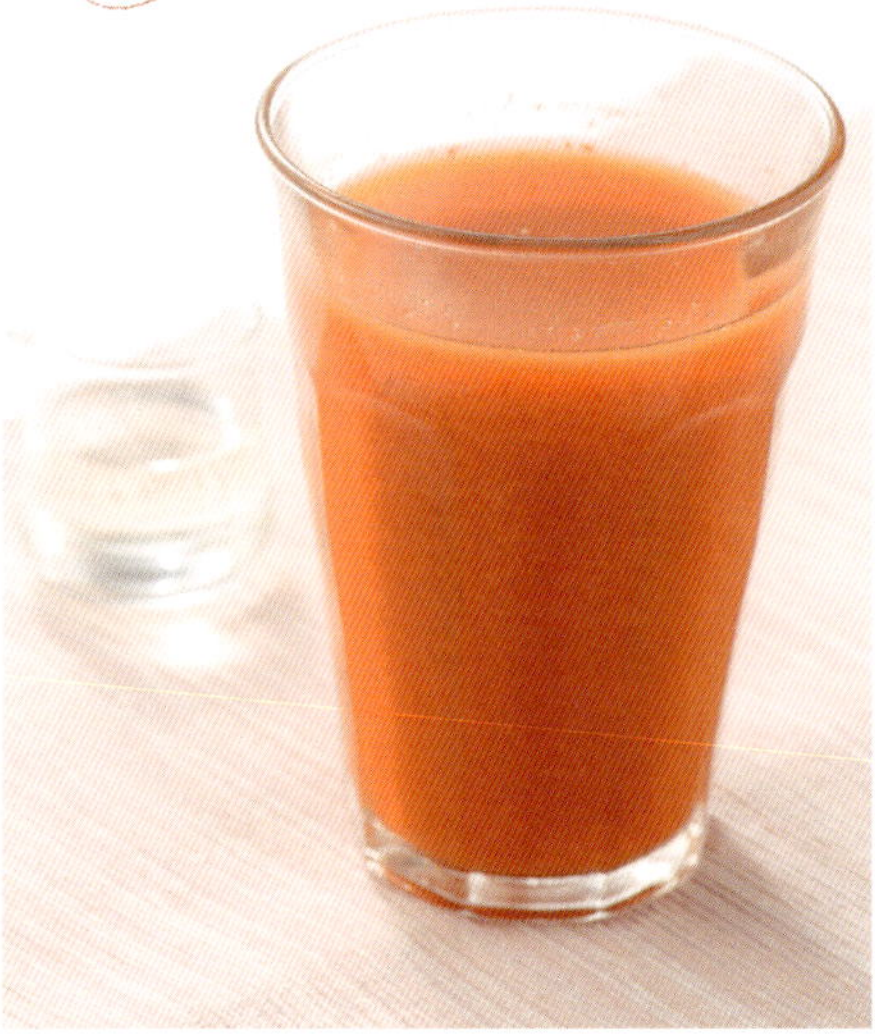

野菜ジュース

野菜ジュースに加えて飲む。手づくりの野菜ジュースだと添加物ゼロなのでなおよい。希少な油を少量入れて、余すところなくとることができる。

おすすめのとり方

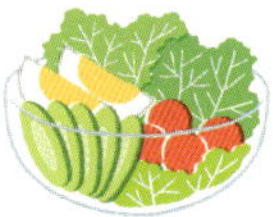

野菜サラダ

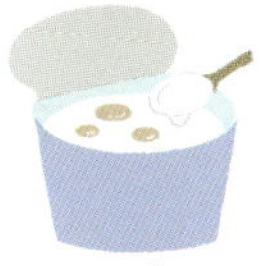

ヨーグルト

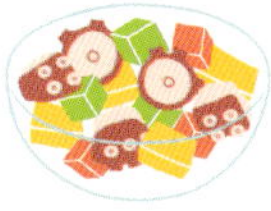

マリネ

相性◎の食材

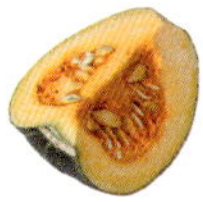

かぼちゃ

ビタミンEとβ-カロテンが豊富。油の抗酸化作用と相乗効果でアンチエイジングに。

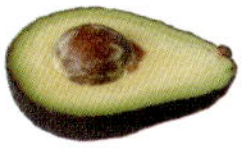

アボカド

アボカドはビタミンEとビタミンAが豊富で美肌に。油とあわせて相乗効果を狙って。

風味チャート

弱い　　強い

香り

ローストしたナッツに似た香ばしい香り。

口当たり

未精製タイプは、非常に濃くてとろみがある。

コク

非常にコクがある。油ならではの深みがある。

甘味

甘味はほとんどない。ビターな感じ。

苦味

ほのかに香ばしい苦味を感じる。

個性

味も特徴的なうえに搾油量の少ない希少な油。

こんなオイルも

アサイーオイル

スキンケアならビタミンCの豊富なアサイーも欠かせない食材。果肉のピューレなどを食べるのが一般的だが、アサイーの種を搾った油もある。

保存法

常温で暗所保存

直射日光を必ず避ける。遮光瓶に入れるのがベスト。夏場は涼しい場所に置く。

適した調理法

炒める　揚げる　かける　あえる　焼く

含まれる割合が多いのはオレイン酸。加熱調理に向いている。リノール酸も多いため、短時間の調理がおすすめ。

パンプキンシードオイル

美肌効果に泌尿器トラブルも解消。体の内外からアンチエイジング

かぼちゃの種子からとれます。もともとオーストリアで伝統的に食べられてきた油です。

私たちが普段食べているような日本かぼちゃではなく、ハロウィンで使われる西洋かぼちゃの種子から搾油されます。

種子はそのまま食べられることも多く、甘味と香ばしさがあって栄養豊富。圧搾法で搾油された未精製の油なら、栄養素も油に含まれています。

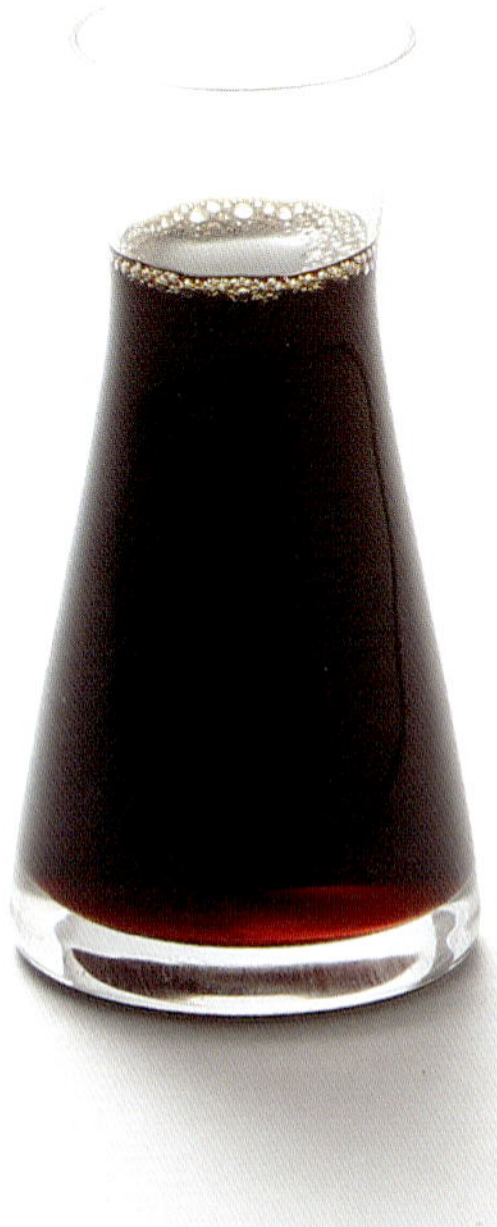

基本DATA

原材料:西洋かぼちゃの種子
原産地:北アメリカ、南アメリカなど
価格(一例):2,149円(230g)
使いやすさ:◯
購入しやすさ:◯

成分の特徴

リグナンとビタミンEで年齢の悩みに効く

脂肪酸は、リノール酸とオレイン酸が多い。比較的酸化しにくいので調理にも使えるが、とり過ぎには注意。色も風味も濃いので、料理のアクセントとして使うのがおすすめ。
抗酸化作用の強いリグナンが含まれる。排尿に関わる筋肉に作用し、泌尿器系のトラブルに効くともいわれる。ビタミンEが体の細胞を若く保ち、アンチエイジングに。

脂肪酸の割合

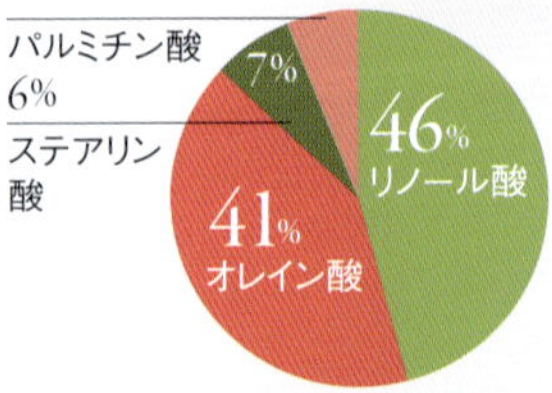

特徴的な栄養素

- ビタミンE
- リグナン

こんな人におすすめ

- 老化を防ぎ、若さを保ちたい人
- 血中のコレステロール値が高い人
- 血行が悪い、冷え性などの人
- がんを予防したい人
- お酒をよく飲む人
- 免疫力を高めたい人

オメガ6

パンプキンシードオイル

Dr.のイチオシ

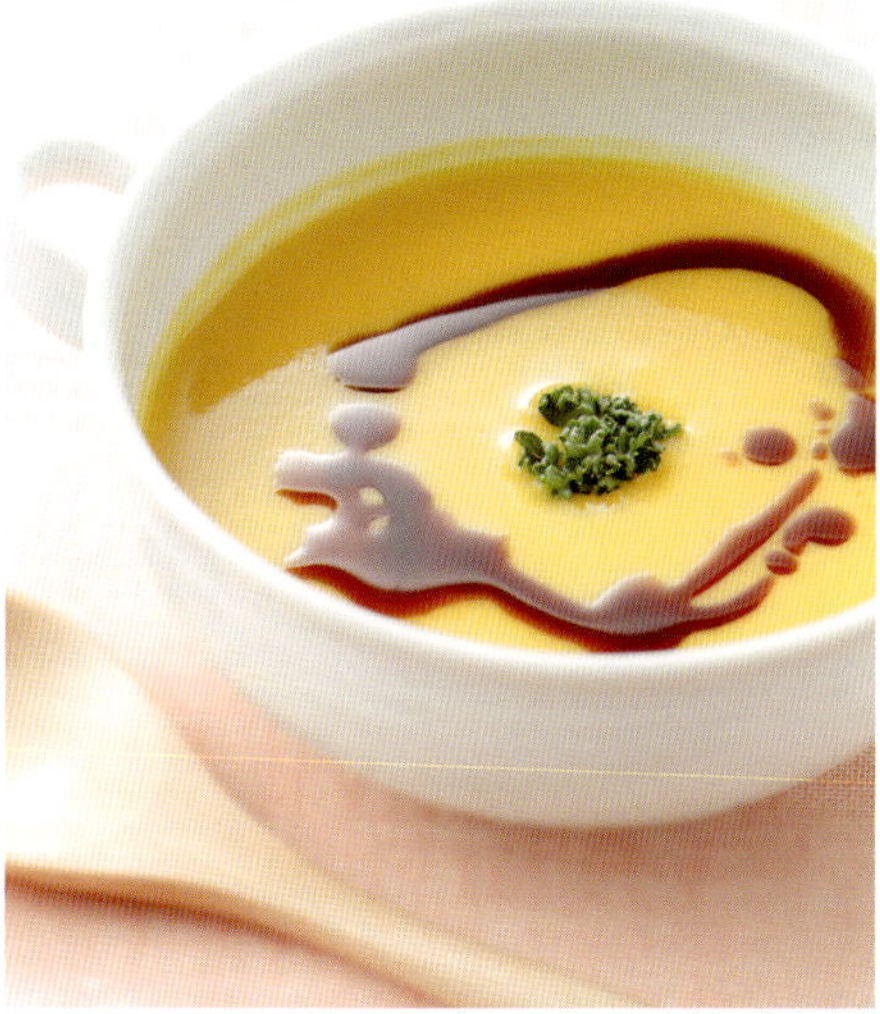

ポタージュ

かぼちゃのポタージュの仕上げにかける。かぼちゃとかぼちゃの種なので、相性抜群。ポタージュの甘味に油の香ばしさがアクセントになる。色も鮮やかで見た目に美しい。

風味チャート

弱い　強い

香り

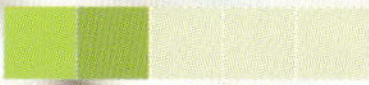

かぼちゃの種そのもののような、非常に香ばしい香り。

口当たり

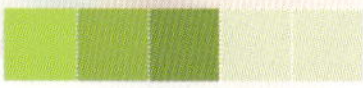

とろみがあるが、口当たりは意外とさっぱりしている。

コク

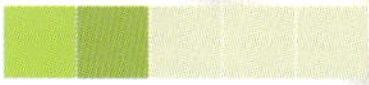

少しコクがある。ただ香りのわりには、あっさりしている。

甘味

ナッツを食べたときのような、自然な甘味がわずかにある。

苦味

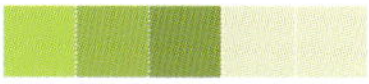

かぼちゃの種を食べたときのような苦味が少しある。

個性

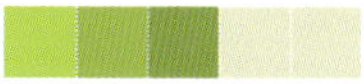

濃厚なかぼちゃの種の香り、深みのある茶色がほかにはない油。

おすすめのとり方

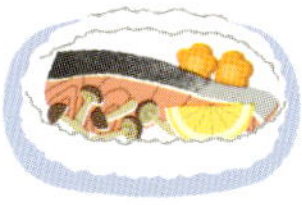

魚のホイル焼き

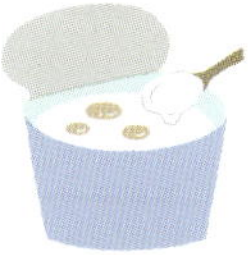

ヨーグルト

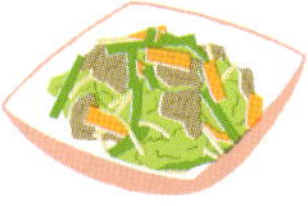

野菜炒め

相性◎の食材

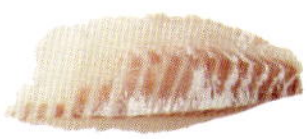

白身魚

骨を強くするビタミンDが豊富。魚の淡泊な味に、油で変化をつけるのにぴったり。

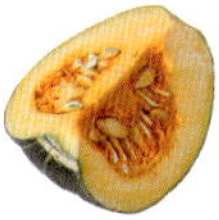

かぼちゃ

原材料と一緒にとることで、ビタミンEの抗酸化作用の相乗効果が期待できる。

保存法

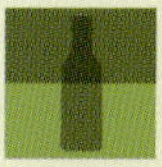

常温で暗所保存

常温で保存可能。ふたをしっかり閉めて密閉し、直射日光が当たらない場所に置く。

適した調理法

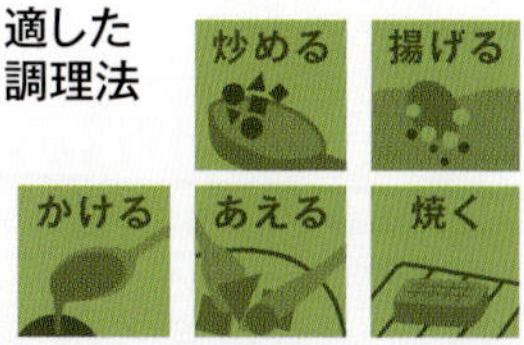

オレイン酸が豊富なので加熱調理もOK。鮮やかな色を生かして、料理の仕上げにするのもおすすめ。

月見草油

PMS（月経前症候群）や更年期障害に効く女性の味方

月見草の種子からとれます。

月見草はイブニングプリムローズともいい、北アメリカのインディアンは古くからその効果を知り、利用していました。

日本ではスキンケアの印象が強い油ですが、化粧用の添加物が入っていないものは口にしてもOK。植物油ではあまり含まれない、γ《ガンマ》ーリノレン酸が含まれます。女性ホルモンの不調に効くとされています。

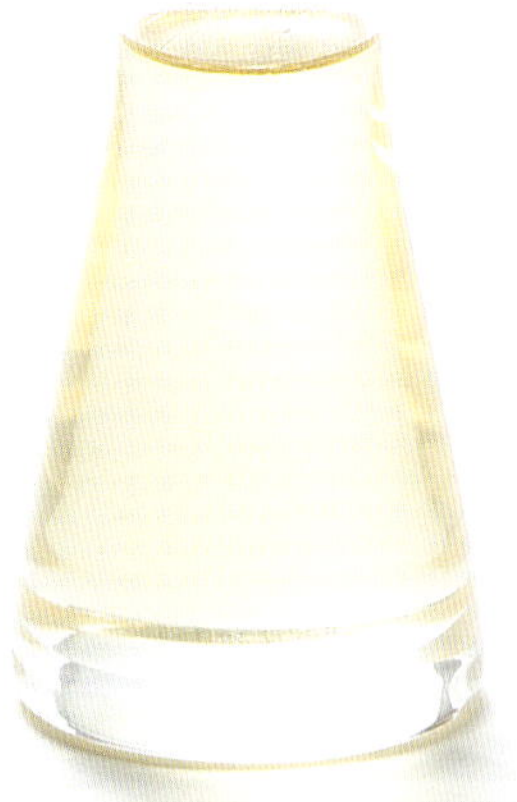

基本DATA

別名：イブニングプリムローズオイル
原材料：月見草の種子
原産地：ヨーロッパなど
価格（一例）：3,599円（140g）
使いやすさ：○
購入しやすさ：△

成分の特徴

γ-リノレン酸で女性の悩みを解消

限られた食品にしか含まれないγ-リノレン酸が含まれ、PMS（月経前症候群）や更年期障害の症状を緩和する働きがある。ホルモンの乱れによる悩みを抱える女性にはおすすめ。血中の悪玉コレステロールを減らす作用もあるので、年齢を重ねるほど意識してとりたい。ただし、リノール酸が約70％含まれるのでとり過ぎに注意を。

脂肪酸の割合

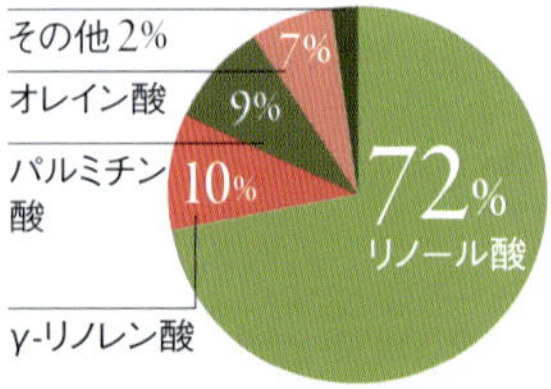

特徴的な栄養素

ビタミンE

こんな人におすすめ

- 血圧・血糖値が高い人
- アレルギーがある人
- PMS（月経前症候群）に悩む人
- 更年期障害の症状がつらい人
- 老化を防ぎ、若さを保ちたい人
- がんを予防したい人
- 血行が悪い、冷え性などの人

写真は、精製されたタイプなので、透明に近いです。

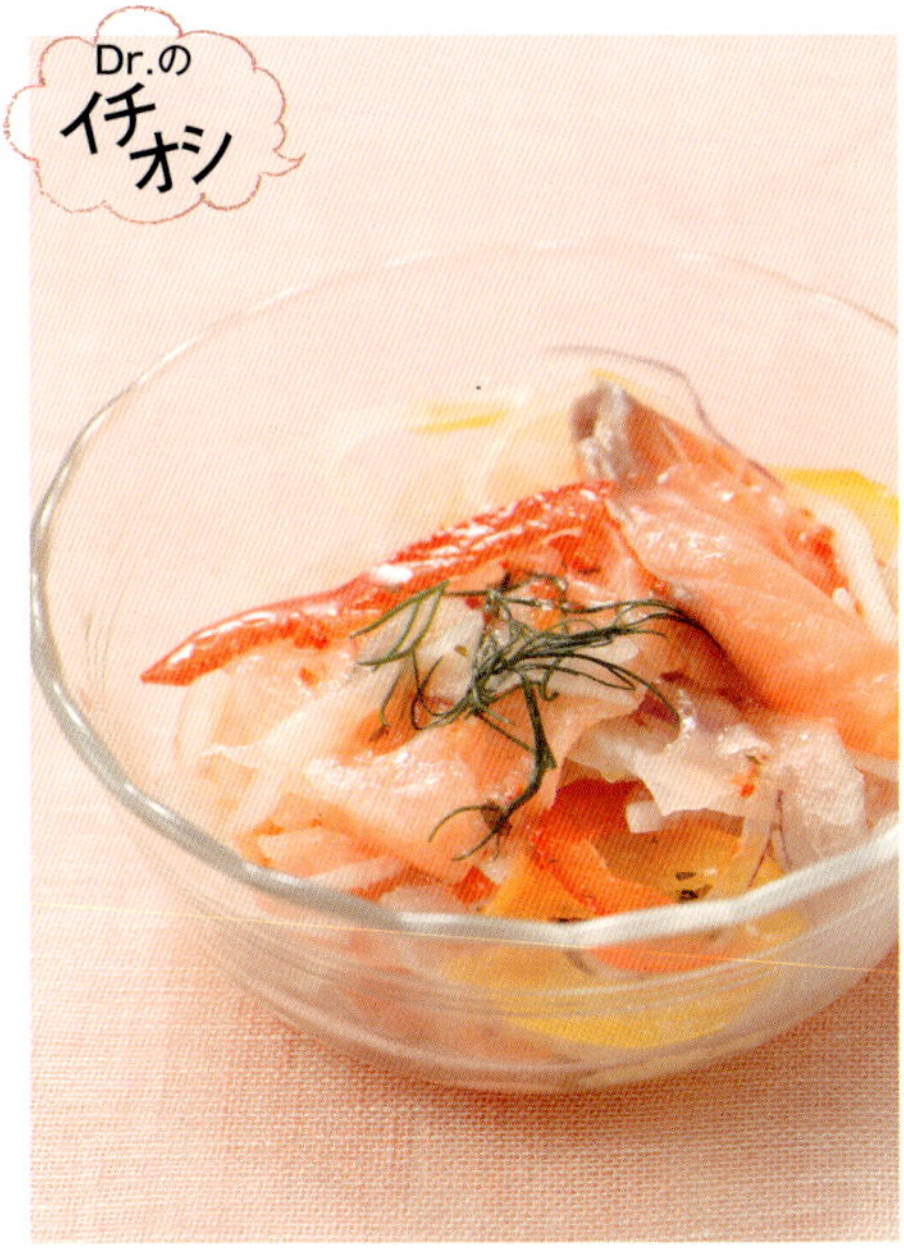

マリネ

マリネ液のレシピの油を、月見草油に置きかえて使う。マリネには加熱する調理法と加熱しない調理法があるが、必ず非加熱で。生魚や野菜などで抗酸化成分もとる。

おすすめのとり方

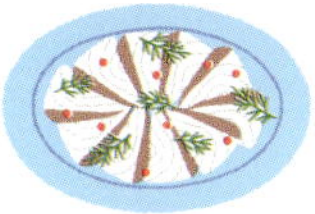
カルパッチョ

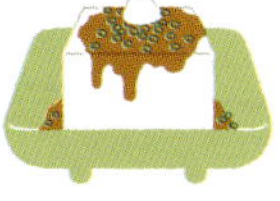
冷ややっこ

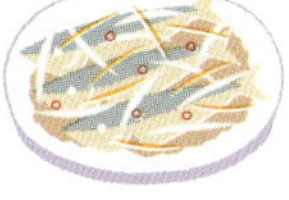
南蛮漬け

相性◎の食材

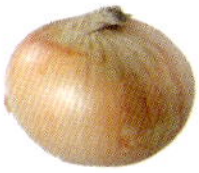
たまねぎ

抗酸化作用のあるケルセチン、新陳代謝を促す硫化アリルが含まれ、油とともって老化防止に。

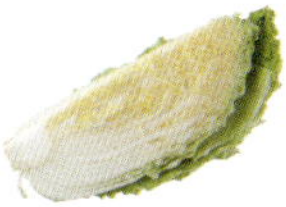
白菜

ビタミンCが豊富で美肌や免疫力アップに効く。油とあわせて女性の悩みの解消に効果的。

風味チャート

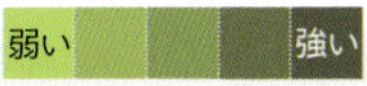

香り

基本的に精製されたタイプ。香りはほとんどない。

口当たり

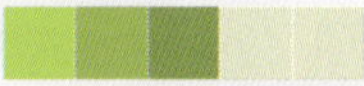

さらりとしていて、後味もあまりなく、食材の味を邪魔しない。

コク

コクはあまりない。飲み物に入れても、違和感なく飲める。

甘味

甘みはほとんどない。食材そのものの味を生かすことができる。

苦味

苦みはほとんどない。繊細な味のスープやデザートにかけてもOK。

個性

精製されたタイプが多く、味に個性はない。希少性の高い油。

保存法

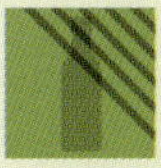

冷暗所で保存

γ-リノレン酸は酸化しやすいので冷暗所で保存。開封後は冷蔵庫保存が望ましい。

適した調理法

ほかの植物油にはあまり含まれないγ-リノレン酸の働きを生かすためには、生食がよい。料理にかけたり、あえものに使う。

食べて、肌に塗って。少量で効果抜群の変わり種美容オイル

椿油

おなじみの保湿油。食用は生活習慣病も防ぐ

椿の種子からとれます。日本での歴史は古く、平安時代から利用されていたともいわれます。肌の保湿や髪結いに使われていたほか、食用、薬用、化粧品など幅広く利用されています。また、伊豆大島や利島の名産品としても有名です。

オレイン酸が非常に豊富で、オリーブオイルよりも多く含まれます。ただ、生産量が減少し、希少な油となりつつあります。

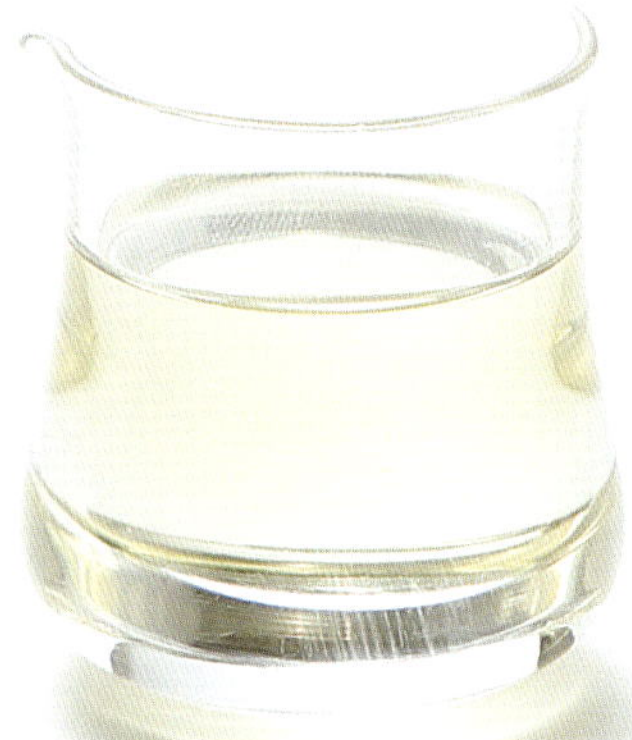

基本DATA

別名:カメリアオイル
原材料:椿の種子
原産地:日本、台湾、韓国など
価格(一例):1,130円(170g)
使いやすさ:◯
購入しやすさ:△

成分の特徴

圧倒的なオレイン酸の多さ

含まれる脂肪酸の約9割をオレイン酸が占める。酸化しにくい。オリーブオイルやひまわり油などと同様に、加熱調理には最適。ただ、食用の椿油は、オリーブオイルなどと比べると入手しにくい。血中の悪玉コレステロールを減らす働きがあり、心筋梗塞、脳卒中などを予防する。胃腸の調子も整える。肌や髪に塗れば、保湿効果が抜群。

脂肪酸の割合

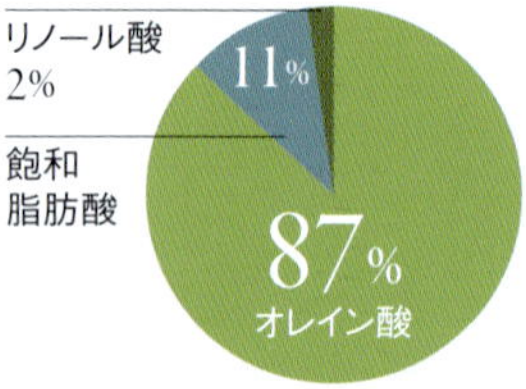

特徴的な栄養素

ビタミンE

こんな人におすすめ

- 血中のコレステロール値が高い人
- 胃もたれしやすい人
- 便秘に悩む人
- 老化を防ぎ、若さを保ちたい人
- がんを予防したい人
- 血行が悪い、冷え性などの人

写真は、圧搾法の一番搾りのものです。

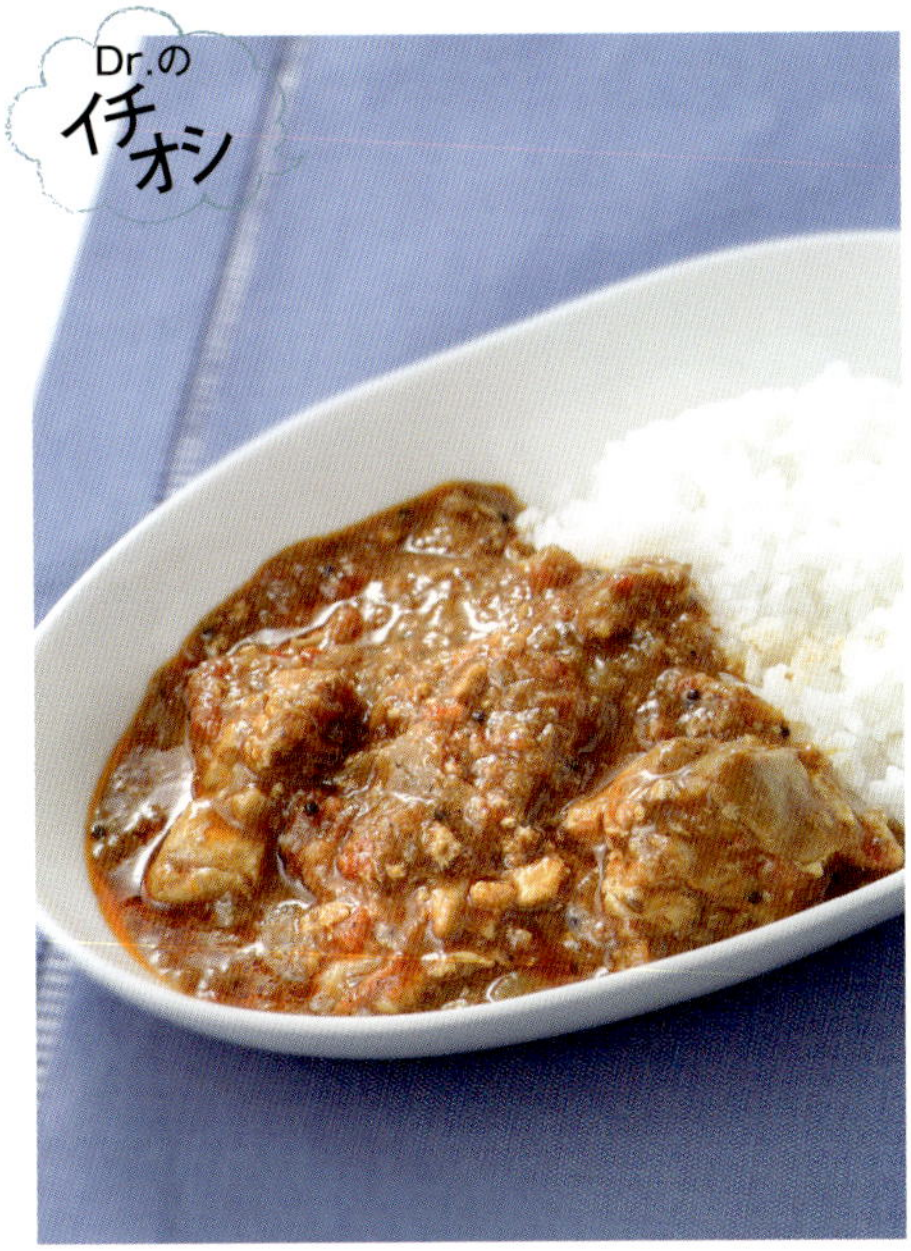

カレー

カレーをつくるときに調理油として使ったり、仕上げにかけたりする。独特の香りが気になる人は、カレーや煮込み料理など味の濃い料理に使うのがおすすめ。

おすすめのとり方

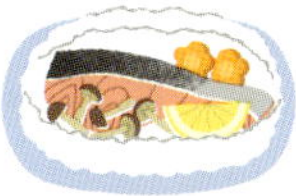

魚のホイル焼き

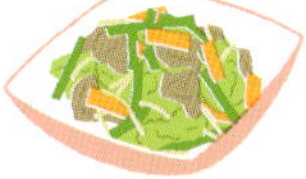

野菜炒め

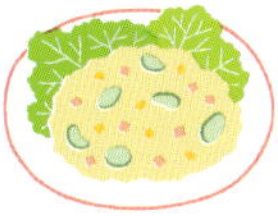

ポテトサラダ

相性◎の食材

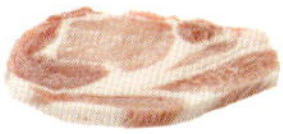

豚肉

ビタミンB_1が含まれ、内臓を健康に保つ。椿油のオレイン酸とあわせて体内から健康に。

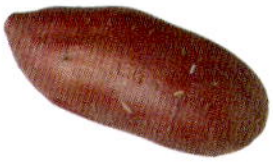

さつまいも

食物繊維とビタミンCが豊富。皮ごと食べればポリフェノールもとれ、病気予防や美肌に。

風味チャート

弱い　強い

香り

香りがきついものもあるが、食用で改良されたものは気にならない。

口当たり

とろりとして、こってりとした口当たり。

コク

コクがある。食材を引き立てる。

甘味

甘味はほとんどない。料理の味を邪魔しない。

苦味

苦味はほどんどない。まろやか。

個性

コクがある味、希少性が特徴的な油。

こんなオイルも

茶実油

椿と同じツバキ科のさまざまな植物から油がとれる。チャノキ（お茶の木）からとれるのが茶実油。主に中国でつくられる。

保存法

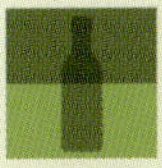

常温で
暗所保存

常温で暗いところに置いて保存する。低温で固まった場合は、温かい室内か湯せんで戻す。

適した調理法

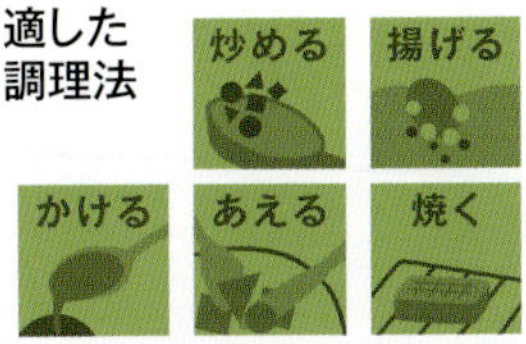

オレイン酸が豊富なので、加熱調理にも向く。贅沢に使える場合は揚げ物がおすすめ。炒め物や、ピザなどの焼き物にも。

ビタミンE、Aが豊富で美肌に効果抜群

アプリコットシードオイル

アプリコット（あんず）の種子からとれます。圧搾法で搾られた未精製の油からは、あんずの甘ずっぱい香りが漂います。

オレイン酸が豊富に含まれるため加熱調理にも向き、普通の調理油として幅広く使えます。

基本DATA

別名：あんず核油
原材料：あんずの核（種子のまわり）
原産地：アメリカ、中国、トルコ、日本など
価格（一例）：2,592円（91g）
使いやすさ：◎
購入しやすさ：△

おすすめのとり方

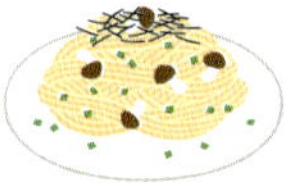
パスタ

野菜サラダ

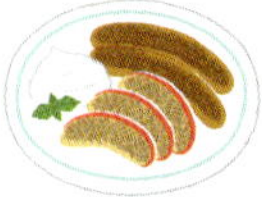
フルーツソテー

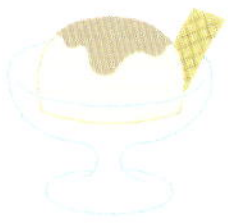
アイスクリーム

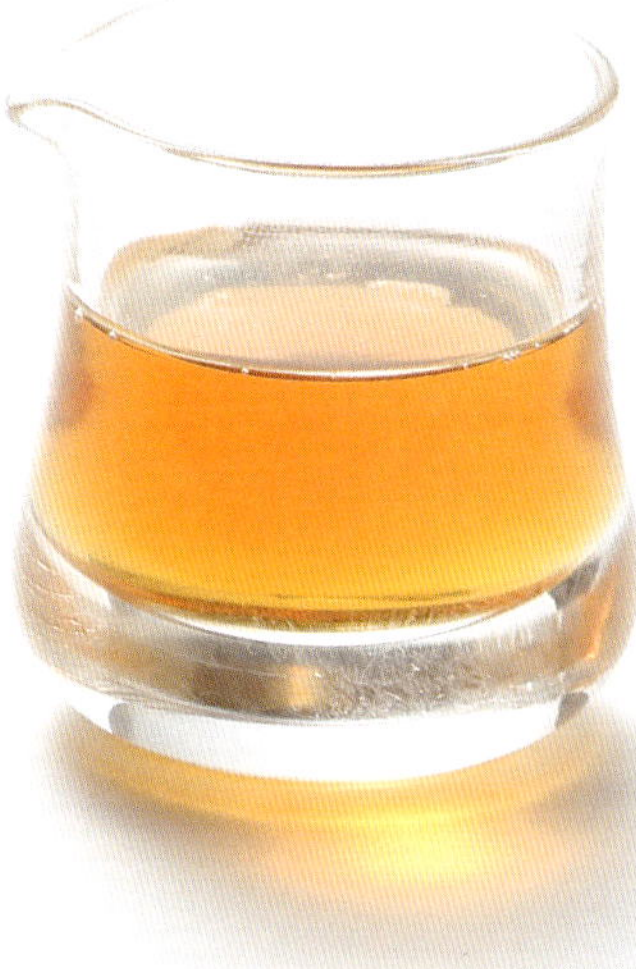

成分の特徴

オレイン酸たっぷり ビタミンも豊富

オレイン酸が約7割含まれ、オリーブオイルに匹敵する多さ。ビタミンAの一種β-カロテンが豊富で、粘膜や皮膚を健康に保ったり、美肌効果も。
強い抗酸化作用をもつビタミンEも含まれ、体の細胞が酸化して老化するのを防ぐ。
美肌をはじめ、病気予防などアンチエイジング全般につながる。健康と美容のために積極的にとり入れたい油。

脂肪酸の割合

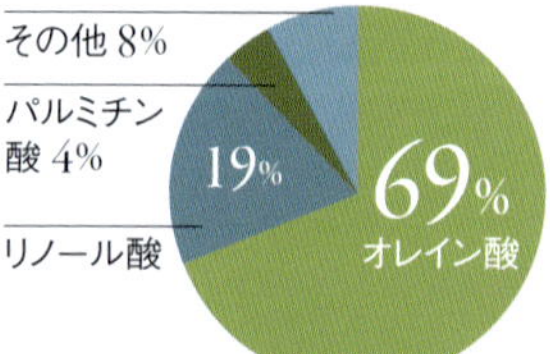

特徴的な栄養素

- ビタミンE
- ビタミンA

こんな人におすすめ

- ☑ 血行が悪い、冷え性などの人
- ☑ 老化を防ぎ、若さを保ちたい人
- ☑ 目の疲れに悩む人
- ☑ 美肌を保ちたい人
- ☑ 免疫力を高めたい人
- ☑ がんを予防したい人

注目のスーパーフードを搾った油
タイガーナッツオイル

スーパーフードとして注目度が高いタイガーナッツからとれます。原材料はカヤツリグサの塊茎（芋のようなもの）です。古代エジプト人も愛用したといわれ、栄養豊富。少し苦味のある土っぽい香りがあります。

基本DATA

原材料:タイガーナッツ（カヤツリグサの塊茎）
原産地:アフリカ、スペインなど
価格（一例）:2,376円（91g）
使いやすさ:○
購入しやすさ:△

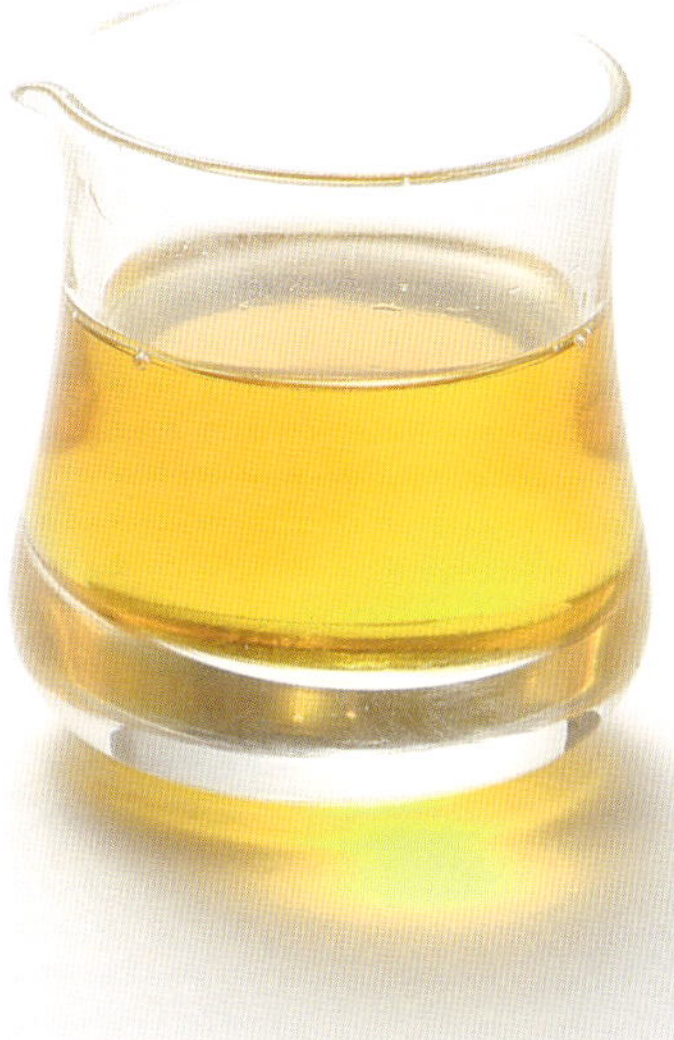

おすすめのとり方

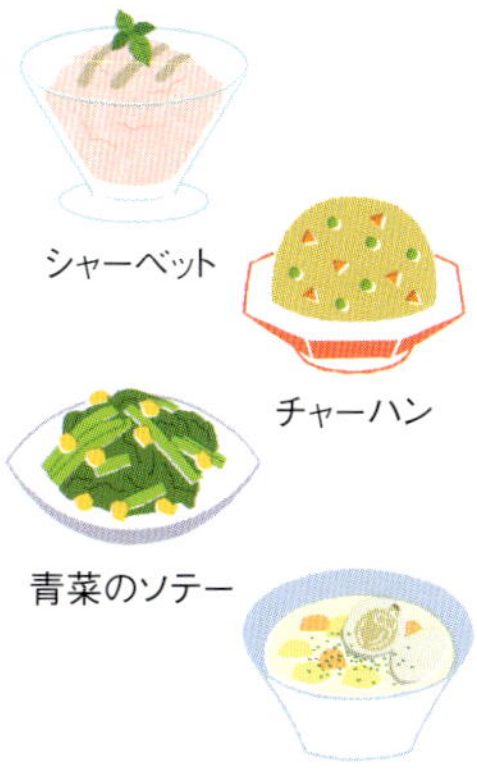
シャーベット
チャーハン
青菜のソテー
クラムチャウダー

成分の特徴

オレイン酸が豊富な希少オイル

オレイン酸が豊富で、脂肪酸の約7割を占める。血管や胃腸に作用し、健康を保つ。ただし、飽和脂肪酸も豊富なため、摂取過多に注意。飽和脂肪酸には固まりやすい性質もあるので、食用以外では石けんづくりにも便利。タイガーナッツはまだ日本に入ってきたばかりで、それを搾った油も希少。サプリメント感覚で使うのがおすすめ。

脂肪酸の割合

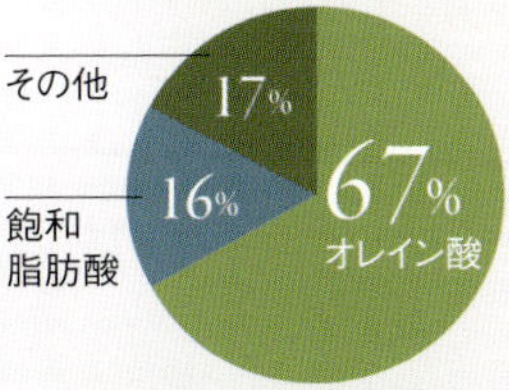

特徴的な栄養素

ビタミンE

こんな人におすすめ

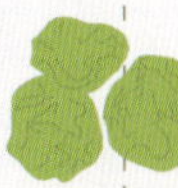

- ☑ 血中のコレステロール値が高い人
- ☑ 胃腸の不調に悩む人
- ☑ 老化を防ぎ、若さを保ちたい人
- ☑ がんを予防したい人
- ☑ 血行が悪い、冷え性などの人
- ☑ 希少オイルで目先を変えたい人

豊富なビタミンEで細胞から若返る

ポピーシードオイル

基本DATA

別名:けしの実油
原材料:けしの種子
原産地:ヨーロッパなど
価格(一例):2,052円(91g)
使いやすさ:○
購入しやすさ:△

けし（ポピー）の種子からとれます。けしの種子は、ヨーロッパではパンやケーキに用いられ、日本でもあんパンや和菓子に欠かせない食材です。

油は、少し香ばしくナッツのような香りがします。

おすすめのとり方

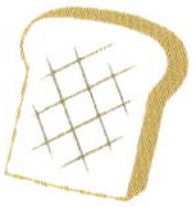
トースト

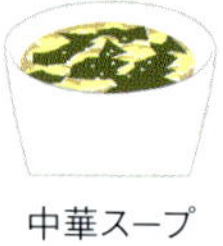
中華スープ

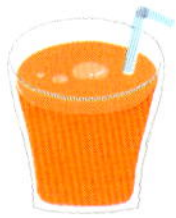
野菜ジュース

野菜サラダ

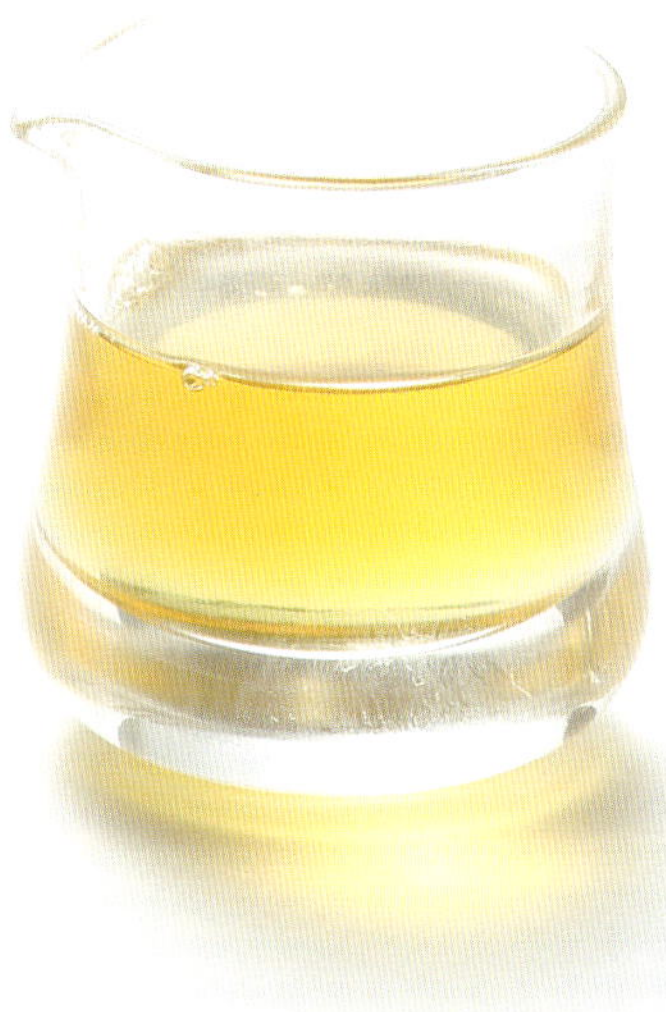

成分の特徴

ビタミンEが豊富な香ばしい風味の油

脂肪酸の構成は、約7割がリノール酸。必須脂肪酸だが、とり過ぎに注意したい。酸化しやすい性質があるため、生でとるのがおすすめ。ナッツのような香りがあるので、デザートなどと相性がよい。料理の仕上げにかけてアクセントにするのも。ビタミンEが豊富に含まれる。抗酸化作用があり、がんや認知症、全身の老化を防止する。

脂肪酸の割合

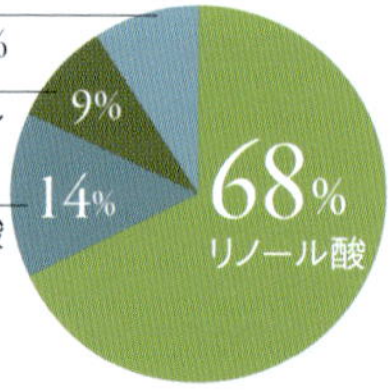

特徴的な栄養素

ビタミンE

こんな人におすすめ

- 老化を防ぎ、若さを保ちたい人
- がんを予防したい人
- 血行が悪い、冷え性などの人
- 料理に香ばしい香りづけをしたい人

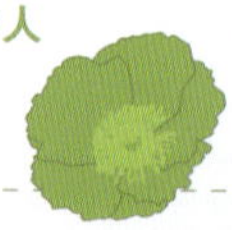

松の実油

ビタミン&ミネラルが、免疫機能や代謝をサポート

松の実（マツ科の植物の種子の胚乳）からとれます。松の実はそのまま食べたり、もしくは漢方や薬膳などに用いられます。特有のピノレン酸が含まれるのが最大の特徴です。体内の脂肪酸バランスが整います。

基本DATA

別名:パインナッツオイル、パインシードオイル
原材料:マツ科の植物の種子
原産地:ロシア、パキスタンなど
価格（一例）:1,700円（100g）
使いやすさ:○
購入しやすさ:△

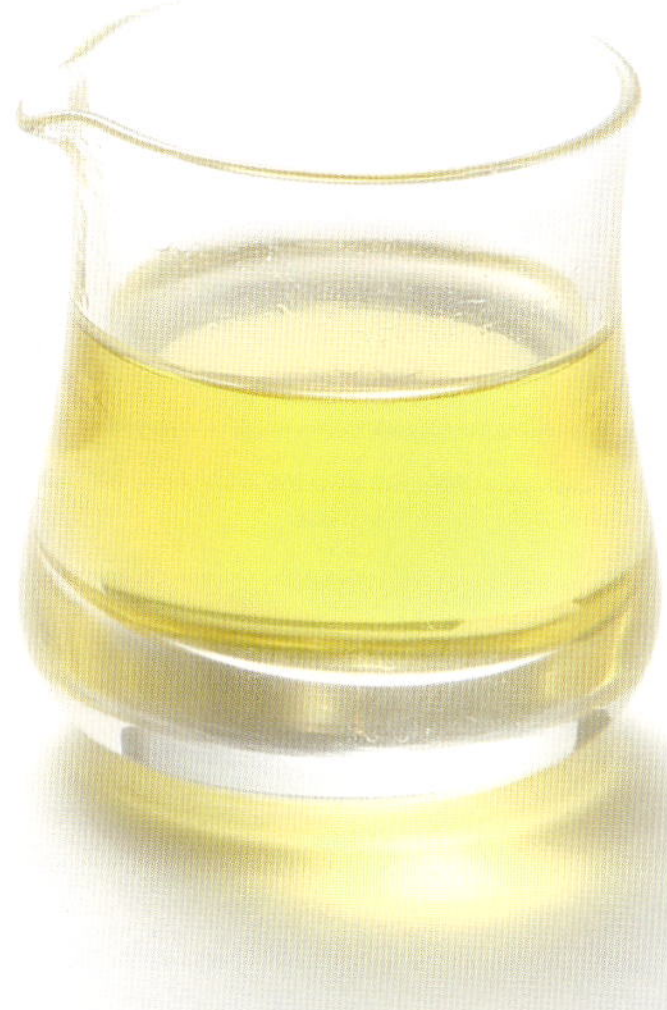

おすすめのとり方

野菜サラダ

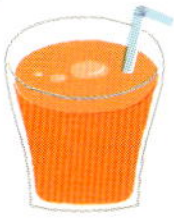

野菜ジュース

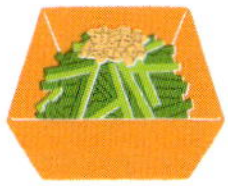

おひたし

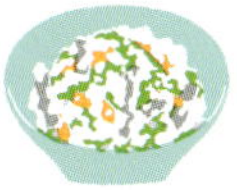

あえもの

成分の特徴

松の実に特有のピノレン酸が含まれる

脂肪酸の構成の中心はリノール酸で約44％含まれる。次いでオレイン酸が約25％、健康効果が高いα-リノレン酸も約21％含まれる。

特徴は、松の実に特有のピノレン酸が微量含まれる。「ピノレン」は英語で松を意味する「パインツリー」からきている。ピノレン酸には体内のトランス脂肪酸を減らす働きがあるとの研究結果がある。

脂肪酸の割合

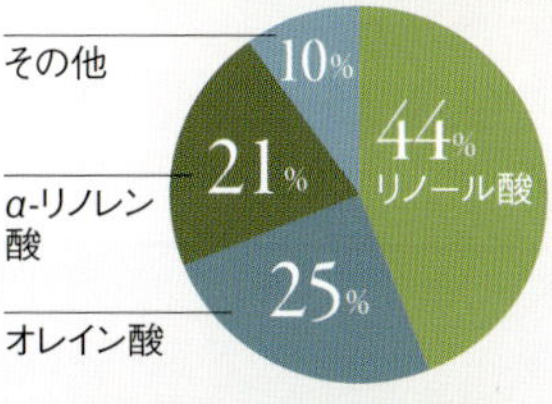

特徴的な栄養素

ビタミンA、E
ピノレン酸

こんな人におすすめ

- ☑ 老化を防ぎ、若さを保ちたい人
- ☑ がんを予防したい人
- ☑ 血行が悪い、冷え性などの人
- ☑ 免疫力を上げたい人
- ☑ 普段脂質をとり過ぎている人
- ☑ 加工食品をよく食べる人

ローズヒップオイル

保湿力がありスキンケアに効果抜群。化粧用でなければ食べてもOK

ローズヒップの種子からとれます。ローズヒップはバラ科バラ属の植物の果実の総称です。油の含有量が約7％と少なく、希少な油です。基本的に化粧品に使われますが、一部の食用のものは食べてもOKです。

基本DATA

原材料:ローズヒップの種子
原産地:南米、ヨーロッパなど
価格:不明
使いやすさ:△
購入しやすさ:△

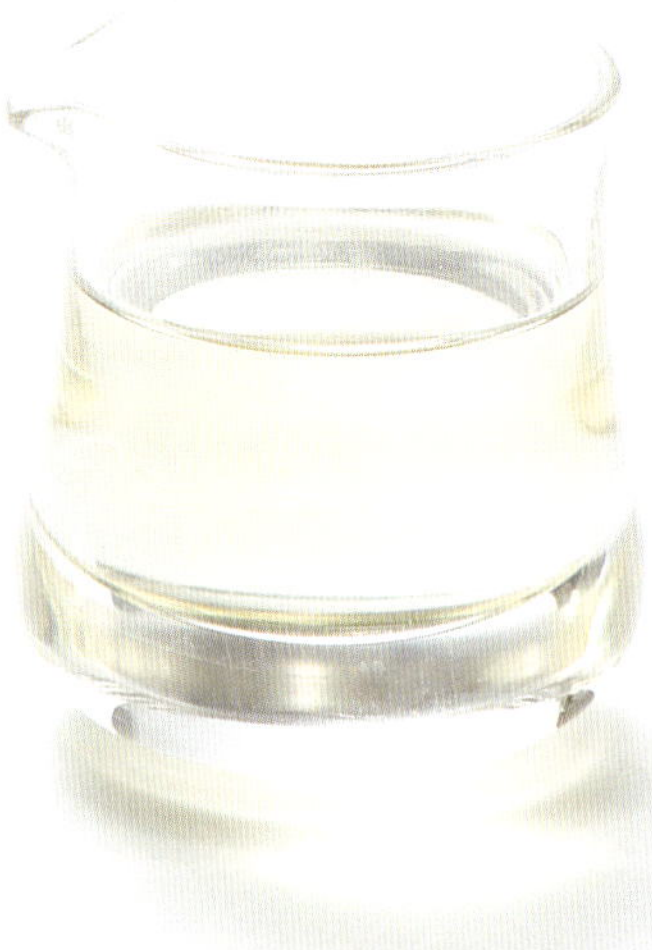

おすすめのとり方

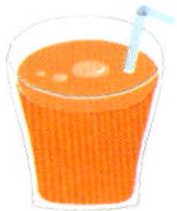
野菜ジュース

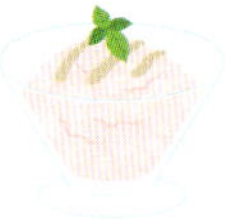
シャーベット

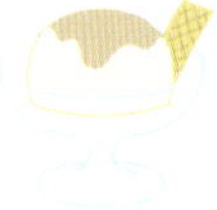
アイスクリーム

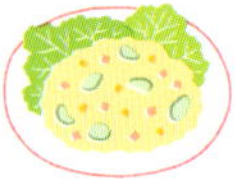
ポテトサラダ

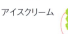

成分の特徴

体によいオメガ3系とオメガ9系が豊富

オメガ3系脂肪酸のα-リノレン酸とオメガ9系脂肪酸のオレイン酸が、全体の約8割含まれる。肌や髪などに外用にすることが多いが、食用なら食べてもよい。α-リノレン酸もオレイン酸も、血管や血液に対する健康効果が高く、生活習慣病全般の予防・改善につながる。精製されたタイプが多いため、栄養素はあまり含まれない。

脂肪酸の割合

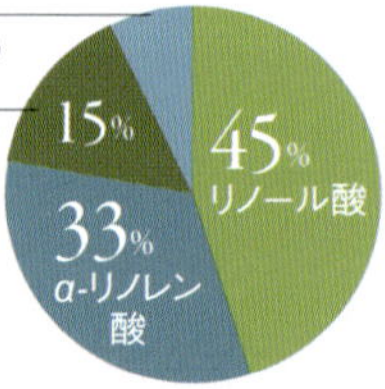

特徴的な栄養素

ビタミンE

こんな人におすすめ

- ☑ 血中の中性脂肪 コレステロール値が高い人
- ☑ がんや生活習慣病を予防したい人
- ☑ アレルギーがある人
- ☑ 胃もたれしやすい人
- ☑ 便秘に悩む人
- ☑ 肌トラブルに悩む人

写真は、精製されたものです。

ホルモンバランスを整えゆううつな気分に効くハーブからとれる

ボラージオイル

ボラージ（ルリヂサ）の種子からとれる油。ボラージは地中海沿岸でとれるハーブです。ホルモンバランスを整えたり、うつの症状を緩和させる働きがあるγ《ガンマ》-リノレン酸が含まれるのが特徴的です。

基本DATA

別名:ルリヂサ油、ボラージシードオイル
原材料:ボラージ（ルリヂサ）の種子
原産地:ヨーロッパ、地中海地方
価格（一例）:2,570円（60ml）
使いやすさ:△
購入しやすさ:△

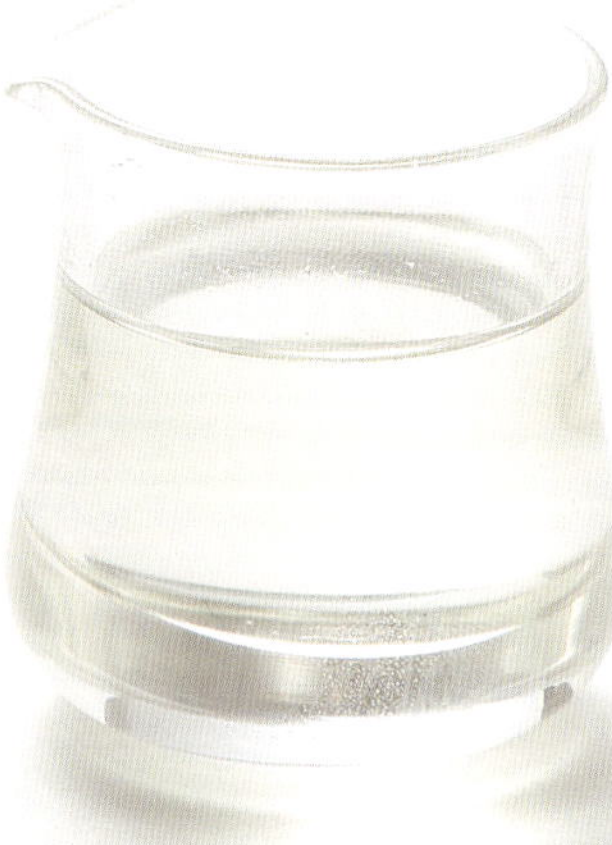

おすすめのとり方

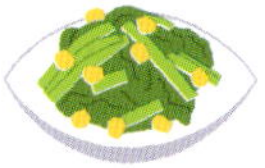

青菜のソテー

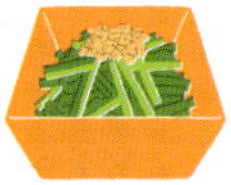

おひたし

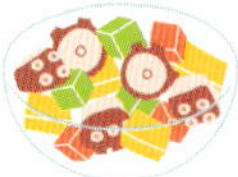

マリネ

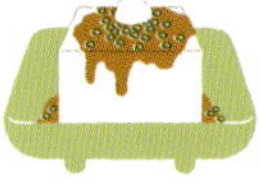

冷ややっこ

成分の特徴

女性の悩みや心の不調に効くγ-リノレン酸

脂肪酸で特徴的なのは、γ-リノレン酸が含まれること。限られた食品にしか含まれないため、油から積極的にとりたい。女性ホルモンに似た働きをもち、PMS（月経前症候群）、更年期障害の症状を和らげる効果がある。ボラージ（ルリヂサ）は、ヨーロッパでは神経系に作用しゆううつな気分を晴らすといわれている。

脂肪酸の割合

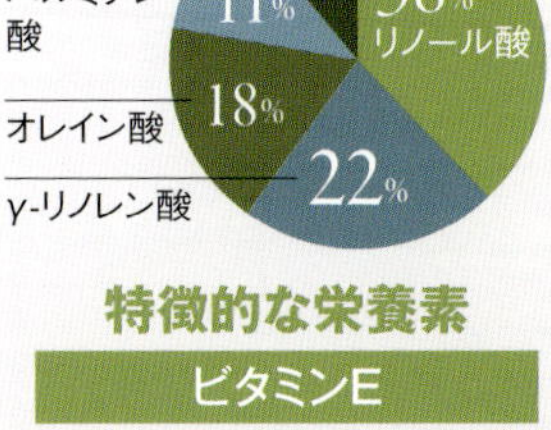
その他
11%
パルミチン酸
11%
オレイン酸
18%
γ-リノレン酸
22%
38%
リノール酸

特徴的な栄養素

ビタミンE

こんな人におすすめ

- ☑ 血中のコレステロール値が高い人
- ☑ 血圧・血糖値が高い人
- ☑ アレルギーがある人
- ☑ PMS（月経前症候群）に悩む人
- ☑ 更年期障害の症状がつらい人
- ☑ 胃腸の不調に悩む人

写真は、精製されたものです。

まだまだある めずらしい健康オイル

食用としての流通は少ないですが、健康によい油はほかにもあります。化粧用としての流通が多いものもありますが、ラベルを見て「食用」という記載があるものは口にしてもOKです。

小麦胚芽油（ウィートジャームオイル）

食用　化粧用

小麦の胚芽を搾ってつくられる。リノール酸の割合が約58％と高い。ビタミンEが豊富に含まれる。マッサージオイルや化粧水などの化粧品を手づくりする際に、ブレンドオイルの一つとして使われる。

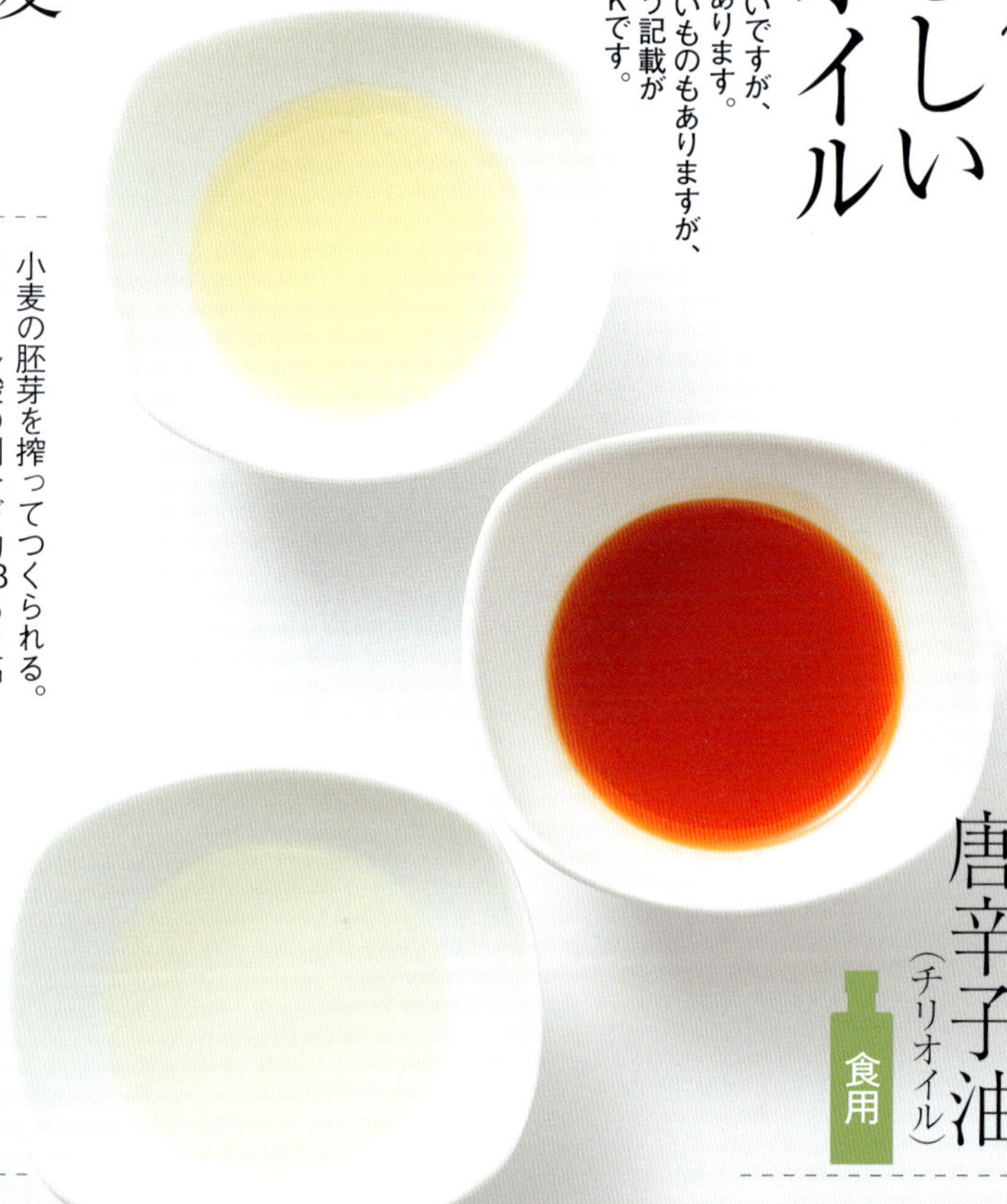

唐辛子油（チリオイル）

食用

唐辛子の種子を搾ってつくられる。唐辛子を漬け込んで風味をつけた油とは異なる。未精製のものは、唐辛子由来のきれいな赤色。少量でも非常に辛い。七味唐辛子やタバスコのように、テーブル調味料として使う。

ハト麦油

食用　化粧用

イネ科の一年草であるハト麦の胚乳を搾ってつくられる。オレイン酸が約53％含まれる。ハト麦の種子は漢方でヨクイニンと呼ばれ、皮膚の治療に使われることから、ハト麦油は化粧品にブレンドされることが多い。

Part 2

酸化を防いで油の効能を100％活用。

いちばん体によいとり方＆保存法

油はさまざまな脂肪酸で構成されている

主な脂質の分類

脂質

できるだけ控える!

飽和脂肪酸

炭素の二重結合がない。安定性が高いため酸化しにくく、また常温で固体になる。主にエネルギーとして使われる。余った分は体にたまりやすい。

▶P84

含まれるもの
●肉の脂 ●バター
●ココナッツオイル ●パーム油 ほか

体にたまりにくい

不飽和脂肪酸

炭素の二重結合がある。安定性が低いため飽和脂肪酸に比べて酸化しやすく、また常温で液体になる。主に細胞膜やホルモンの材料になる。体にたまりにくい。

含まれるもの
●魚介類の油 ●多くの植物油
●種子、穀物 ほか

体内ではつくられない

多価不飽和脂肪酸

炭素の二重結合が複数ある。一価不飽和脂肪酸よりも酸化しやすいため扱いに注意が必要。一価不飽和脂肪酸に比べて体にたまりにくい。

体内でもつくられる

一価不飽和脂肪酸

炭素の二重結合が1つだけある。多価不飽和脂肪酸に比べて酸化しにくいため長期保存や加熱に強い。多価不飽和脂肪酸に比べると体にたまりやすい。

脂質は化学的な構成の違いで分類されている

油とは、脂質のこと。脂質は脂肪酸とグリセリンなどでできた化合物です。

脂質を構成する主成分である脂肪酸は、炭素・水素・酸素が結合してできています。化学的な構造上、3つの要素が鎖のように連なり、そのうち炭素が二重結合している状態になるものがあります。

二重結合があるものを「不飽和脂肪酸」、ないものを「飽和脂肪酸」といいます。二重結合のない飽和脂肪酸は物質としての安定性が高く、それがある不飽和脂肪酸は安定性が低いという性質があ

必須脂肪酸

オメガ3系脂肪酸

▶P85

二重結合が端から3番目にある脂肪酸で、α-リノレン酸を先頭とする代謝系列にある脂肪酸の総称。

〈体内での変化〉 α-リノレン酸 → EPA → DHA

必須脂肪酸

オメガ6系脂肪酸

▶P86

二重結合が端から6番目にある脂肪酸で、リノール酸を先頭とする代謝系列にある脂肪酸の総称。

〈体内での変化〉 リノール酸 → γ-リノレン酸 → アラキドン酸

オメガ9系脂肪酸

二重結合が端から9番目にある脂肪酸の総称。食物の油に含まれるのは主にオレイン酸　ほか

▶P87

オメガ7系脂肪酸

二重結合が端から7番目にある脂肪酸の総称。食物の油に含まれるのは主にパルミトオレイン酸　ほか

▶P87

ります。

さらに、不飽和脂肪酸は、炭素の二重結合が1か所だけある「一価不飽和脂肪酸」と複数ある「多価不飽和脂肪酸」に分けられます。

一価不飽和脂肪酸は体内でもつくられますが、多価不飽和脂肪酸は体内でつくることができないため、食事からとるしかありません。これを「必須脂肪酸」と呼びます。

一価不飽和脂肪酸、多価不飽和脂肪酸は、それぞれ二重結合の位置によってさらに細かくオメガ3系脂肪酸やオメガ6系脂肪酸などに分けられます。この脂肪酸の種類によって、油の体への作用が異なるのです。

ほかにも人工的に合成される「トランス脂肪酸」（P94）があります。

含まれる脂肪酸で植物油の性質は決まる

主な脂肪酸とその働き

飽和脂肪酸

脂質を構成する炭素の二重結合がない脂肪酸。体内で主にエネルギーとして使われる。消化されにくく、余った分は体にたまりやすい。体内の酵素の働きでオレイン酸にかわる。

摂取のアドバイス

とり過ぎると動脈硬化の原因に。植物油のほかに肉や乳製品にも多く含まれるため、過剰摂取に気をつける。

ラウリン酸

飽和脂肪酸の一種である中鎖脂肪酸。飽和脂肪酸の中ではエネルギーになりやすく、体にたまりにくい。免疫力を高めたり、認知症を予防する効果がある。

含まれるもの

ココナッツオイル

パルミチン酸

細胞を活性化させたり、食物からとったビタミンの吸収を助ける働きがある。とり過ぎると動脈硬化を促進する。

含まれるもの

ココナッツオイル、レッドパーム油、ラード（豚脂）、バター

カプリル酸

飽和脂肪酸の一種である中鎖脂肪酸。抗菌作用がある。消化されやすく、体にたまりにくい。

含まれるもの

ココナッツオイル、バター

ミリスチン酸

酸化に強い。ホルモン分泌や細胞膜の生成を助ける。石けんなどに使われる。

含まれるもの

ラード（豚脂）、バター、ココナッツオイル

体内でつくられない必須脂肪酸をとる

植物油には複数の脂肪酸が含まれ、割合の高い脂肪酸が注目されます。たとえば、アマニ油の各脂肪酸の含有率が、α-リノレン酸（オメガ3系）が60%、リノール酸（オメガ6系）が14%、オレイン酸（オメガ9系）が16%であるとき、オメガ3系の油と呼ばれます。

オメガ3系脂肪酸とオメガ6系脂肪酸は体内では合成できない「必須脂肪酸」なので、食品からとる必要があります。特に健康効果が高いオメガ3系脂肪酸は意識してとりましょう。

オメガ3系脂肪酸（多価不飽和脂肪酸）

炭素の二重結合が端から3番目にある脂肪酸のグループ。α-リノレン酸を先頭とする代謝の系列。α-リノレン酸は、代謝の過程でほかの脂肪酸にかわる。

必須脂肪酸

α-リノレン酸

植物油に含まれる
オメガ3系脂肪酸。
EPA、DHAの前駆体で
アレルギーや病気を予防

主に植物油に含まれる。体内に入ると、酵素の働きによって、一部がEPA（エイコサペンタエン酸）やDHA（ドコサヘキサエン酸）に変換されて利用される。血管と血液を健康に保つ作用が多くみられる。また、体内でリノール酸の働きを抑えるため、リノール酸のとり過ぎによる悪影響を軽減できる。

含まれるもの

エゴマ油、アマニ油、
サチャインチオイル　ほか

効果

- 血中の中性脂肪を減らす
- 血中の悪玉コレステロールを減らす
- 血栓ができにくくする
- 血管が傷つけられるのを防ぐ
- 血圧を下げる
- 活性酸素を除去する
- 体内の炎症を抑える
- 動脈硬化を予防する
- がんを予防する
- アレルギー症状を緩和する

摂取のアドバイス

現代の食生活には不足しがちなので、積極的にとりたい。不足するとリノール酸の悪影響が出て、動脈硬化やアレルギーを招く。加熱すると働きが損なわれるので、加熱しないでとる。過剰な摂取には注意。

EPA（エイコサペンタエン酸）

血中の悪玉コレステロールを減らす

植物油として体内にとり込まれたα-リノレン酸の一部から変換されるほか、魚介類に含まれる。血管に作用し、血流をよくする。血中の中性脂肪や悪玉コレステロールを減らし、動脈硬化や血栓を予防する。

含まれるもの

魚の油

摂取のアドバイス

不足すると、リノール酸の働きを抑えられず高血圧・動脈硬化などを招く。ごくまれだが、とり過ぎると血液が凝固しにくくなる。

DHA（ドコサヘキサエン酸）

脳に作用し記憶力アップ

植物油として体内にとり込まれたα-リノレン酸の一部から変換されるほか、魚介類に含まれる。脳に作用し、活性化を促す。記憶力や集中力が上がる効果も期待できる。ストレスを緩和させる働きも。

含まれるもの

魚の油

摂取のアドバイス

不足・過剰になるとEPAと同様の結果を招くほか、記憶力や集中力が下がる。脳に働きかける唯一の脂肪酸なので、積極的にとりたい。

オメガ6系脂肪酸（多価不飽和脂肪酸）

炭素の二重結合が端から6番目にある脂肪酸のグループ。リノール酸を先頭とする代謝の系列。リノール酸は、代謝の過程でほかの脂肪酸にかわる。

必須脂肪酸

リノール酸

植物油に含まれるオメガ6系脂肪酸。悪玉コレステロールを減らすがとり過ぎると血管を傷つける

主に植物油に含まれる。体内に入ると、酵素の働きによって、一部がγ-リノレン酸やアラキドン酸に変換されて利用される。コレステロールを減らす働きなどがある。また、アラキドン酸に変換されて免疫や血液の調節を行う重要な役割がある。

含まれるもの

コーン油、大豆油、綿実油、グレープシードオイル　ほか

効果

- 血中の悪玉コレステロールを減らす
- とり過ぎると、動脈硬化のもとに
- アレルギーやがんを引き起こす可能性も

摂取のアドバイス

酸化しやすいので抗酸化作用のある栄養素ととるのがベスト。とり過ぎると体内の細胞を酸化させ、がんやアレルギーを招く。肉や多くの植物油に含まれるため、普段の食生活で不足することはまれ。

γ《ガンマ》-リノレン酸

更年期障害などに効く

天然の食物や植物油の中で、γ-リノレン酸が含まれるものは少ない。アレルギーやPMS（月経前症候群）、更年期障害などの症状を緩和させる働きが期待できる。血圧や血糖値を下げ、生活習慣病の予防も。

含まれるもの

麻の実油、月見草油、ボラージオイル

摂取のアドバイス

天然の食品にはあまり含まれないため、植物油などからとる。不足すると生活習慣病などにつながることもあるが、無理にとる必要はない。逆に、とり過ぎても悪影響はない。

アラキドン酸

とり過ぎると血管を傷つける

植物油として体内にとり込まれたリノール酸から変換されるほか、肉などに含まれる。血中の悪玉コレステロールを減らし、血圧を下げる。とり過ぎると、血管を傷つけて動脈硬化を引き起こす。

含まれるもの

肉の脂

摂取のアドバイス

とり過ぎると、体内の細胞を傷つけ炎症を促進してさまざまな病気を招く。肉、卵など動物性の食品に多く含まれるため、不足することはまれ。

オメガ9系脂肪酸（一価不飽和脂肪酸）

炭素の二重結合が端から9番目にある脂肪酸のグループ。ここでは主にオレイン酸のこと。植物油や食物からとり入れるほか、体内でも合成される。

オレイン酸

植物油や動物性脂肪に含まれる。酸化しにくく、血中の悪玉コレステロールを減らす

主に植物油や肉の脂に含まれる。そのほか、飽和脂肪酸が代謝の過程で酵素の働きによって、一部がオレイン酸に変換される。リノール酸や飽和脂肪酸のとり過ぎで増えた悪玉コレステロールを減らす働きがある。酸化しにくく、病気を招く心配がない。

含まれるもの

紅花油*、オリーブオイル、菜種油*、椿油、ヘット（牛脂）　ほか

効果

- ●血中の悪玉コレステロールだけを減らす
- ●胃酸の分泌を抑えて胃もたれを防ぐ
- ●胃腸のぜん動運動を促し便秘を解消

摂取のアドバイス

とり過ぎても悪影響はない。リノール酸や飽和脂肪酸のとり過ぎによる害を解消する働きがあるため、これらの脂肪酸が多い油をよくとっている場合は、オレイン酸の多い油に置きかえるのがベスト。

＊ハイオレイックタイプ

オメガ7系脂肪酸（一価不飽和脂肪酸）

炭素の二重結合が端から7番目にある脂肪酸のグループ。ここでは主にパルミトオレイン酸のこと。オレイン酸と似た性質をもつ。

パルミトオレイン酸

人の皮脂やナッツオイルに含まれる。美肌&保湿効果も

主にマカダミアナッツや魚と、人の皮脂にも含まれる脂肪酸。酸化しにくい性質をもつ。血管壁の材料になり、血管を強くする。脳の血管にも作用する数少ない脂肪酸。肌のうるおいを守ったり、しわを防ぐ効果もある。

含まれるもの

マカダミアナッツオイル、ヘーゼルナッツオイル　ほか

効果

- ●皮脂の量をキープする
- ●脳血管疾患を予防する

摂取のアドバイス

人の成長期に増加し、加齢とともに減少するので、年齢を重ねるほど積極的にとりたい。酸化しにくいため加熱調理もOK。食べるほか、直接肌に塗れば、紫外線から肌を守る効果もある。

植物油には脂溶性ビタミンや抗酸化物質が含まれる

ビタミンEは多くの植物油に含まれる

ビタミンとは、三大栄養素（P114）である脂質・たんぱく質・糖質の吸収・代謝を助ける役割をもつ栄養素です。

ビタミンには、水に溶ける水溶性ビタミンと、油に溶ける脂溶性ビタミンがあります。植物油は、脂溶性ビタミンを効率よくとることができる食品です。特に、ビタミンEは多くの植物油に含まれます。

そのほか、いくつかの植物油には、ビタミンAやビタミンKが微量に含まれます。これらは、食品からとるほうが効率がよいので、補う程度に考えましょう。

油に含まれる脂溶性ビタミン

植物油に豊富

ビタミンE

抗酸化作用がある

強い抗酸化作用がある。体内で活性酸素が発生すると、細胞膜や血中の脂質を酸化させて過酸化脂質を生み出す。ビタミンEが過酸化脂質の発生を抑えることで、がんや生活習慣病、老化を防ぐことができる。過酸化脂質の分解も促し、血液をサラサラにする効果があり、血行を促進する作用も。ビタミンEにはトコフェロールとトコトリエノールの２種類がある。

効果

- 体内の細胞を酸化から守る
- 老化を予防する
- がんを予防する
- 血行を促進する

植物油全般（特に多いのは、サチャインチオイル、こめ油、綿実油、グレープシードオイル　ほか）

摂取のアドバイス

不足すると、動脈硬化・がん・老化のリスクを高める。とり過ぎによって害が出るには相当量が必要なため、日常生活では積極的にとってOK。ビタミンCと一緒にとると、抗酸化作用がアップ。

ビタミンK

骨の強化&出血を抑える

カルシウムが骨から溶け出すのを防いだり、骨に定着するのを助ける働きがある。また、血液を凝固させる働きがあり出血を軽減する。月経の出血量が多い女性には症状を緩和させる効果も期待できる。

効果

- 血液を凝固させ出血を抑える
- 骨粗しょう症を防ぐ

アマニ油　ほか

摂取のアドバイス

とり過ぎても悪影響はない。不足すると、血液が止まりにくくなったり、骨が弱くなったりする。植物油のほか、納豆などに多く含まれる。

ビタミンA

免疫を高める作用がある

目の網膜をつくる材料になる。また皮膚や粘膜に働きかけ、健康に保つ働きがある。抗酸化作用があり、がんの予防に効果的。ビタミンAの一種にβ-カロテンなどがある。ビタミンAは体に蓄積され、必要なときに使われる性質がある。

効果

- 粘膜を強くし免疫力アップ
- 体内の細胞を酸化から守る
- がんを予防する
- 眼精疲労の回復

レッドパームオイル、カメリナオイル、アボカドオイル、アルガンオイル　ほか

摂取のアドバイス

β-カロテンはとり過ぎても悪影響はない。不足すると免疫力が落ちたり、肌や爪が荒れる。β-カロテンは油と一緒にとると吸収率が上がる。

COLUMN

スーパービタミンEって何?

ビタミンEには、トコフェロールとトコトリエノールがあることを紹介しました（P88）。体内にはトコフェロールが多く存在しています。

トコトリエノールは、通称“スーパービタミンE”とも呼ばれます。なぜなら、試験管内試験では、トコフェロールの数十倍もの抗酸化作用があるからです。

ただし、2つのビタミンEは体内での働き方が異なります。トコフェロールが全身で効果を発揮できるのに対し、スーパービタミンEのトコトリエノールは、肝臓でしかその高い効果を発揮できません。そのため、体への作用はそれほど大きくかわらないのです。

スーパービタミンEが豊富なのはこめ油。肝臓が弱っているときは、積極的にとるとよいでしょう。

一部の油に含まれる注目の栄養素

抗酸化成分

ポリフェノール

植物の色素や苦み成分。果皮に多く含まれる。「ポリフェノール」は総称で、アントシアニンやカテキン、イソフラボンなど、合計約4000種類以上あるといわれる。強い抗酸化作用があり、特に細胞膜に含まれる脂質が酸化するのを防ぐ。動脈硬化やがん、老化予防に効果的。

効果

- 体内の細胞を酸化から守る
- 血中の悪玉コレステロールを減らす
- がんを予防する

オリーブオイル、
グレープシードオイル　ほか

摂取のアドバイス

吸収されにくいが即効性がある。その反面、効果が長続きせず排泄されてしまう。毎食継続的にとることが大切。

リグナン

植物の種子や茎に含まれる食物繊維の一種。ごまに多く含まれ、ごまに特有のものは「ゴマリグナン」と呼ばれる。ゴマリグナンには、セサミン、セサミノールなどがあり、強力な抗酸化作用がある。肝臓を保護するため、アルコールの分解を促進するほか、肝臓がんの発生も抑える。

効果

- 体内の細胞を酸化から守る
- 血中コレステロールを減らす
- アルコールの分解を助ける
- 免疫力を上げる

ごま油、
パンプキンシードオイル　ほか

摂取のアドバイス

ビタミンEを保護して抗酸化作用を守る働きがある。セサミノールはごま油に特に多く含まれる。

主に抗酸化成分と機能性成分がある

植物油には、脂肪酸と脂溶性ビタミンのほかにも、微量な栄養素が含まれます。たとえば、ポリフェノールなどの抗酸化成分や、植物ステロールのように体内のホルモンに似た働きをもつ機能性成分などがあります。

これらの微量な栄養素はこわれやすく、精製された油にはほとんど含まれません。また、原材料の皮などに多く含まれるため、圧搾法（P93）で搾られた未精製の油を選ぶと、微量な栄養素もとることができます。

栄養素が入っていると、体への健康効果が期待できるというメリットのほかに、油の性質が不安定になり、保存性が落ちてしまうというデメリットもあります。

機能性成分

γ《ガンマ》-オリザノール

米ぬかに含まれる特有の成分。体内のホルモンに似た働きをもつといわれる。体の成長を促進したり、血管を拡張して血行をよくしたり、血液中のコレステロールのバランスを整える働きがある。脳に働きかけて自律神経を整えたり、更年期障害の不定愁訴を緩和する効果も。

効果

- 血中の悪玉コレステロールを減らす
- 更年期障害の症状を緩和する
- 体の成長を促進する

こめ油

摂取のアドバイス

γ-オリザノールが含まれる食品はほかにあまりないので、積極的にこめ油をとる。ただし、こめ油にはリノール酸も多いのでとり過ぎに注意。

植物ステロール

植物に含まれる天然の化学物質。豆類や穀類の胚芽に多く含まれる。「植物ステロール」は総称で、β-シトステロール、カンペステロールなどがある。コレステロールが小腸から吸収されるのを防ぐ。血中の悪玉コレステロールを減らし、動脈硬化や高血圧などを防ぐ。

効果

- コレステロールの吸収を抑える
- 余分なコレステロールを排出する

こめ油、綿実油、コーン油、グレープシードオイル、アボカドオイル　ほか

摂取のアドバイス

植物油からとるほか、豆類や穀類を積極的にとる。植物ステロールが多く含まれる油には、パッケージに記載があるものも。

COLUMN

原材料の栄養素と油の栄養素は異なる

原材料の栄養素が、そのまま油に入るわけではありません。油の製造過程で、食品衛生法で許可された油分抽出溶剤を使って油分を抽出したり、ろ過や精製の工程を経て不純物をとり除くうちに、栄養素は抜けてしまいます。ビタミンEなどの脂溶性ビタミンや微量な栄養素のわずかなものだけが、製品としての油の中に残ります。

たとえば、水溶性ビタミンのビタミンCなどは、原材料由来のものが油に溶け込むことはありません。酸化防止のために後から人工的に加えられたものです。

微量な栄養素は、植物油からとるよりも食事でとったほうが効果的。健康のために植物油をとる場合は、脂肪酸やビタミンEの量に注目し、そのほかは参考程度に見ましょう。

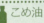

同じ原材料からつくられる油も製法によって特徴が異なる

油の特徴は製法の細部の違いから生まれる

原材料

ここで輸入されることも

精選

前処理

原材料の品種による違い

同じ原材料の植物油でもどの品種や産地のものが使われているかによって違いがある。油になったときに、栄養素がかわってくる。

- ハイオレイックタイプかどうか
- どんな産地や栽培方法か

原材料の品質による違い

原材料の良し悪しを見極める。

処理方法による違い

原材料を加熱すると油分がとり出しやすくなるため、焙煎したり蒸したりすることがある。軽い加熱ならあまり酸化の心配はないうえに、風味や香ばしさが増す。

- ローストかノンローストか

未精製が必ずよいとは限らない

油の良し悪しを判断するには、製法を知っておく必要があります。

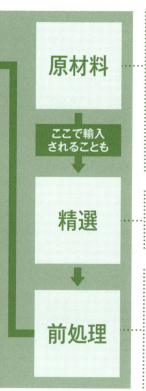

同じ植物油の原材料でも、品種や産地の違いがあります。紅花油やひまわり油のように、品種の違いによって油に含まれる栄養素が大きく異なるものもあります。

製造では、まず前処理をします。油分をとり出しやすくしたり、香りを引き立てるために、搾油前に加熱することがあります。蒸したり、短時間の焙煎が行われるだけなので酸化に神経質になる必要

搾油方法による違い

❶圧搾法

原材料に圧力をかけて油を搾る。主に油分の多い原材料（油分の多い果肉、一部の種子）の場合に用いる。果肉を搾るオリーブオイルの場合、一定条件を満たすとコールドプレスといわれる。

❷抽出法

（ノルマルヘキサン法）

溶剤を用いて油分を抽出。主に油分の少ない原材料（多くの種子）に用いる。

❸圧抽法

（❶と❷のセット）

まず圧搾し、それで搾りきれない油を抽出する。

精製or未精製による違い

精製

❶脱ガム　❷脱酸
❸脱色　❹脱ロウ
❺脱臭

酸化しにくく品質は均一だが、栄養素は大幅に減る。

未精製

ろ過

栄養素や色素、香りが残る。ただし酸化しやすいものも。

搾油

↓ ここで輸入されることも

精製 or 未精製

↓

製品

はありません。気になる人は「ノンローストタイプ」を選ぶとよいでしょう。香りを楽しみたいなら「ローストタイプ」がおすすめです。

その後、搾油されます。原材料の特性によって搾油方法が使い分けられます。主に油分の多い原材料は圧搾法、油分の少ないものは、溶剤を使って油を抽出する抽出法が用いられます。

最後に充填包装されます。瓶詰めの前に、精製して不純物をとり除く場合と、未精製のままで素材そのものの栄養素や香りを残す場合があります。また、保存性を高めるためにビタミンEやビタミンC、その他添加物を加えることもあります。

それぞれの製法は一長一短です。きちんと理解して選ぶことが大切です。

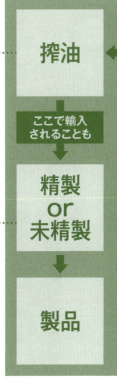

トランス脂肪酸はできるだけ避ける

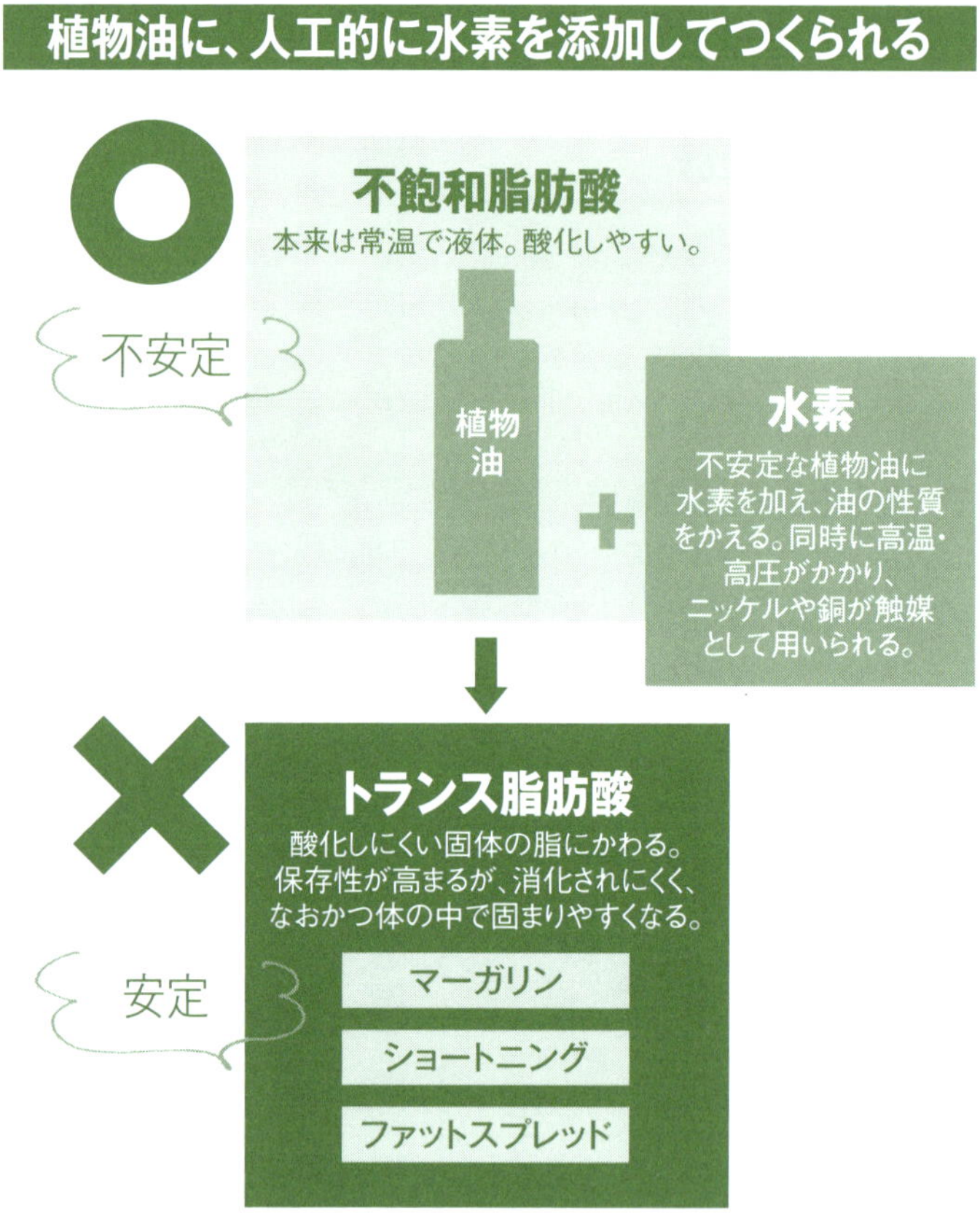
植物油に、人工的に水素を添加してつくられる
不飽和脂肪酸
本来は常温で液体。酸化しやすい。
不安定
植物油
水素
不安定な植物油に水素を加え、油の性質をかえる。同時に高温・高圧がかかり、ニッケルや銅が触媒として用いられる。
トランス脂肪酸
酸化しにくい固体の脂にかわる。保存性が高まるが、消化されにくく、なおかつ体の中で固まりやすくなる。
安定
マーガリン
ショートニング
ファットスプレッド

トランス脂肪酸は人工的な脂肪酸

油は体に必要なものですが、極力避けたい油もあります。それは、トランス脂肪酸です。トランス脂肪酸は植物油に水素を添加した人工的な脂質で、マーガリンやショートニングなどがあります。

　トランス脂肪酸が体内に入ると、活性酸素が多く生じて老化が進んだり、動脈硬化が進行して心臓病のリスクが高まることがわかっています。脳にも影響し、認知症を進めるとも考えられています。

　また、油の種類に関係なく、酸化した油も体によくありません。

トランス脂肪酸を多く含む食べ物に注意

ファットスプレッド

マーガリンと同様に、植物油に水素を添加してつくられる。マーガリンよりも水分が多くやわらかい。

マーガリン

植物性油脂からできるバターの代用品。植物油に水素を添加してつくられる固形の油脂。

ショートニング

植物性油脂からできる。味のついていないマーガリンとして開発された。植物油に水素を添加してつくられる半固形の油脂。

これらを原材料に含む食品に注意

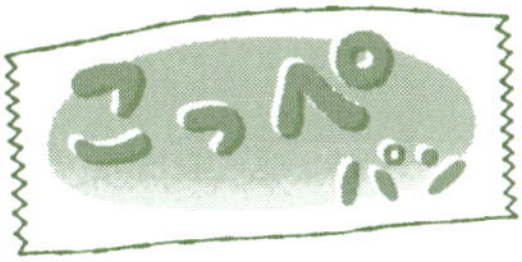

菓子パン
0.039～0.78g /100g

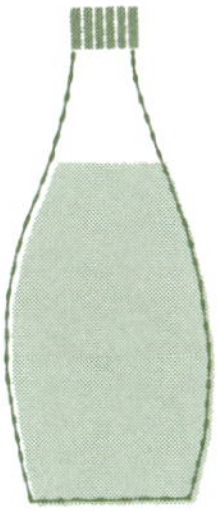

マヨネーズ
1.0～1.7g/100g

クッキー
0.21～3.8g
/100g

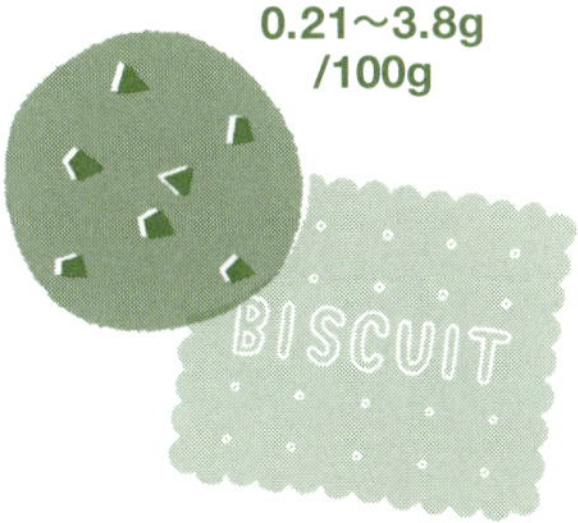

ビスケット
0.036～2.5g
/100g

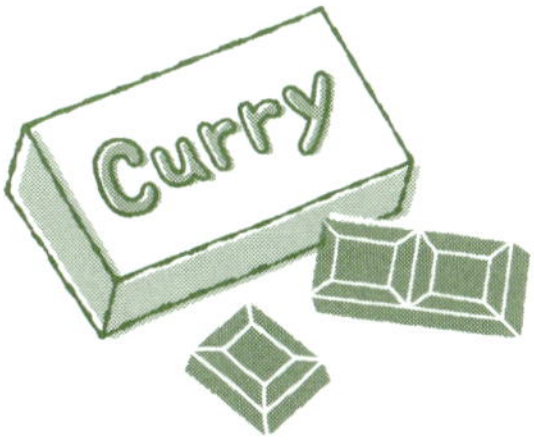

カレーのルウ
0.78～1.6g /100g

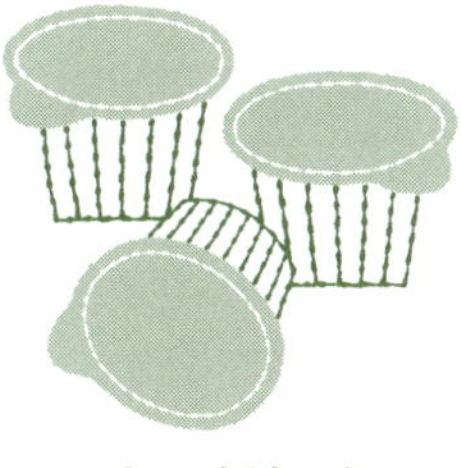

コーヒークリーム
0.011～3.4g /100g

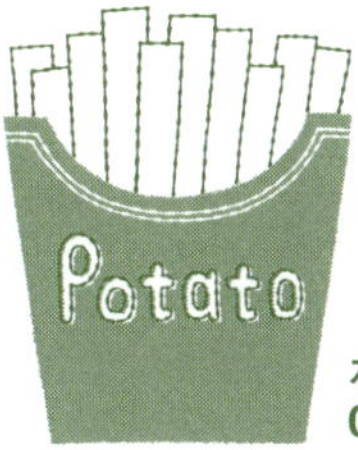

ポテトスナック
0.026～1.5g /100g

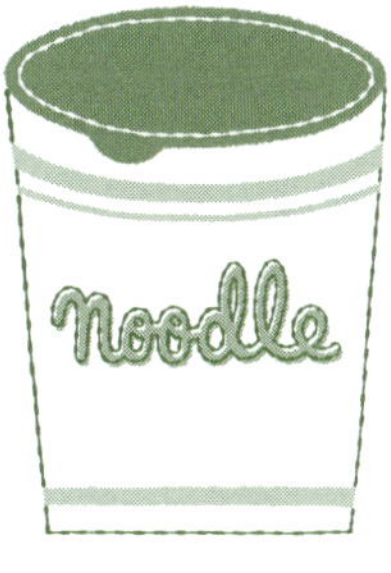

カップ麺
0.028～0.16g/100g

参考:農林水産省ホームページ www.maff.go.jp/j/syouan/seisaku/trans_fat/t_kihon/content.html

いい油でも、とり過ぎは厳禁。トータルで一日大さじ2～3杯まで

一日の摂取カロリーから油の摂取量が出る

18歳以上の人の一日の摂取カロリー

男性：2200～2650kcal
女性：1700～2000kcal

このうち20～30％（約400～500kcal）は脂質でとるのが理想的。

大さじに換算すると約3杯分

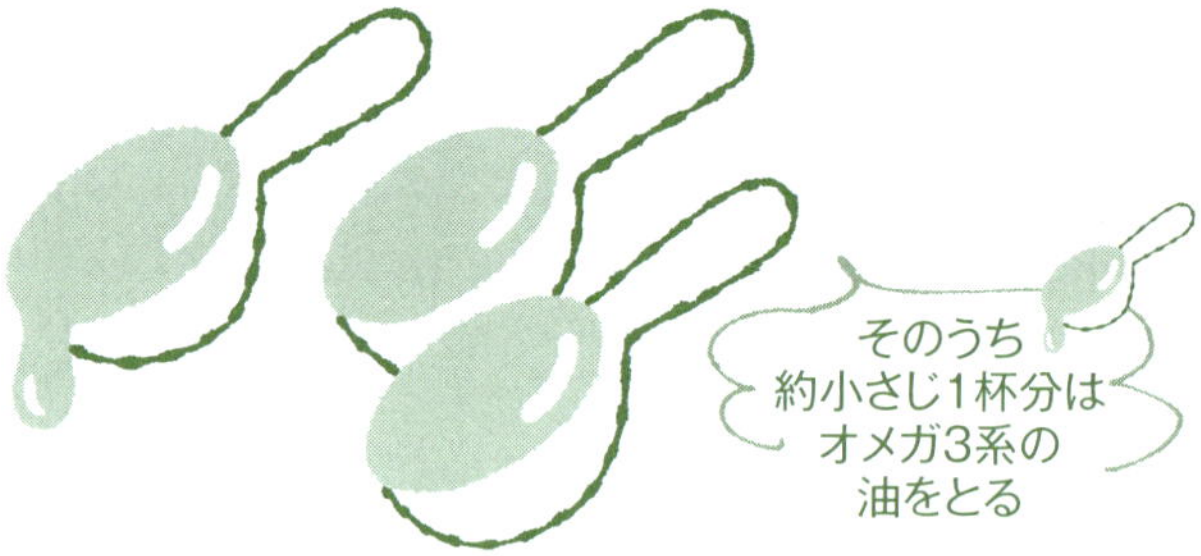
そのうち
約小さじ1杯分は
オメガ3系の
油をとる

見える油、見えない油の総量で考える

一日に摂取したい油の量は、総カロリー量から換算して、大さじ2～3杯です（上図参照）。これは、食品に含まれている油や調理で使う油など〝見えない油〟も含めたトータルの量です。したがって、サラダにかけたりパンにつけるなど、〝見える油〟として摂取できる量は、大さじ1杯程度になります。

油は少量でも高カロリーなので、とり過ぎは禁物。一日の摂取量を守ったうえで、体によくない油を減らし、体によい油を多くとるようにしましょう。

食べ物に含まれる見えない油に注意

脂質が多い食事

食事	脂質の量（約1食分あたり）
鶏のから揚げ（もも）	22.8g
とんかつ（ロース）	34.2g
牛ステーキ（リブロース）	58.8g
天ぷら（野菜と魚介）	37.8g
マカロニグラタン	25.7g
クロワッサン	10.7g
アイスクリーム	9.6g

脂質が少ない食事

食事	脂質の量（約1食分あたり）
蒸し鶏	1.9g
牛肉のたたき	2.6g
まぐろの刺身（赤身）	0.4g
いかの丸焼き	1.0g
ほうれん草のごまあえ	1.5g
白米	0.5g
ゼリー	0g

参考：『目で見る食品カロリー辞典』（学研パブリッシング）

COLUMN

「油を飲んでいます」これって大丈夫なの？

健康や美容に気をつけている著名人に「油を飲んでいます」というエピソードがよくあります。しかし、現代人は食事からとる脂質だけで一日の脂質の摂取量を超えてしまいかねません。ファストフードを頻繁に食べたりして普段から脂質をとり過ぎている人は、油を飲むのは避けましょう。飲むなら必ず、油物や加工食品を控えましょう。

一方で、年齢を重ねるにつれて、食事からの脂質の摂取量は減っていきます。油物をあまり食べなくなる年代の人は、積極的によい油を飲むのもよいでしょう。

たとえば、長寿でおなじみの医師の日野原重明先生は、朝食のジュースにオリーブオイルを大さじ１杯入れて飲んでいるとか。健康長寿の秘訣の一つだそうです。

購入するときは、売り場・パッケージ・ラベルをチェック

きちんと日光を防げているかチェック

✓ 直射日光の当たらない場所か

光に当たると油は酸化していく。売り場は直射日光の当たらない場所にあるか、照明が当たらないように陳列されているかをチェックする。

✓ 適切な容器に入っているか

オリーブオイル、オメガ3系の油の場合、遮光瓶に入っているものがベスト。中には透明なのに遮光機能が備わっている瓶もあるが、透明の遮光瓶は価格が高いので、安価なものは遮光瓶ではないことが多い。

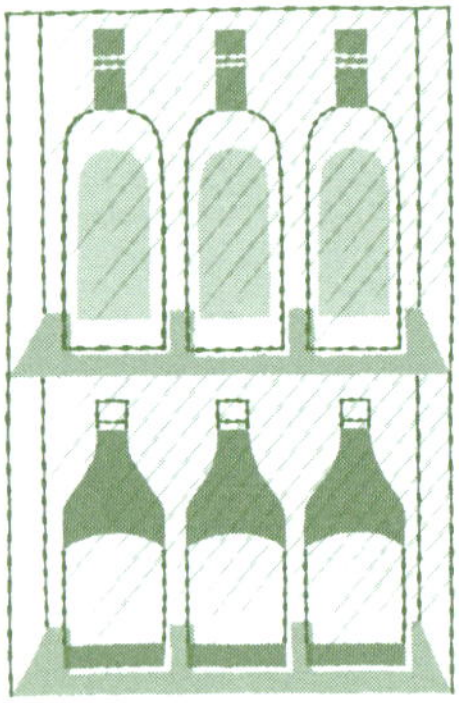

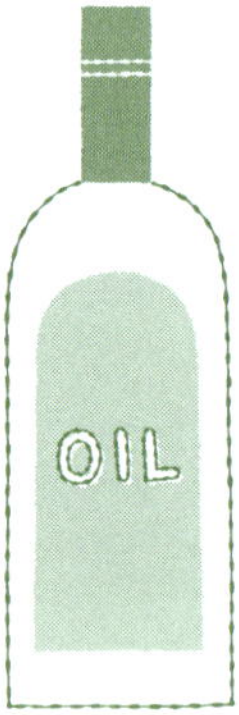

酸化に気を遣っているかがチェックポイント

どんなに高品質な油でも、酸化したものは健康に有害です。油を買う際には、遮光瓶に入っていて直射日光の当たらない場所に置いてあるなど、酸化を防ぐ工夫がされているものを選びましょう。

品質表示や栄養成分表示も、選ぶうえで参考になります。栄養成分を調べていないメーカーもありますが、だからといって質が劣るわけではなく、良質の油を少量生産していることもあります。また、品質や製造過程を保証する認証マークも知っておくとよいでしょう（P100）。

ラベルは決まりに従って記載されている

品質表示

品　名	食用こめ油	1
原材料名	食用こめ油	
内容量	600g	2
賞味期限	○○年○○月○○日	3
保存方法	直射日光を避け、常温の暗いところに保存すること。	
製造者	○○食品株式会社 ○○県○○市○○△-△-△	

お問い合わせ：
○○食品お客様相談窓口
0120-△△△-△△△

1 純粋な油か調合油かわかる

調合油なら「食用調合油」などの表示がある。原材料名には入っている油の名前（「食用○○油」）が書かれる。純粋な油の場合は、品名も原材料名も同じ「食用○○油」となる。「調合なたね油」などの場合は、菜種油が60%以上含まれている。「えごま油入り調合油」などの場合は、エゴマ油が30%以上含まれている。

2 グラムで表示される

油は水よりも比重が軽く、温度変化によって容量がかわりやすい性質をもつため、重量で表示される。

3 賞味期限と消費期限は違う

「賞味期限」は製造年月日に賞味期間を足した日付。過ぎても食べられるが、風味や品質の劣化は進む。「消費期限」は過ぎたら食べないほうがよい。

栄養成分表示

栄養成分表示 大さじ1杯（14g）あたり		1
熱量	126kcal	2
たんぱく質	0g	
脂質	14g	
炭水化物	0g	
ナトリウム	0mg	
コレステロール	0	

飽和脂肪酸　7%
γ-オリザノール　192mg ………… 3

1 栄養成分表示の基準をチェック

大さじ1杯（14g）あたりで表示されているものが多いが、100gあたりに換算されているものもある。いくつかの油を比較するときは注意。

2 熱量はすべて同じ

植物油の熱量は、どの油も同じ。1gで9kcal。14gなら9×14＝126kcal。

3 特筆事項が書いてある

油の特徴やセールスポイントとなる栄養素はラベルに書いてある。ラベルに書かれていることは、メーカーが研究・調査をした結果であることが多い。「トランス脂肪酸ゼロ」などがある。一部の栄養素には、健康増進法にもとづく基準値があるが、それ以外の栄養素の記載についてはメーカーの判断による。

⚠ 新鮮さを示すために製造年月日が記載されていることがある。
しかし、製造日は油を瓶詰めした「充てん日」。本当の新鮮さがわかる「搾油日」とは異なるので気をつけて。

認証マークは各国で異なる

JASマーク

日本農林規格（Japanese Agricultural Standard）のマーク。安全で安定した品質であること、その品質を保てるだけの生産管理が行われていることを示す、農林水産省の「JAS規格」を満たすものにつけられる。

トクホマーク

特定保健用食品（トクホ）のマーク。体の生理学的機能に影響を与える成分が含まれることを表す。消費者庁の審査基準に適合したものにつけられる。認められる栄養成分、表示方法などが決められている。

オーガニック認証マーク

日本

アメリカ

ヨーロッパほか

原材料の有機栽培の認証マーク。生産者が認定機関の基準に従って生産を行うとつけられる。
各国に認証マークがあり、アメリカやEUなどは日本と同水準の規定が設けられている。

COLUMN

メーカーや輸入会社は、油の成分の資料を持っていることが多い

日本で流通している油の中には、海外で製造されて、日本に輸入されたものも多くあります。

日本で製造された油と、海外で製造された油を輸入したものでは、成分表示の形式が違っていたり、成分表示そのものがない場合もあります。

海外で製造された油なら、多くの場合、輸入会社は、輸入取引を開始する前に、油の成分情報を収集しています。そのため、輸入会社やメーカーは、独自の資料を持っていることが多いのです。

油の成分に疑問がある場合、輸入会社やメーカーに問い合わせてみましょう。誠実な対応をしてくれるかどうかで、信頼できるメーカーかどうかもわかります。

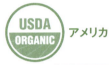

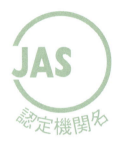

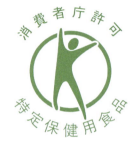

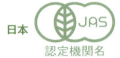

こんな油、買って大丈夫？
購入時のお悩みQ&A

スーパーマーケットなどで売られている油の多くは、黄色く透き通った油で、栄養成分などの書かれたパッケージに入っています。

しかし、油によっては必ずしもそうではありません。

それでも、油の特性、表示のきまりを知っていれば、安心して油を選ぶことができます。

Q1

棚に陳列してある
油が白く濁っています。
悪くなっているのでしょうか。

A1 湯せんすればもとに戻るので大丈夫です。

水と同じで、油も温度が低くなると固まります。特に、オリーブオイルやレッドパームオイルなどは固まりやすい性質があります。50℃程度のお湯で湯せんをすればもとに戻り、問題なく使えます。酸化を防ぐために、100℃近い高温で長時間加熱しないようにしてください。

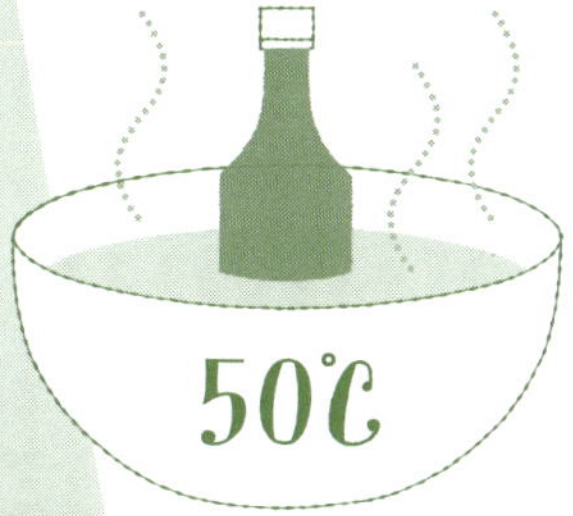

Q2

箱にもボトルにも成分表示が
ありません。怪しいので
買わないほうがいいのでしょうか。

A2 表示義務がないものもあります。

JAS法では食品品質表示基準が設けられており、容器や包装の表示面積が30㎠以下の場合は、原材料などの表示を省略できることになっています。そのため、小瓶で販売されている場合などは表示がないことも。小規模生産者の場合、こだわりがあって表示をしないこともあります。ただし、規定はかわることもあるので注意深く見ていましょう。

30㎠以下なら
表示なしでもOK

光や高温、時間の経過で酸化が進む。冷暗所保存で2〜3か月で使い切る

遮光して、身近に置いておくのがポイント

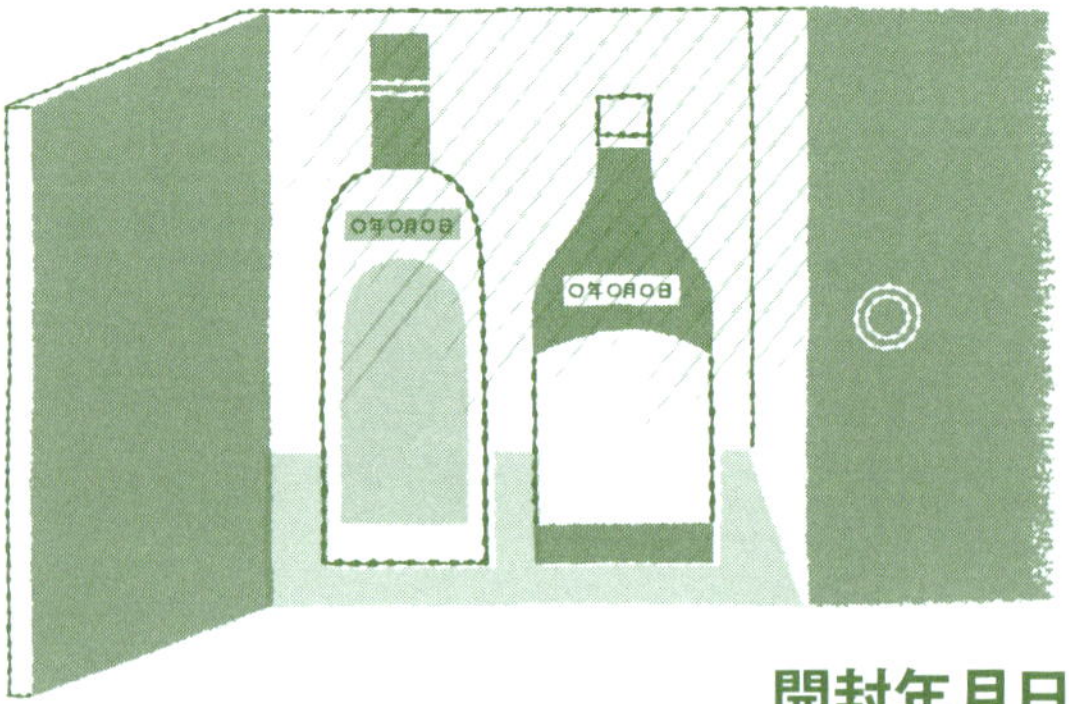

開封年月日を書いて冷暗所へ

製造年月日・搾油日・賞味期限などは表示されていますが、酸化に大きく関わるのは開封した日。手書きのラベルを貼っておきます。戸棚の中など、直射日光の当たらない涼しい場所へしまいましょう。

Dr.のおすすめ

アルミホイルを巻いておく

おすすめなのは、瓶にアルミホイルを巻いて日光を遮り、調理台やテーブルなどよく使う場所に置いておくことです。戸棚にしまうと見えなくなるので、つい使うのを忘れてしまうことも。酸化を防ぎつつ、できるだけ手元に置いておきましょう。

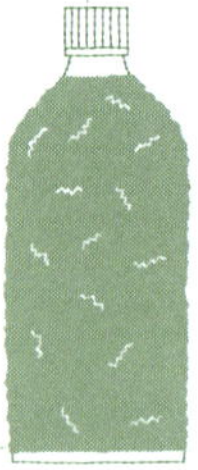

酸化を防ぎ、新鮮なうちに使い切る

植物油などの不飽和脂肪酸は、酸化しやすいのが欠点です。油が酸化すると過酸化脂質が生じ、血管の動脈硬化を進めるなど体に悪影響を及ぼします（P121）。

油の酸化が進むのは、光、空気、熱、水分、金属に触れたときです。そのため、油は直射日光の当たらない冷暗所に保存して、開封後2〜3か月以内に使い切るようにしましょう。

揚げ物に使った油も酸化しているうえ、食材のたんぱく質が混ざることでにおいも出るので、再利用は控えましょう。

酸化した油はどう見分ける？

〈酸化の原因〉

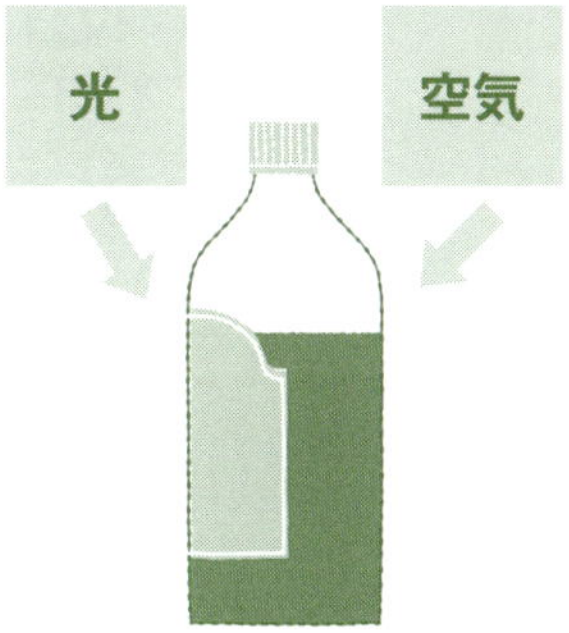

開封した油

酸化のしるし

☑いやなにおいがする

未精製油の場合、油の中に含まれるアミノ酸やアルコールなどの不純物が脂肪酸と結びついて、少し生ごみに似たようなにおいになる。

☑色が濃くなる

長期間保存した油は色が濃くなる。ただし、1年以上経ったものでないと、色では見分けにくい。

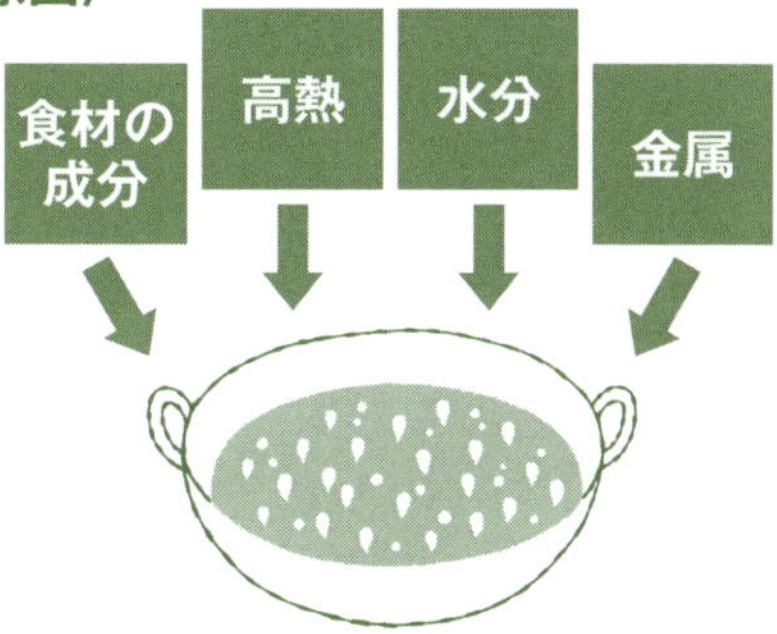

調理に使った油

酸化のしるし

☑泡が消えない

揚げ物をすると、食材や衣のたんぱく質が溶け込む。繰り返し揚げ物に使うと、粘り気が出て、加熱したときに泡が発生して消えにくくなる。

☑粘り気が出る

古い油は、冷めたときにも粘り気が出るように。油の中に不純物が増えている証拠。いやなにおいも発生する。

COLUMN

揚げ物は1回までが理想。捨てるか炒め物に利用

揚げ物は長時間高熱で調理するため、かなり油を酸化させます。一度揚げ物に使った油を、再び使うのは控えましょう。油ろ過器では酸化した油を除けません。揚げ物には油をたくさん使うので、高級な油を使いまわすよりも、安くても新鮮な油を使うほうが健康にはよいのです。

どうしても再利用したい場合は、半分を古い油に、半分を新しい油にし、酸化していない油の量を増やすようにしましょう。油の使用量を減らすために、少ない油で「揚げ焼き」にするのもおすすめ。もしくは、短時間でサッと調理できる炒め物に使う程度にするのもよいでしょう。

高温&長時間の加熱は酸化のもと。料理の仕上げにかけるのはOK

調理法に適した油がある

温度	調理法	向いている油
20℃（常温）	●かける ●あえる	おすすめ オメガ3系 エゴマ油、アマニ油ほか OK すべての油 NG なし
80℃	●炒める ●できた料理にかける	おすすめ ナッツ系のオイル OK すべての油 NG なし
100℃	●煮物に入れる	OK すべての油 NG なし
170℃（100℃より高い温度）	●揚げる	おすすめ オメガ9系 オリーブオイル、 ひまわり油・菜種油（いずれもハイオレイックタイプ）など OK オメガ6系 コーン油、綿実油、 グレープシードオイル、大豆油など NG オメガ3系 エゴマ油、アマニ油、 サチャインチオイルほか

100℃以下ならどの油もあまり影響はない

油が酸化する原因のひとつは、熱です。では、加熱する料理に使いたい場合、どうしたらよいのでしょうか。

油の中でも特に熱に弱く酸化しやすいのはオメガ3系の油で、加熱には適さないとされています。しかし、オメガ3系のエゴマ油の酸化の度合いを調べた研究では、80℃まではそれほど酸化が進まないことがわかりました。つまり、短時間の煮物程度であれば、それほど神経質にならなくてよいといえます。とはいえ、酸化と風味の点でもっとも安全なのは、

酸化しやすいエゴマ油も、低温ならすぐには酸化しない

実験

エゴマ油を20～80℃に保ち、日数の経過による酸化の度合いを比べた。温度が高いほど酸化が早く、経過日数が長いほど酸化の度合いは上がっていることがわかる。

この実験で温度がもっとも高い80℃でも、酸化度合いが上がるまでに数日かかっている。したがって、80～100℃くらいの温度で短時間の調理であれば、酸化を気にせず使える。酸化しやすいといわれるエゴマ油がこの結果なので、ほかの油も同様に調理に使えると考えられる。

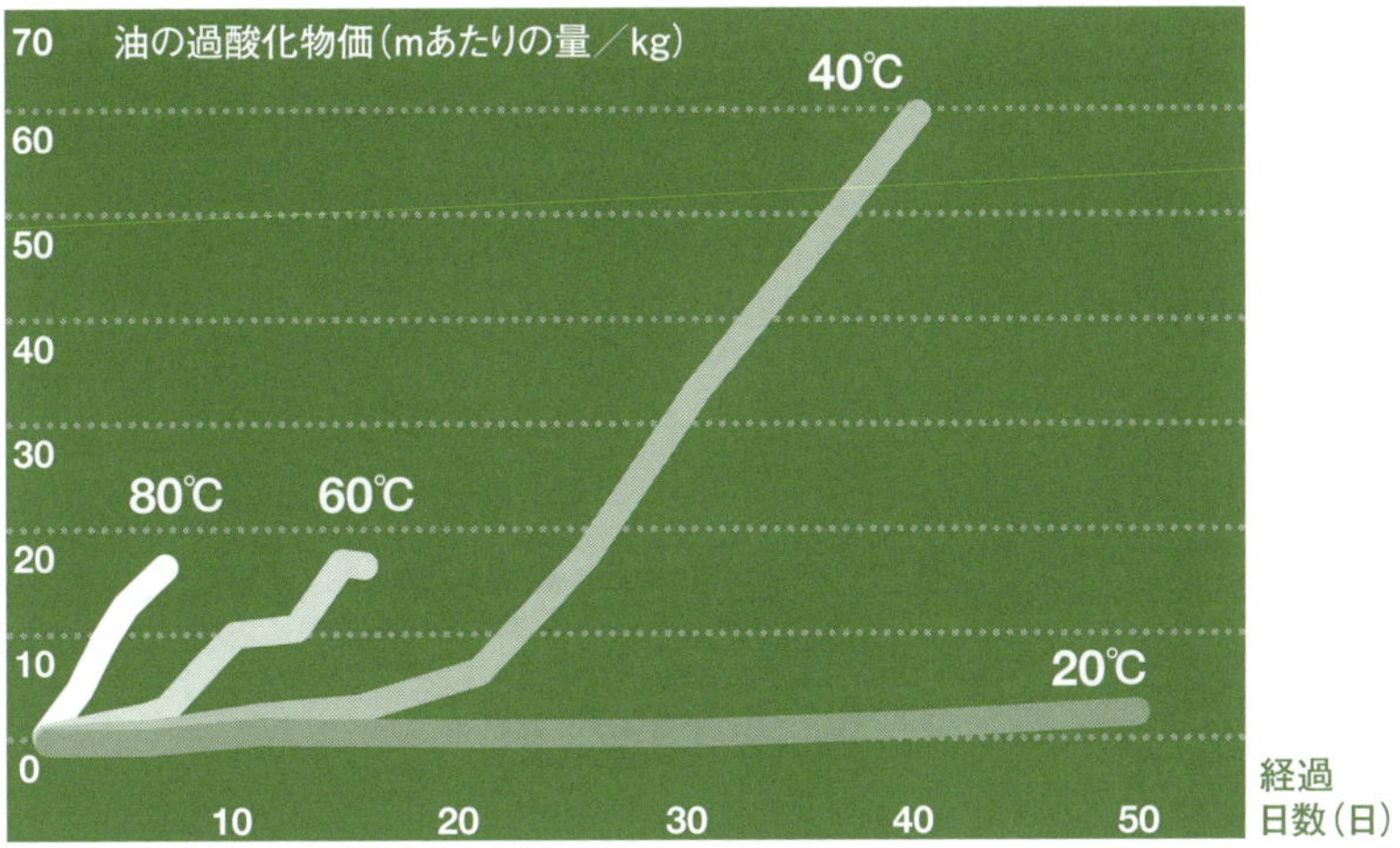

参考:J Food Sci 75(6),C498,2010

やはり常温で摂取することです。

植物油の中でもっとも加熱に適しているのは、酸化しにくいオメガ9系の油です。代表的なものに、オレイン酸を豊富に含むオリーブオイルがあります。

料理によく使われているサラダ油はオメガ6系で、本来は加熱に向きません。また、オメガ6系とオメガ3系の摂取割合は4対1がよいとされているのに対して、現代の食生活ではオメガ6系をとり過ぎているため、使用量を減らしたほうがよいといえます。

オメガ6系の油を使う場合は、フッ素樹脂加工のフライパンを使って使用量を最小限に抑えたり、余分な油をキッチンペーパーでとり除くなどするとよいでしょう。加熱を終えた後、仕上げにオメガ3系の油を加えるのもおすすめです。

油と一緒にとると働きがアップする栄養素の組み合わせ

脂溶性のビタミンは油と一緒にとって吸収率アップ

油を料理に使うのは、栄養素を効率よく吸収するために理にかなっています。緑黄色野菜にはビタミンAやEが豊富に含まれていますが、これらは脂溶性ビタミンなので、油と一緒に摂取することで吸収率が高まります。

また、糖質を代謝してエネルギーとして利用するためには大量のビタミンB_1が必要ですが、脂質にはビタミンB_1を節約する作用があります。高い抗酸化作用をもつビタミンCは、油の酸化を防いでくれます。

油と栄養素の食べ合わせのコツ

油＋ビタミンA

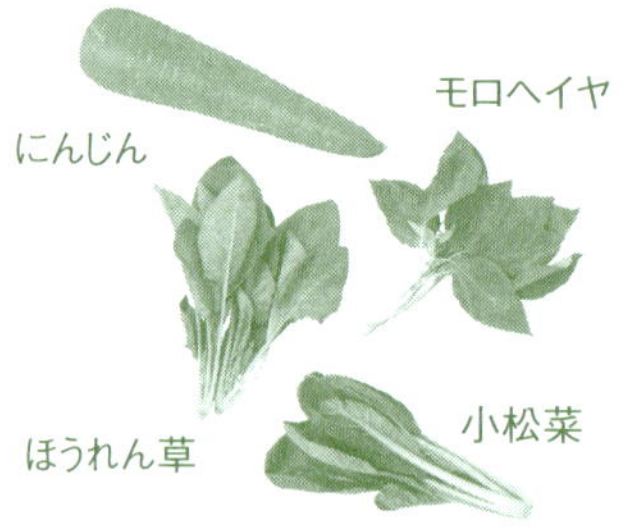

ビタミンAの吸収率アップ

ビタミンAは脂質に溶ける性質をもつ脂溶性ビタミン。脂質と一緒にとると、体への吸収率が上がる。にんじんに含まれるβ-カロテンの吸収率は、生で食べたときに約8%、炒めて食べると約50～70%にまで上昇。レバー、にんじん、ほうれん草などに多く含まれる。

〈おすすめの調理法〉

炒める　蒸す

油＋ビタミンB_1

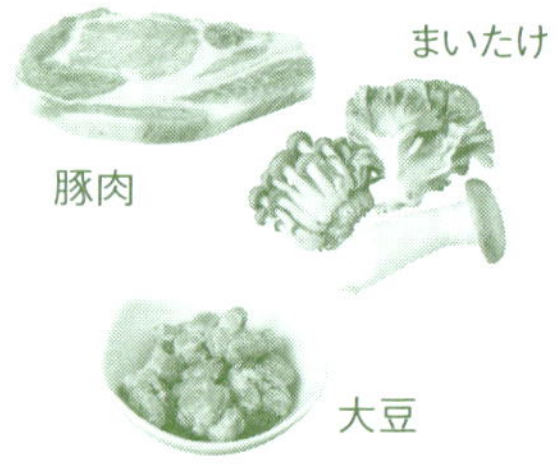

ビタミンB_1が有効活用される

糖質をエネルギーにかえるためには、多くのビタミンB_1が必要。ビタミンB_1が不足すると疲れやすくなるが、よりエネルギー効率のよい油をとることでビタミンB_1の消費が抑えられ、必要な量を確保することができる。豚肉、うなぎ、豆類、玄米などに多く含まれる。

〈おすすめの調理法〉

炒める　焼く

油＋ビタミンC

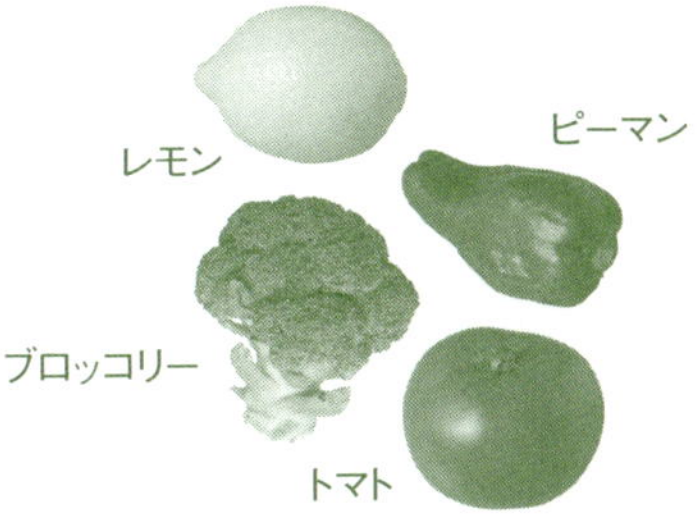

脂肪酸の酸化を防止する

脂肪酸は酸化すると体に害を与える過酸化脂質になる。ビタミンCと一緒にとると、脂肪酸の酸化を防いでくれる。また、ビタミンCが多く含まれる野菜を油でサッと炒めることで、野菜のビタミンCの損失が少なくすむ。ブロッコリーやピーマンに多く含まれる。

〈おすすめの調理法〉

炒める　かける　あえる

油＋ビタミンE

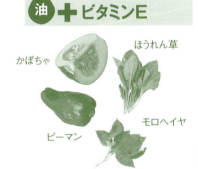

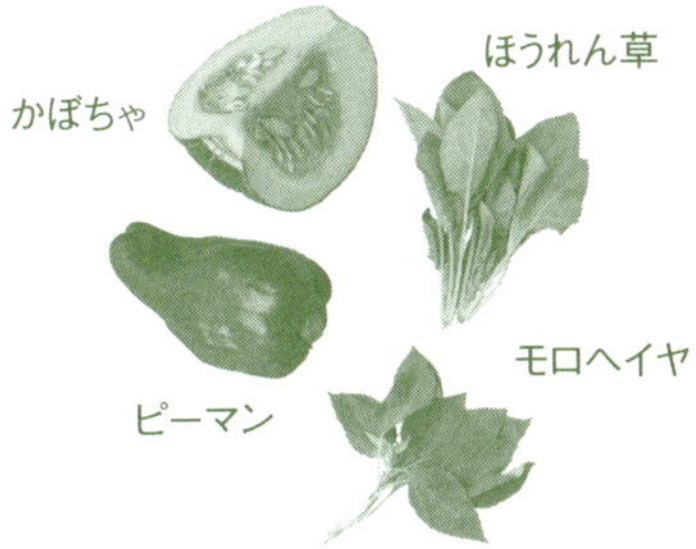

ビタミンEの吸収率アップ

ビタミンEは脂溶性ビタミン。油と一緒にとることで吸収率が上がる。ビタミンCと同様に脂肪酸が過酸化脂質になるのを防ぐ働きがある。植物油に含まれるビタミンEに加えて、食品からもとれば効果アップ。食品なら、うなぎやかぼちゃ、アーモンドなどに多く含まれる。

〈おすすめの調理法〉

かける　あえる　炒める
煮る　焼く

COLUMN

油どうしの食べ合わせの良し悪しは特にない

　市販されている油には、複数の種類の植物油がブレンドされて栄養価や脂肪酸のバランスが強化されているものもあります。そこで、自宅で油をブレンドしようとすると、油によっては相性が悪く分離してしまうことも。たとえば、ココナッツオイルとエゴマ油とオリーブオイルは、脂肪酸の種類が異なるため、あまり相性がよくありません。

　しかし、体の中で混ざることには問題ありません。油の食べ合わせの良し悪しは特にないのです。なぜなら、脂肪酸ごとに体内に吸収される経路が異なるから。自分に足りていない脂肪酸が含まれる油を組み合わせてとるのもよいでしょう。ただし、とり過ぎには要注意です。

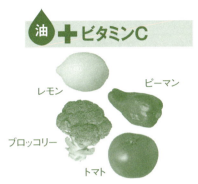

つけるだけ、かけるだけからスタート。たれ・ソースでも無理なくとり入れる

調味料のように毎日少しずつ使う

健康のために、体によい油をとる習慣をつけたいものです。料理にかけたり、つけたりと、しょうゆと同じように使えば手軽に油を摂取できます。加熱しないので、酸化の心配もありません。

特に積極的にとりたいのは、不足しがちなオメガ3系の油です。オメガ3系の油は加熱せずとったほうがよいので、こうした食べ方がおすすめです。

アマニ油やエゴマ油などの強い風味が気になる人は、カレーや納豆などの強い味の食品に加えると食べやすくなります。

料理にかけたり、つけだれのレシピに入れる

一番シンプルに

料理にそのままかける

サラダ／温野菜／スープ／カレー／シチュー／うどん／そば　ほか

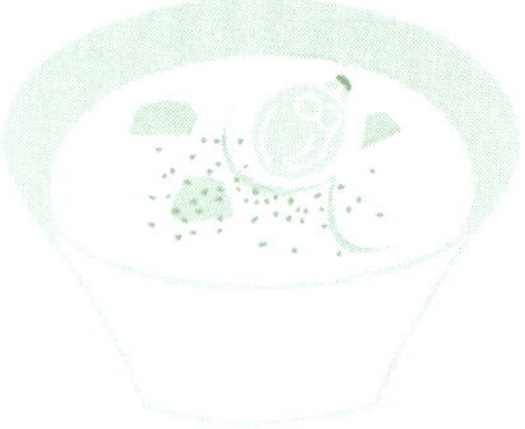

つけ込む料理に置きかえて

つけだれ・ソースにする

ドレッシング／マリネ／南蛮漬け／生春巻き／焼き肉のたれ／餃子のたれ／鍋のポン酢　ほか

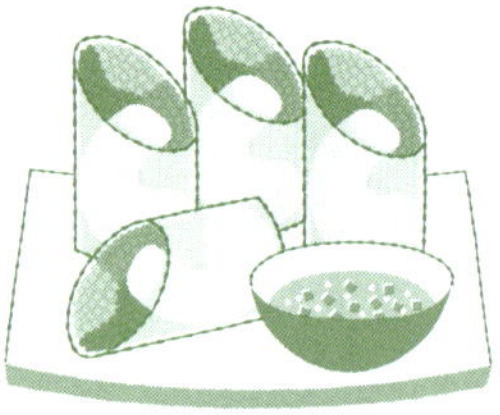

油ごと食べられる

小鉢にかける

冷ややっこ／納豆／おひたし／あえもの／温泉卵／漬け物　ほか

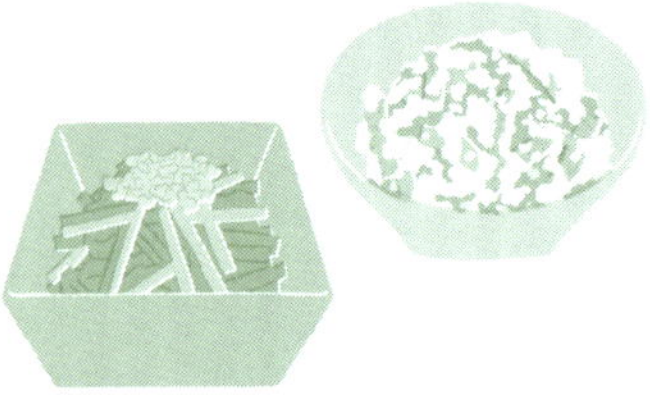

オリーブオイルの代用

パンにつける

バケット／フォカッチャ　ほか

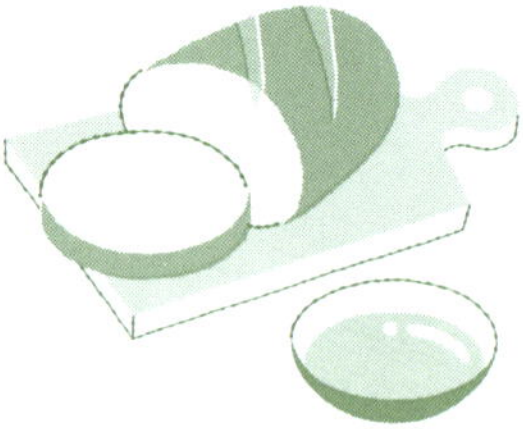

ドリンクやヨーグルト、インスタント食品にプラスする

デザートにかける

甘いものには、ナッツ系の香りのよい油が合う。ポピーシードオイルや松の実油など、希少な油をかけて、おやつを食べながら美容もかなう。

ヨーグルト／アイスクリーム／
パンケーキ／シリアル／
焼きりんご　ほか

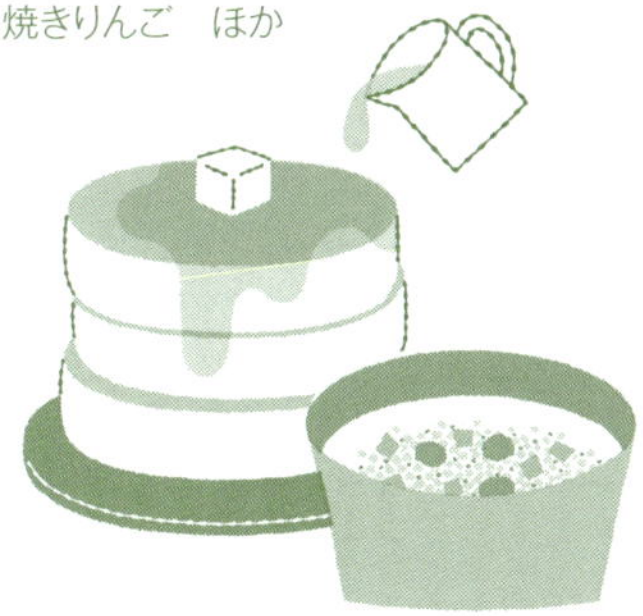

カップ麺、コンビニサラダにプラスする

健康に気を遣うならカップ麺やコンビニの食事は避けたいが、食べる場合は健康によい油をプラスする。エゴマ油やアマニ油などでオメガ3系脂肪酸を補うのがベスト。

カップラーメン／
カップスープ／サラダ／
コンビニのお惣菜　ほか

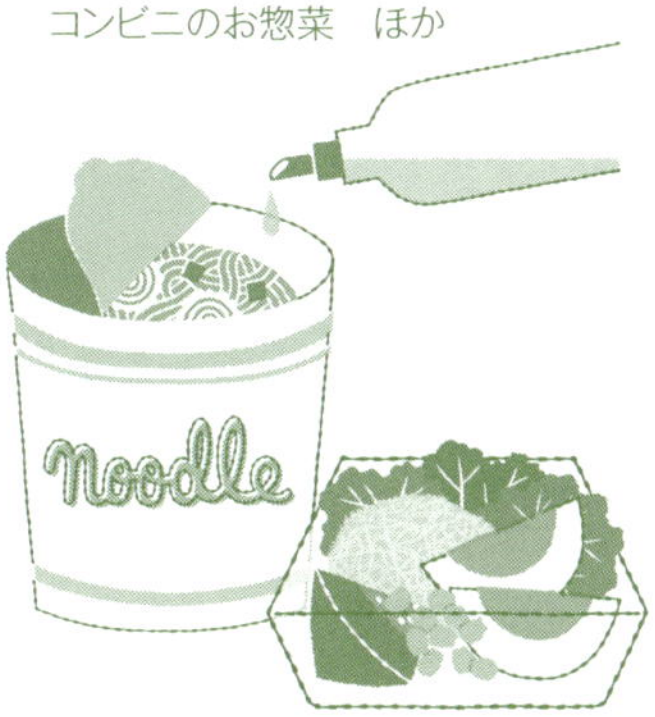

ドリンクにたらす

コーヒーにココナッツオイルを入れて飲むと、ほんのり甘い香りで相性がよい。ココナッツオイルをはじめほかの油でも、香りや風味が気になる場合は精製オイルがおすすめ。

野菜ジュース／コーヒー／
紅茶／ココア／牛乳／
豆乳／スムージー　ほか

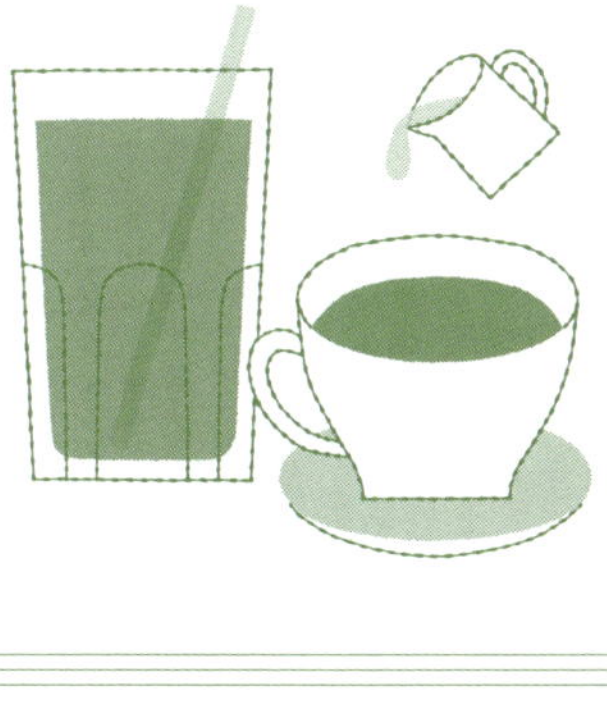

注意

カップ麺はもともと油が多いので注意

カップ麺には、油で揚げた麺を使用しているものがあり、リノール酸を含む油が多く含まれていることも。さらに、賞味期限が長いため、過酸化脂質が増えます。ノンフライの麺や生麺を使用しているものを選びましょう。そのうえで、健康によい油をプラスします。加える油は「ないよりはまし」くらいにとらえましょう。

食べ慣れない油も抵抗なく。毎日の調理に置きかえる

油の特性を生かして、健康効果を最大限に引き出す

料理をする人なら、調理油を体によい油に置きかえてみましょう。たとえば、サラダ油のかわりにオメガ3系の油を使うのです。ただし、オメガ3系の油はあえものなどには向きますが高温加熱には不向きです。その場合は、オレイン酸を多く含むオメガ9系の油が適しています。

また、リノール酸を多く含むオメガ6系の油は、とり過ぎに注意が必要です。いつもオメガ6系の油で料理をしている人は、オメガ9系の油に置きかえるとよいでしょう。

和食にとり入れて無理なく毎日とる

具材にしみ込ませる

煮物に少々入れる

ごま油　など

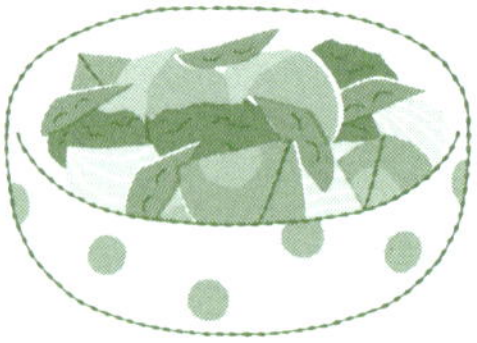

調味料として

おひたしやあえものに

エゴマ油、アマニ油　など

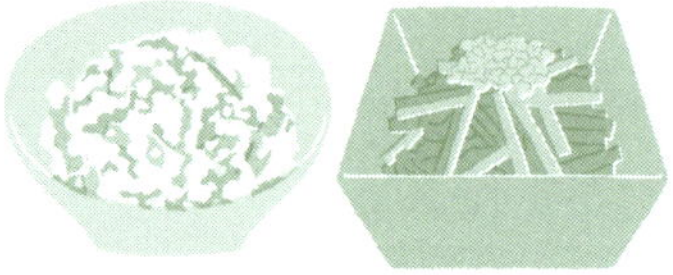

太りにくくなる

ごはんに混ぜて炊く

ココナッツオイル　など

オイルを余さずとれる

みそ汁にたらす

オリーブオイル　など

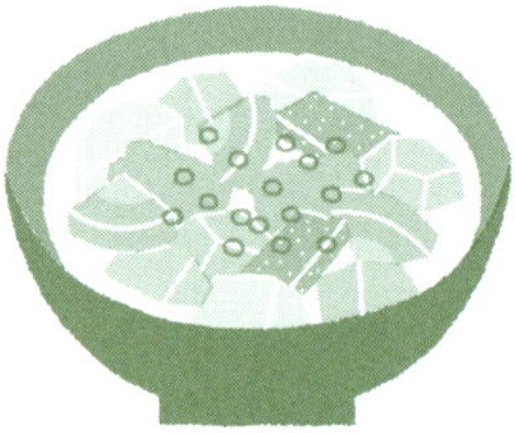

できるだけオメガ3、9の油を使う

魚介の料理に使う

魚介類には、オメガ３系脂肪酸が含まれます。そこに、エゴマ油やアマニ油をかければ、効果がアップ。

カルパッチョ／なめろう／
魚のホイル蒸し／アヒージョ　ほか

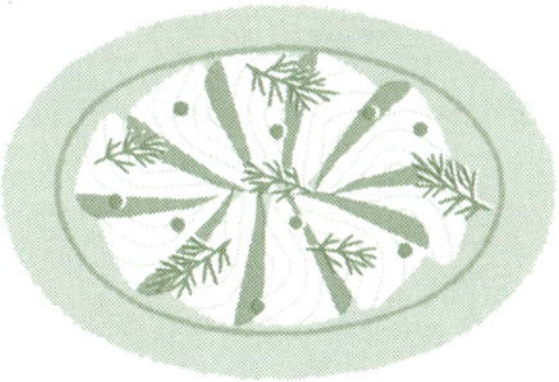

揚げ物、炒め物に使う

加熱に強く悪玉コレステロールを減らすオレイン酸を含む油を使う。オリーブオイルやハイオレイックタイプの紅花油・ひまわり油がおすすめ。

から揚げ／天ぷら／フライ／野菜炒め　ほか

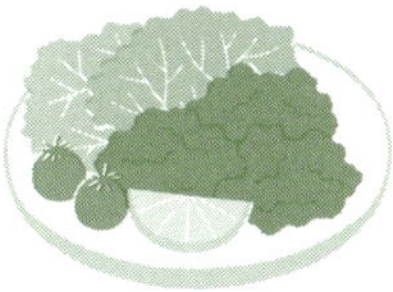

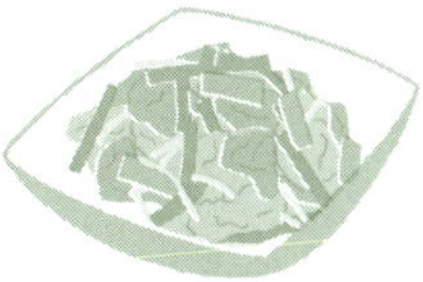

バターの代わりに使う

飽和脂肪酸、トランス脂肪酸を抑えて、不飽和脂肪酸を補うことができる。

バターライス／
ピラフ／
ムニエル／
トースト
ほか

料理の仕上げにかける

仕上げに油をからませたり、油をまわしかけて風味づけする料理に使う油を、健康によい油に置きかえる。

パスタ／
中華風炒め物／
おつまみきゅうり
ほか

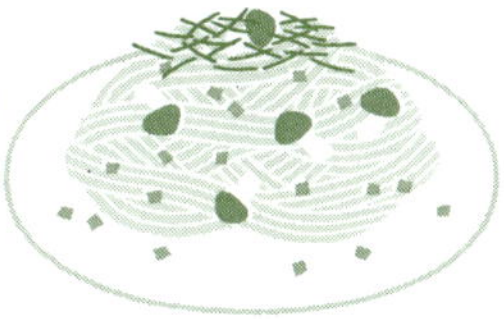

COLUMN

体にもっとも効く時間帯「朝」にとる

植物油がもつ抗酸化作用を最大限に利用するためには、朝に摂取するのがもっともおすすめです。

紫外線を浴び、多くの呼吸をすると、体内の活性酸素が増え、細胞が酸化されやすくなるからです。

また、日中は体内で活動性のホルモンが多く分泌されるため、細胞の炎症が夜間よりも日中のほうが促進されるからです。

朝に抗酸化作用のある油をとって、日中の体の酸化を防ぎましょう。朝は忙しくて時間がない場合は、サラダにかける、前日にドレッシングをつくっておく、ナッツオイルをヨーグルトにかけて食べるなどの方法がおすすめです。

朝食にパンを食べる場合、パン自体に脂質が多量に含まれるので、油のとり過ぎに注意しましょう。

COLUMN

よい油・栄養素は食材からもとり入れる

脂肪酸を効率よくとり入れることができるのは植物油ですが、食べ物からもよい油をとりましょう。脂肪酸と一緒に食物繊維やたんぱく質など体に必要な栄養素をとることができます。

魚

魚の油にはEPA（エイコサペンタエン酸）やDHA（ドコサヘキサエン酸）といったオメガ3系脂肪酸が含まれる。たんぱく質もとれるので、魚はたっぷり食べる。

おすすめ!

脂ののった赤身魚を食べる

まぐろ、いわし、かつおなどの赤身魚の脂には特にEPA、DHAが多く含まれる。まぐろのトロをお刺身で食べるのがベスト。

ナッツ

ナッツ全般には、脂質、たんぱく質、食物繊維が豊富に含まれる。アーモンドならビタミンE、マカダミアナッツならパルミトオレイン酸が含まれるので健康効果抜群。

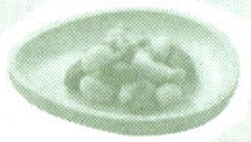

おすすめ!

くるみを食べる

くるみにはオメガ3系脂肪酸のα-リノレン酸が9～10%含まれる。魚が苦手な人などは特に、くるみからよい油を補うとよい。

牛肉

肉全般には飽和脂肪酸が多く含まれるため、食べ過ぎには気をつけたいところ。食べるなら、脂質の代謝を促すL-カルニチンが含まれる牛肉やラム肉がよい。

おすすめ!

赤身の肉を食べる

肉の脂身には血管を傷つけるアラキドン酸が含まれる。脂身の少ない赤身を選べば、血管への影響が抑えられる。

チアシード

スーパーフードとして注目されているチアシードは、オメガ3系脂肪酸が含まれる。植物なのにたんぱく質が豊富なのも特徴。

おすすめ!

ドリンクでダイエット効果も

水に浸たすとゼリー状にふくらむ性質がある。ドリンクにプラスすると、腹持ちがよくなるためダイエット効果も。

Part 3

体内で働く油のしくみを知って病気予防。

体と油の基礎知識

三大栄養素の一つ。もっとも効率がよいエネルギー源

脂質が足りないと体の健康を維持できない

糖質、脂質、たんぱく質は、体のエネルギー源となる「三大栄養素」です。このうち脂質は1gで9㎉と少量でも高カロリーで、貯蔵用のエネルギー源として生命を守っています。

また、脂質には細胞膜をつくるのに必要なコレステロールやリン脂質の材料になるなど、体をつくる働きもあります。油の摂取を極端に減らすと、エネルギー不足になったり、細胞膜の働きが低下するなど、健康に悪影響があります。適量の油は、健康維持に不可欠なのです。

糖質・たんぱく質と並ぶ重要な栄養素

三大栄養素

脂質（1g 9kcal）
三大栄養素の中でもっとも効率がよいエネルギー源。腹持ちもよい。ほかに、細胞膜やホルモンをつくる材料になる。

糖質（1g 4kcal）
体のエネルギーになるほか、三大栄養素の中で唯一、脳のエネルギー源である。とり過ぎると体脂肪になって体に蓄積する。

たんぱく質（1g 4kcal）
腸内でアミノ酸に分解され、体内でたんぱく質を合成し体をつくる。脂質や糖質が足りていないときは、エネルギー源になる。

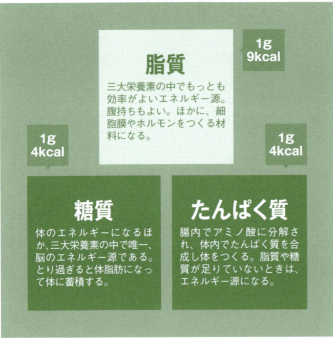

構成が異なる3種類の脂質がある

脂質

エネルギーになる

中性脂肪

脂肪酸 ＋ グリセリン

飽和脂肪酸（P84）

ラウリン酸
カプリル酸
ミリスチン酸　ほか

脂肪酸とグリセリンが結合してできる。主に体のエネルギーになる。過剰になると体脂肪となって体にたまる。

多いと

体脂肪がたまる。

足りないと

エネルギー不足になる。

細胞膜になる

リン脂質

中性脂肪 ＋ リン

不飽和脂肪酸（P85〜）

α-リノレン酸
リノール酸
オレイン酸　ほか

中性脂肪にリンが結びついてできる。主に細胞膜や脳の組織の材料になる。細胞膜では柔軟なフィルターとしての役割、脳組織では信号を伝える役割も果たす。

脂肪酸の種類によって体への作用が異なる。

細胞膜、ホルモンになる

コレステロール

コレステロール

主に細胞膜やホルモン、胆汁などになる。過剰になると体脂肪となって体にたまる。血液中では善玉と悪玉に分かれる。

多いと

動脈硬化になる。

足りないと

ホルモンの分泌が正常でなくなる。

COLUMN

油をとらないと、肌荒れや疲労のもとになる

ダイエットや健康維持のために、脂質をあまりとらないほうがよいと考えている人が少なくありません。しかし、脂質が不足していると、エネルギー不足で疲れやすくなったり、肌や髪にうるおいがなくなって荒れてしまいます。

また、エネルギー効率のよい脂質をとらないと、足りないエネルギーを補うために糖質をとり過ぎてしまうことに。もともと、一日に摂取する総カロリーのうち、糖質は50％程度とるのがよいとされ、三大栄養素の中でも大きな割合を占めますが、それ以上にとってしまい、なおかつ運動もせずにいると、肥満のもとになります。

エネルギー効率がよく体をつくるもとになる脂質を、必要な量きちんととりましょう。

体にたまりやすい油とたまりにくい油がある

飽和脂肪酸の運ばれ方

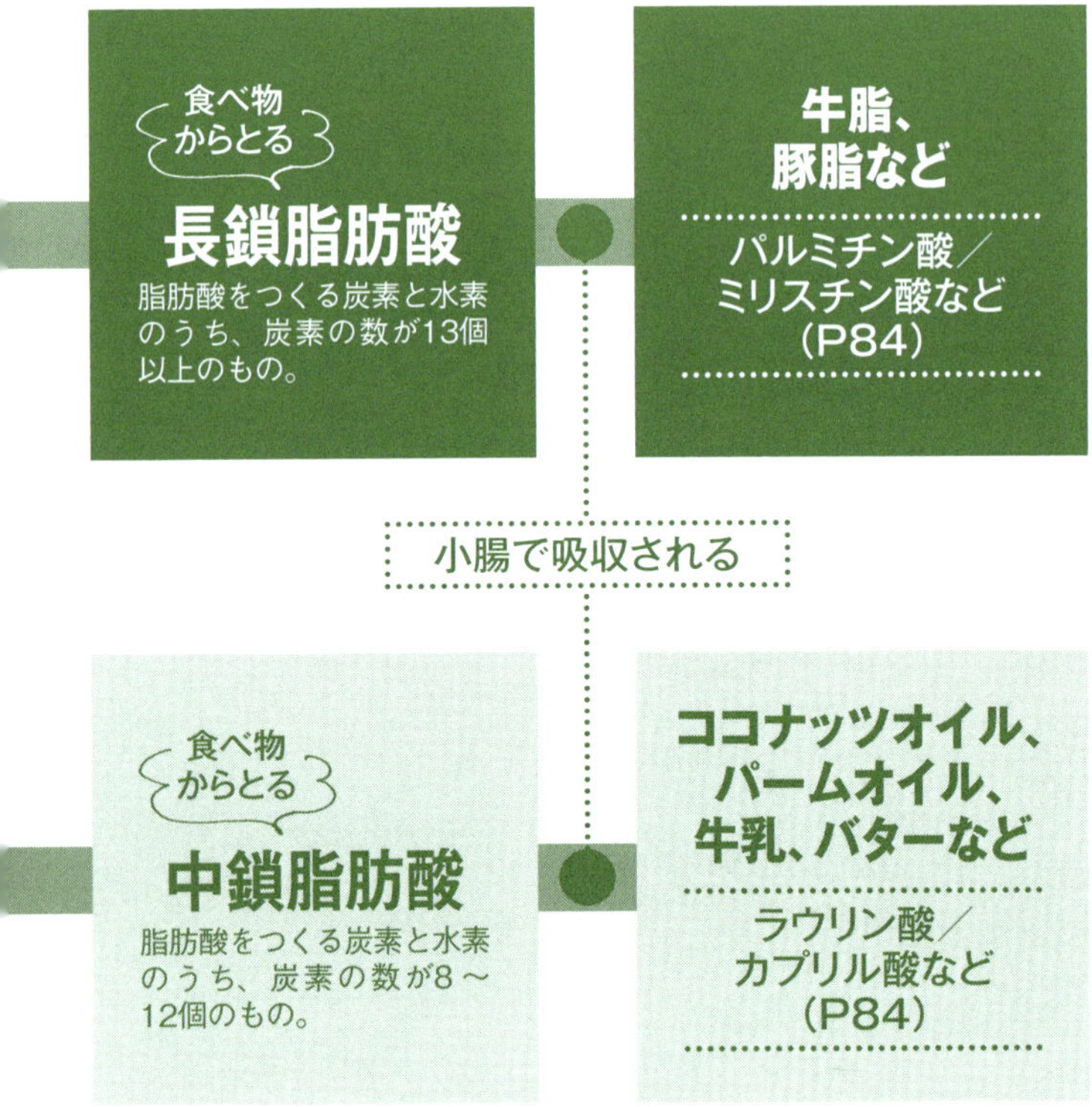

脂質の種類によって吸収経路が異なる

脂質の中でエネルギー源となるのは主に飽和脂肪酸です。飽和脂肪酸には、食べ物からとる長鎖脂肪酸と中鎖脂肪酸、体内でつくられる短鎖脂肪酸があります。

長鎖脂肪酸は体内での分解に時間がかかり、エネルギー源として利用された後、余りは中性脂肪として蓄えられます。

一方、中鎖脂肪酸は速やかに分解されてエネルギー源となります。中性脂肪を増やさないためには、ココナッツオイルなどの体内にたまりにくい中鎖脂肪酸が含まれる油をとりましょう。

筋肉、
皮下組織

体脂肪

体にたまりやすい

長鎖脂肪酸は小腸で吸収された後、中性脂肪となってリンパ管や血管を経て全身に運ばれる。エネルギーになるまで時間がかかる。余った分は、筋肉や皮下組織としてたまる。

異なる吸収経路をたどる

リンパ管

静脈

動脈

全身をめぐる

肝臓

エネルギー

体にたまりにくい

中鎖脂肪酸は小腸で吸収された後、中性脂肪にかわることなく、すぐに肝臓に運ばれて利用される。燃焼されやすく、体にたまりにくい。

異なる吸収経路をたどる

微小血管

門脈

肝臓

全身をめぐる

大腸

食物繊維

発酵

短鎖脂肪酸

体内で合成・利用

短鎖脂肪酸は、体内でつくられる。大腸で、腸内細菌の働きで食物繊維が発酵すると短鎖脂肪酸になる。

体内で
つくられる

短鎖脂肪酸

脂肪酸をつくる炭素と水素のうち、炭素の数が7個以下のもの。

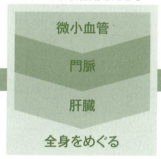

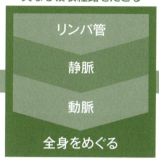

不飽和脂肪酸とコレステロールが細胞や神経をつくる

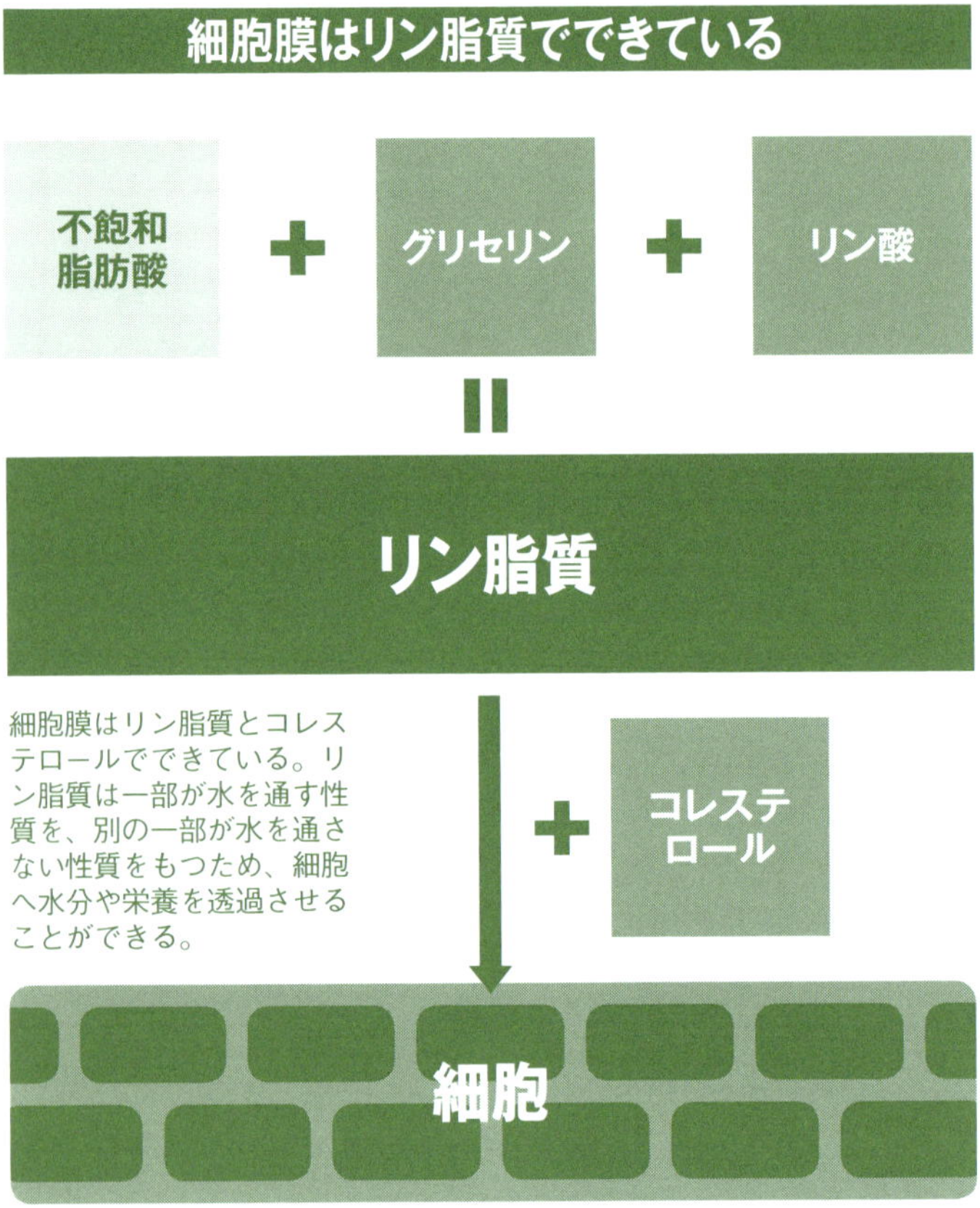

細胞膜はリン脂質とコレステロールでできている。リン脂質は一部が水を通す性質を、別の一部が水を通さない性質をもつため、細胞へ水分や栄養を透過させることができる。

細胞膜やホルモンをつくるリン脂質とコレステロール

不飽和脂肪酸は、主に体をつくる働きを担っています。

私たちの体は60兆個もの細胞でできていて、一つひとつの細胞は細胞膜で包まれています。不飽和脂肪酸は、体内でリン脂質やコレステロールとなり、細胞膜を形成しています。

また、コレステロールは、胆汁や副腎皮質ホルモン、性ホルモンなどの材料にもなります。脳の神経細胞にもコレステロールが多く存在し、情報伝達の働きに深く関わっています。

コレステロールは余ると体に悪さをする

食べ物からとる

肝臓からつくられる

コレステロール

↓

リポたんぱく質に運ばれる

コレステロール
リポたんぱく質

コレステロールは、血液中に入ると脂質を運ぶリポたんぱく質と結びつく。リポたんぱく質にはHDL（コレステロールを回収する）とLDL（コレステロールを運ぶ）がある。

細胞膜をつくる

細胞膜の生成や維持を行う。細胞内外の栄養素や排出物、水分の交換を行う。

胆汁をつくる

脂肪の消化を促す胆汁の材料になる。肝臓でコレステロールが酸化すると胆汁ができる。

副腎皮質ホルモンをつくる

血液の電解質の濃度や免疫機能を制御するなど、幅広い働きをもつホルモンの材料になる。

性ホルモンをつくる

男性ホルモンのテストステロンや、女性ホルモンのエストロゲンの材料になり、生殖に関わる。

↓ 余ると……

血液中に増えて血管を傷つける

HDLコレステロール（善玉）よりもLDLコレステロール（悪玉）が増えると、傷ついた血管壁の内部に入り込む。血管内部で酸化LDLとなり、動脈硬化を進行させる。

対策

- LDLを減らす
  オレイン酸をとる。
- 血管を守る働きのある
  α-リノレン酸をとる。
- LDLの酸化を防ぐ
  ビタミンEやビタミンCをとる。

とり過ぎた油、酸化した脂質が動脈硬化を招く

LDL、HDLというたんぱく質と結びつく

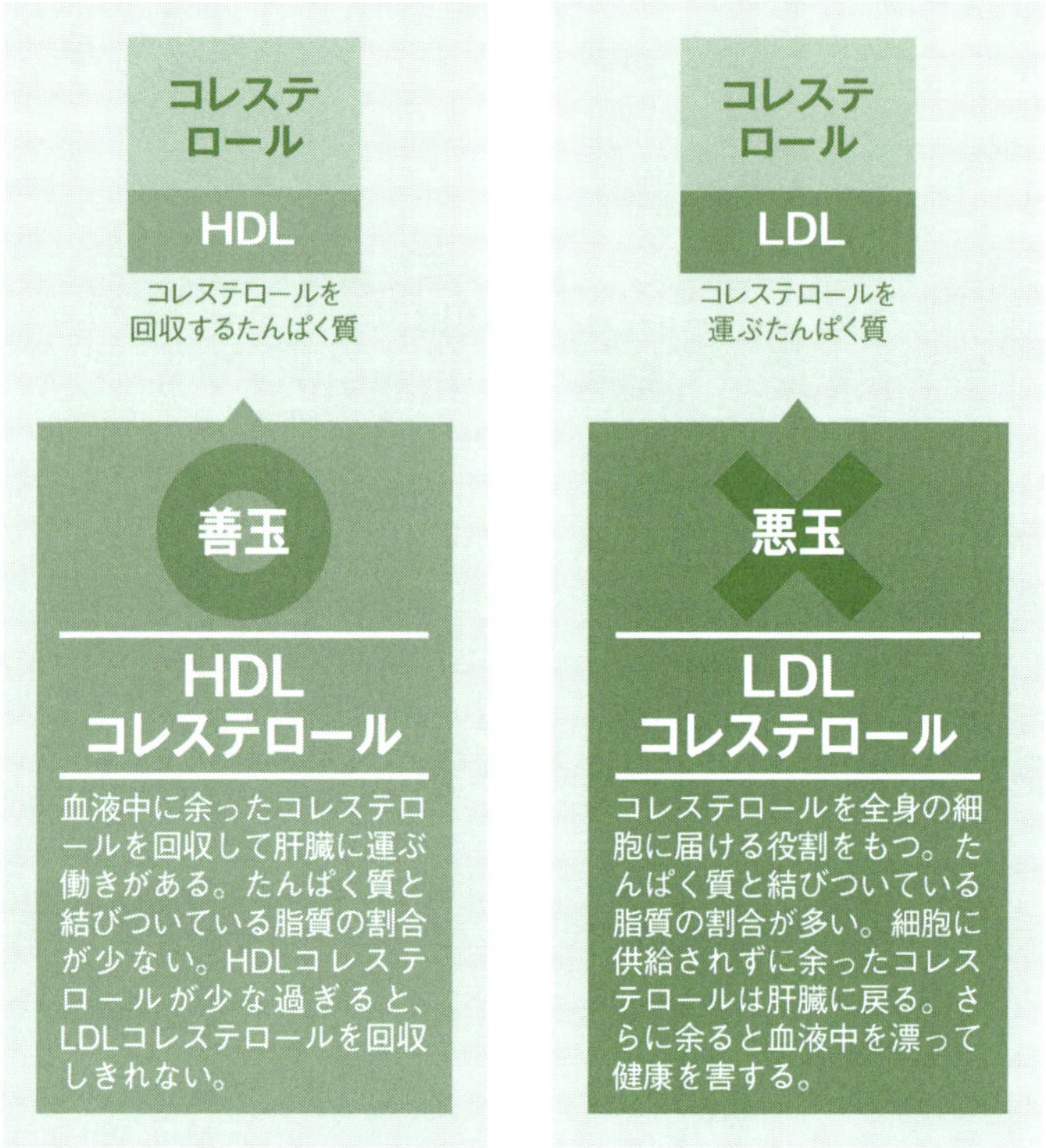
コレステロール
HDL
コレステロールを回収するたんぱく質
善玉
HDLコレステロール
血液中に余ったコレステロールを回収して肝臓に運ぶ働きがある。たんぱく質と結びついている脂質の割合が少ない。HDLコレステロールが少な過ぎると、LDLコレステロールを回収しきれない。
コレステロール
LDL
コレステロールを運ぶたんぱく質
悪玉
LDLコレステロール
コレステロールを全身の細胞に届ける役割をもつ。たんぱく質と結びついている脂質の割合が多い。細胞に供給されずに余ったコレステロールは肝臓に戻る。さらに余ると血液中を漂って健康を害する。

脂質が多すぎると動脈硬化に

コレステロールは、リポたんぱく質と結びついて血液中を流れます。リポたんぱく質にはＬＤＬやＨＤＬなどがあり、ＬＤＬは余ると体に悪影響があることから〝悪玉〟と呼ばれています。ＬＤＬが多過ぎる、中性脂肪が多過ぎる、ＨＤＬが少な過ぎる、のいずれかに該当すると「脂質異常症」となります（Ｐ125）。

ＬＤＬが過剰になると、血管壁の傷から内部に入り込み、酸化ＬＤＬとなります。酸化ＬＤＬはアテローム（粥腫《じゅくしゅ》）を形成し、動脈硬化を進行させます。

とり過ぎた脂質が酸化して動脈硬化を引き起こす

血管壁は、過剰なLDLコレステロールや糖質などの物質が原因で傷つく。HDLと結びつけない過剰なLDLは、血管壁の傷から血管壁の中に入り込んで酸化し、酸化LDLとなる。

1. 血中の悪玉コレステロール（LDL）が増えて血管を傷つける。 予防するには ▶P122
2. 血管の傷からLDLが入り込み、活性酸素と結びついて酸化する。 予防するには ▶P123
3. LDLが血管壁にたまり動脈硬化を引き起こす。 予防するには ▶P124

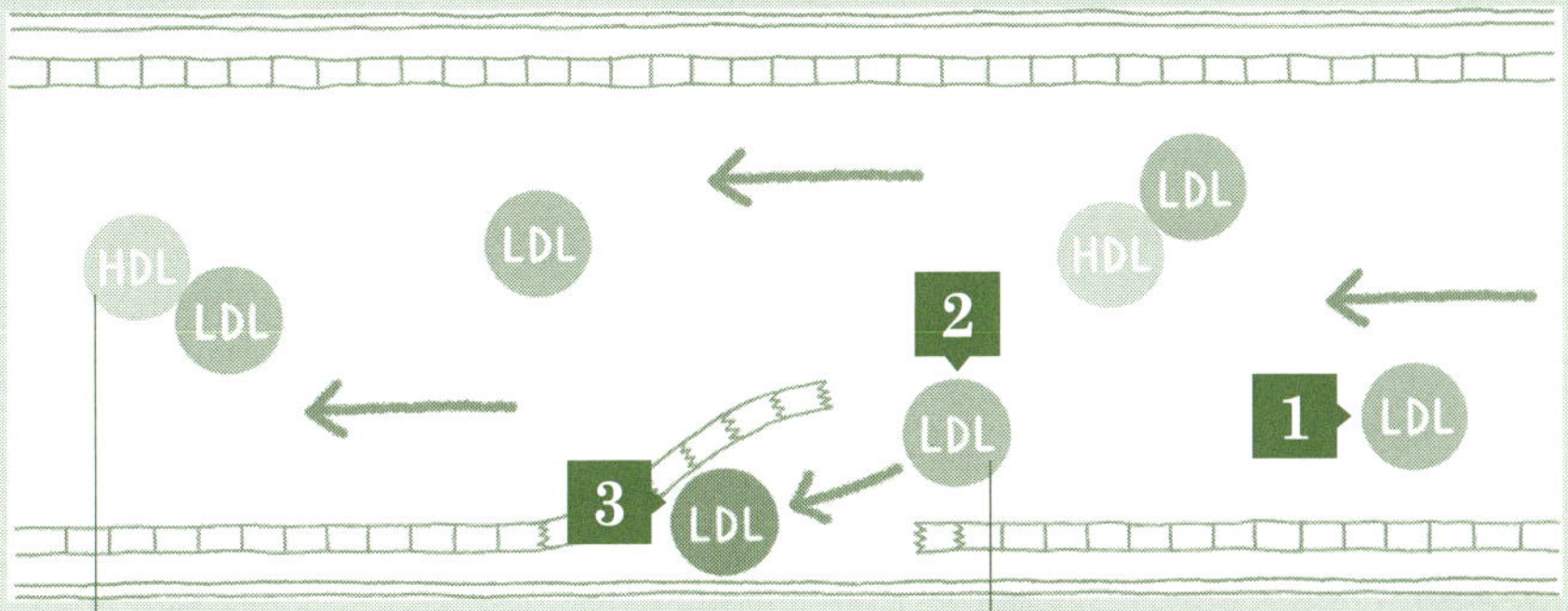

HDLと結びついて肝臓に運ばれていく

過剰なLDLはHDLと結びつけず血管から入り込む

動脈硬化

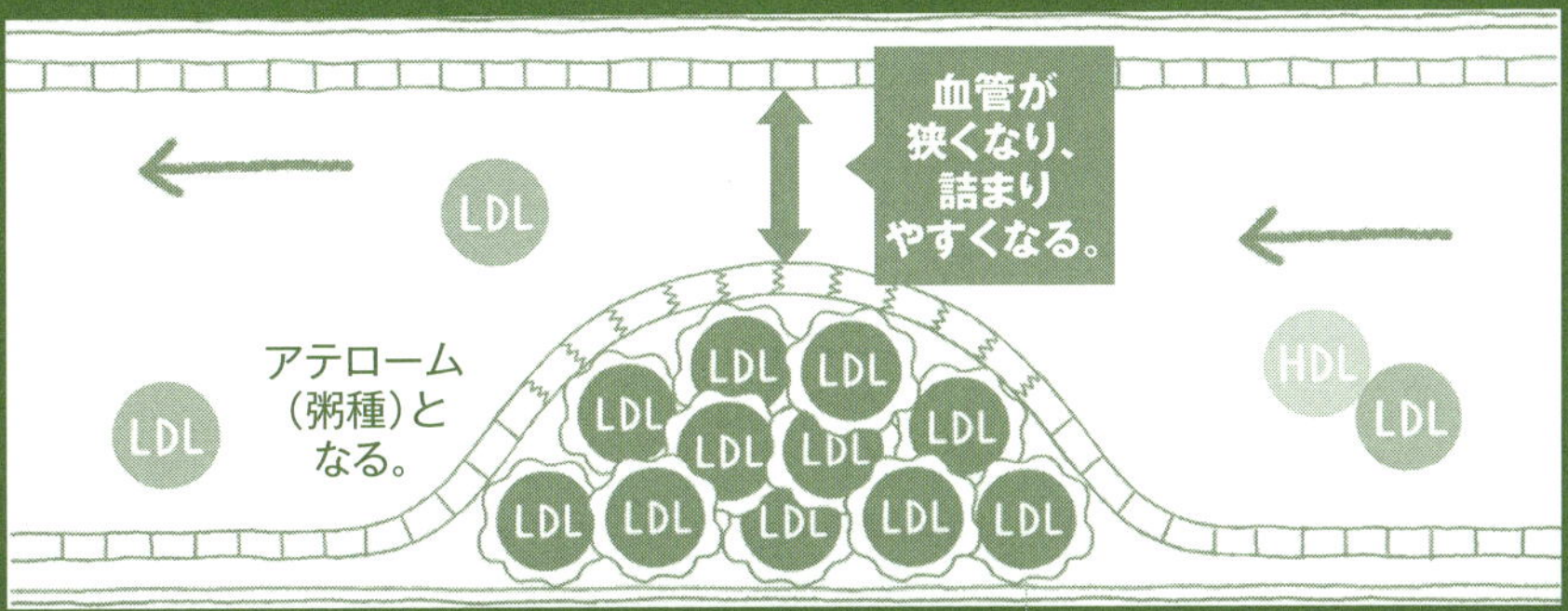

酸化LDLは、白血球と結びついて泡沫（ほうまつ）細胞にかわり、血管壁の中にたまってこぶをつくる。こぶができると血管が柔軟性を失う。

酸化LDLは白血球にとり込まれ、泡沫細胞になる。

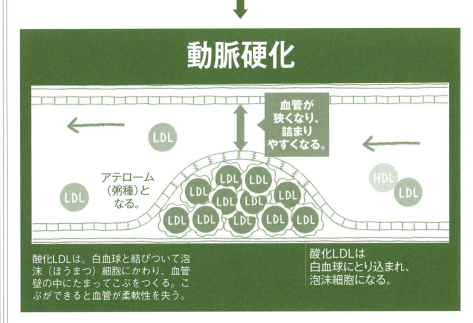

よい植物油をとれば生活習慣病、老化の予防に

悪玉コレステロールだけ減らす優れもの

油は、種類を選んで上手にとれば動脈硬化や生活習慣病の予防に役立ちます。とり過ぎた油の悪影響を解消するためには、オメガ9系脂肪酸であるオレイン酸が効果的です。酸化しにくく、料理に使いやすいのが特徴です。

オレイン酸には、血中の悪玉（ＬＤＬ）コレステロールを減らす働きがあります。余分なＬＤＬのみをとり除き、血液をサラサラにして動脈硬化を防ぎます。

また、短時間で多めに摂取すると、大腸に届いて便秘の改善も期待できます。

悪い油の影響 1 血中の脂質、特に悪玉コレステロールが増える

→ **オメガ9（オレイン酸）が悪玉コレステロールを減らす**

オレイン酸が入っている油

オリーブオイル、椿油、紅花油、ひまわり油　など

オレイン酸が働くしくみ

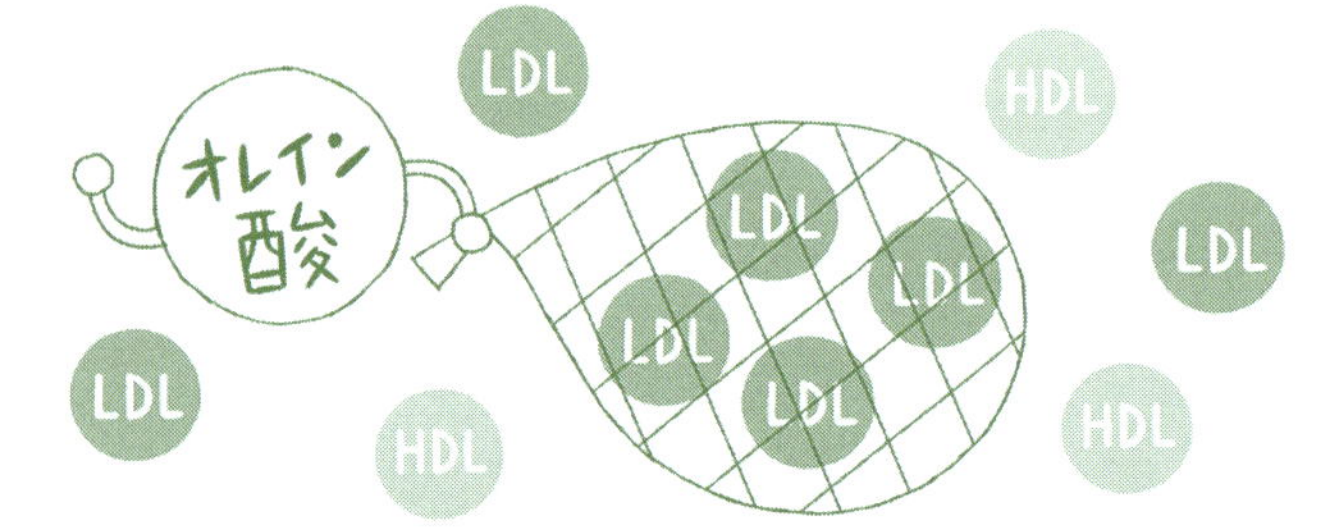

オレイン酸は、悪玉のLDLコレステロールのみを回収する。血中のHDLコレステロールとLDLコレステロールのバランスがよくなる。

悪い油の影響 **2** 悪玉（LDL）コレステロールが酸化する

ビタミンEが活性酸素を除去し、LDLの酸化を防ぐ

ビタミンEが入っている油

サチャインチオイル、こめ油、グレープシードオイル　など

ビタミンEの働き

抗酸化作用

活性酸素によって体内の細胞や血液中の脂質が酸化するのを防ぐ。全体的に若々しさが保たれる。

- 美肌、しみ・しわの予防
- 体の老化の予防

血行促進作用

毛細血管を広げる作用があり、体のすみずみまで血液がいきわたる。体の末端まで栄養が送り込まれる。

- 肌荒れの改善
- 冷え性、肩こりの改善

過酸化脂質を抑える

血中の脂質が酸化してできる過酸化脂質を抑える働きがある。血管に関わる病気やがんの予防に効果的。

- 動脈硬化、生活習慣病予防
- がん予防
（前立腺がん、胃がんなど）

生殖機能を維持する

性ホルモンに関わる副腎や卵巣などに作用。男女ともにビタミンEをとると妊娠率が上がるという研究も。

- 更年期障害の症状を緩和
- 不妊治療の効果を高める

体の老化やがんを防ぐ活性酸素を除去する

植物油をとると、脂肪酸だけでなくビタミンEも摂取できます。ビタミンEは抗酸化作用が強いので、体内の活性酸素をとり除き、加齢を遅らせたり、生活習慣病を防ぐことができます。

活性酸素とは、呼吸によって体内にとり入れた酸素の一部から生じるもので、体内の物質を酸化させます。脂質が酸化すると過酸化脂質となり、細胞膜を破壊し、老化を進めたり、がんなどを引き起こすといわれています。ビタミンEは細胞膜に存在し、こうした過酸化脂質の害から体を守ってくれるのです。

ビタミンEは、抗酸化作用の強いビタミンCと一緒に摂取すると、相乗効果でより抗酸化作用が高まります。

悪い油の影響 3 悪玉（LDL）コレステロールが血管にたまり動脈硬化に

→ オメガ3（α-リノレン酸）がLDLに置きかわり、血管の柔軟性を保つ

α-リノレン酸が入っている油

エゴマ油、アマニ油、サチャインチオイル　など

α-リノレン酸が働くしくみ

オメガ6系脂肪酸ばかりとっている人の血管

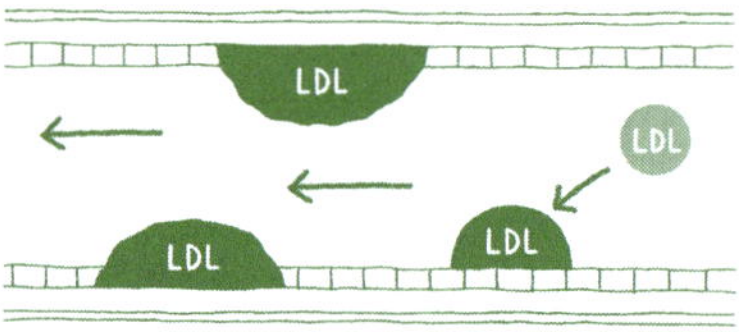

LDLコレステロールは血管壁にくっついてたまる。血管の内側に脂質の層ができると、血管の柔軟性が失われる。

オメガ3系脂肪酸を十分とっている人の血管

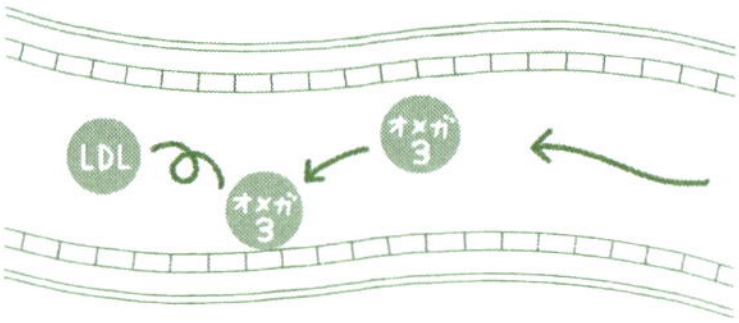

オメガ3系脂肪酸は、血管壁にくっついたLDLコレステロールに置きかわる。オメガ3系脂肪酸はしなやかな血管壁を保つ働きがある。

オメガ3系の油は加齢に伴う病気全般に効く

オメガ3系の油（α-リノレン酸）は、健康のために、特に摂取したい油です。

日本人は、食の欧米化などの影響により魚の摂取量が減少した結果、必須脂肪酸であるオメガ3系のEPAやDHAの摂取量が少なくなっています。

植物油に含まれるα-リノレン酸をとると、体内で一部はEPAやDHAに変換されます。これらのオメガ3系脂肪酸には、血管の柔軟性を保つなどの作用があり、動脈硬化を予防できます。動脈硬化が抑えられると、脳卒中や心臓病のリスクも下がります。

このほか、糖尿病とその合併症、がん、心臓病、脳卒中、アレルギー、うつ病などの予防効果も認められています。

ほかにも、幅広い病気に効果がある

糖尿病

すい臓の炎症を抑える

すい臓が炎症を起こしてインスリンがうまく分泌されないと、血液中の糖質のコントロールができず、糖尿病の危険性が高まる。オメガ3系脂肪酸は、すい臓の炎症を抑えて糖尿病の発症を防ぐ。

心臓病

血管が詰まるのを防ぐ

心臓の冠動脈で動脈硬化が進むと、心筋に血液がいきわたらず、狭心症や心筋梗塞などの心臓病を引き起こす。α-リノレン酸をとっている人は心臓病にかかる確率が低いという研究結果がある。

アレルギー

アレルギーを起こす物質を抑える

オメガ6系脂肪酸のリノール酸は、体内でサイトカインという物質になる。サイトカインにはアレルギー反応を誘発する働きがある。オメガ3系脂肪酸には、サイトカインの発生を抑える作用がある。

がん

抗がん剤の副作用を軽減

がんの治療に使われる薬の一部には、強い副作用がみられる。オメガ3系脂肪酸をとっていると、その副作用が緩和されるという研究結果がある。体内の活性酸素を除去する働きもあり、がんの進行を食い止める役割も期待されている。

脳卒中

血栓や出血を防ぐ

動脈硬化が進んで、脳の血管で血栓が詰まってしまうと脳梗塞を引き起こす。α-リノレン酸は、血管を強くするうえに血栓も予防する。また、脳の血管が破れると脳出血となる。脳梗塞の治療に使う薬の副作用を減らす役割も。

うつ病

DHAになり脳に作用する

α-リノレン酸は体内でDHAに変換され、一部は脳で作用する。α-リノレン酸をとると柔軟な血管が保たれ、血流がよくなって脳に栄養がいきわたる。さらに、うつ病に関係が深いセロトニンの分泌量が増えて、うつ病を予防・改善する。

COLUMN

健康診断のコレステロール値の見方を知っておく

体内の脂質の状態は、健康診断の血液検査の結果を見るとわかります。コレステロール値は、総コレステロール、中性脂肪、HDL、LDLの4つの項目があります。総コレステロールだけでは結果の良し悪しを判断できません。内訳を表すそれ以外の項目に注目することが大切です。

項目	脂質異常症
中性脂肪 TG	150mg/dl以上 （高トリグリセリド血症）
HDL コレステロール HDL-Cho	40mg/dl未満 （低HDLコレステロール血症）
LDL コレステロール LDL-Cho	120〜139mg/dl （境界域高LDLコレステロール血症）
LDL コレステロール LDL-Cho	140mg/dl以上 （高LDLコレステロール血症）

出典:『動脈硬化性疾患予防ガイドライン2012年版』

オイル名INDEX

オイル名の上についているマークは、油を構成する主な脂肪酸を表します。

- 飽……飽和脂肪酸
- 3……オメガ3系脂肪酸
- 6……オメガ6系脂肪酸
- 9……オメガ9系脂肪酸
- ■……不明

【あ】

9 アーモンドオイル……46
9 アサイーオイル……67
6 麻の実油……60
9 アプリコットシードオイル……74
9 アボカドオイル……64
3 アマニ油……20
9 アルガンオイル……66
6 ウォールナッツオイル……56
3 エゴマ油……18
9 オリーブオイル……32

【か】

3 カメリナオイル……25
6 グレープシードオイル……44
6 コーン油……42
飽 ココナッツオイル……26
6 ごま油……38
6 小麦胚芽油……80
9 こめ油……36

【さ】

3 サチャインチオイル……22

【た】

9 タイガーナッツオイル……75
6 大豆油……43
3 チアシードオイル……24
9 茶実油……73
6 月見草油……70
9 椿油……72
■ 唐辛子油……80

【な】

9 菜種油……34

【は】

飽 パーム核油……59
9 ハト麦油……80
6 パンプキンシードオイル……68
9 ピーナッツオイル……54
9 ピスタチオオイル……50
9 ひまわり油……28
9 プルーンシードオイル……62
9 ヘーゼルナッツオイル……52
9 紅花油……30
6 ポピーシードオイル……76
6 ボラージオイル……79

【ま】

9 マカダミアナッツオイル……48
6 松の実油……77
6 綿実油（めんじつゆ）……40

【ら】

9 レッドパームオイル……58
6 ローズヒップオイル……78

〈取材・撮影協力〉

青木絵麻（あおき・えま）

東京・浅草橋にある油の専門店「金田油店」店長。イタリア政府公認O·N·A·O·Oオリーブオイルテイスティング適性能力認定証明書をもつ。著書に『油屋店主の旨いものレシピ 油屋ごはん』（アスキー・メディアワークス）、『からだを活性化させる　魔法の油！「オメガ3」レシピ』（講談社）がある。そのほか、店舗での接客、雑誌記事、ブログ「油屋ごはん」、セミナー等で油の正しい知識や美味しい食べ方を発信している。

亜細亜食品株式会社

株式会社エヌ・ビー・アール

金田油店

株式会社ギャバン

サミット製油株式会社

株式会社J-オイルミルズ

日清オイリオグループ株式会社

株式会社ブルージュール・ジャパン

紅花食品株式会社

（50音順）

〈参考文献〉

『からだによいオイル』（井上浩義著、慶應義塾大学出版会）

『えごま油で健康になる!』（井上浩義監修、洋泉社）

『しなやか血管とサラサラ血液はえごま油でつくる!』（井上浩義著、アーク出版）

『からだを活性化させる 魔法の油!「オメガ3」レシピ』（青木絵麻著、講談社）

『日本食品標準成分表2015年版（七訂）』（文部科学省）

『ビジュアルワイド食品成分表』（東京書籍）

『目で見る食品カロリー辞典』（上村泰子、片山隆司監修、学研パブリッシング）

『標準看護学講座4巻　栄養学』（吉田時子、前田マスヨ監修、金原出版）

『最新版　知っておきたい栄養学』（白鳥早奈英監修、学研パブリッシング）

『油の正しい選び方・摂り方』（奥山治美、國枝英子、市川祐子著、農山漁村文化協会）

「植物油のおいしいおはなし」（日清オイリオ）

井上浩義（いのうえ　ひろよし）

1961年福岡県生まれ。医学博士、理学博士。慶應義塾大学医学部化学教室教授。専門は薬理学、生理学、高分子化学、原子力学。日本抗加齢医学会 評議員などを務める。医薬品の開発を通じてPM2.5やナノ粒子の研究をするかたわら、食や健康についての造詣が深く、食用油やナッツ類の権威としても知られる。『からだによいオイル』（慶應義塾大学出版会）、『えごま油で健康になる！』（洋泉社）、『食べても痩せるアーモンドのダイエット力』（小学館101新書）など著書多数。新聞や雑誌などへの登場のほか、「あさイチ」（NHK）、「世界一受けたい授業」（日本テレビ）、「林修の今でしょ！ 講座」（テレビ朝日）などのテレビ番組に出演あり。

装幀　石川直美（カメガイ デザイン オフィス）
カバー写真　Yasonya/Shutterstock.com
本文イラスト　原田マサミ
本文デザイン　近江真佐彦、上城由佳（近江デザイン事務所）
撮影　山上忠
校正　渡邉郁夫
編集協力　オフィス２０１（小川ましろ、鳥海紗緒梨）
編集　鈴木恵美（幻冬舎）

知識ゼロからの健康オイル

2016年11月10日　第1刷発行

著　者　井上浩義
発行人　見城 徹
編集人　福島広司

発行所　株式会社 幻冬舎
〒151-0051　東京都渋谷区千駄ヶ谷 4-9-7
電話　03-5411-6211（編集）　03-5411-6222（営業）
振替　00120-8-767643
印刷・製本所　株式会社 光邦

検印廃止

ISBN978-4-344-90321-0　C2077
Printed in Japan
幻冬舎ホームページアドレス　http://www.gentosha.co.jp/
この本に関するご意見・ご感想をメールでお寄せいただく場合は、comment@gentosha.co.jp まで。